Hippokrates

# Der Autor:

*Dr. med. Willibald Gawlik,*

*geb. 1919. Nach Approbation und Promotion zunächst mehrere Jahre klinische Tätigkeit, u.a. im Homöopathischen Krankenhaus in Höllriegelskreuth bei München. Seit 1955 niedergelassen als Arzt für Allgemeinmedizin mit der Zusatzbezeichnung Homöopathie und Naturheilverfahren. Von 1969 bis 1976 1. Vorsitzender des Deutschen Zentralvereins homöopathischer Ärzte. Von 1976 bis 1990 Vorsitzender des Arbeitskreises homöopathischer Ärzte im Deutschen Zentralverband der Ärzte für Naturheilverfahren (ZÄN). Von 1978 bis 1990 Mitglied der Homöopathischen Arzneibuchkommission im ehem. BGA (Bundesgesundheitsamt) in Berlin. Von 1980 bis 1990 Vorsitzender der Arzneimittelkommission D für Aufbereitung und Zulassung homöopathischer Arzneimittel im ehem. BGA.*

*Willibald Gawlik*

# 275
# bewährte Indikationen aus der homöopathischen Praxis

Hippokrates Verlag · Stuttgart

Die Deutsche Bibliothek – CIP-Einheitsaufnahme

Ein Titelsatz für diese Publikation ist bei
Der Deutschen Bibliothek erhältlich

Anschrift des Verfassers:

Dr. med. Willibald Gawlik
Hofzaunweg 11
83677 Greiling

> **Wichtiger Hinweis:** Wie jede Wissenschaft ist die Medizin ständigen Entwicklungen unterworfen. Forschung und klinische Erfahrung erweitern unsere Erkenntnisse, insbesondere was Behandlung und medikamentöse Therapie anbelangt. Soweit in diesem Werk eine Dosierung oder eine Applikation erwähnt wird, darf der Leser zwar darauf vertrauen, dass Autoren, Herausgeber und Verlag große Sorgfalt darauf verwandt haben, dass diese Angabe dem Wissensstand bei Fertigstellung des Werkes entspricht.
> Für Angaben über Dosierungsanweisungen und Applikationsformen kann vom Verlag keine Gewähr übernommen werden. Jeder Benutzer ist angehalten, durch sorgfältige Prüfung und gegebenenfalls nach Konsultation eines Spezialisten festzustellen, ob die dort gegebene Empfehlung für Dosierungen oder die Beachtung von Kontraindikationen gegenüber der Angabe in diesem Buch abweicht. Eine solche Prüfung ist besonders wichtig bei selten verwendeten Präparaten und solchen, die neu auf den Markt gebracht worden sind. Jede Dosierung oder Applikation erfolgt auf eigene Gefahr des Benutzers. Autoren und Verlag appelieren an jeden Benutzer, ihm etwa auffallende Ungenauigkeiten dem Verlag mitzuteilen.
> Geschützte Warennamen (Warenzeichen) werden nicht besonders kenntlich gemacht. Aus dem Fehlen eines solchen Hinweises kann also nicht geschlossen werden, dass es sich um einen freien Warennamen handelt.

**ISBN 3-7773-1804-3**

© Hippokrates Verlag GmbH, Stuttgart 2001

Unsere Homepage: www.hippokrates.de

Das Werk, einschließlich all seiner Teile, ist urheberrechtlich geschützt. Jede Verwertung außerhalb der engen Grenzen des Urheberrechtsgesetzes ist ohne Zustimmung des Verlages unzulässig und strafbar. Das gilt insbesondere für Vervielfältigungen, Übersetzungen, Mikroverfilmungen und die Einspeicherung und Verarbeitung in elektronischen Systemen.

Printed in Germany 2001
Satz: Fotosatz Sauter GmbH, 73072 Donzdorf
Druck: Druckerei Sommer, 91555 Feuchtwangen

# Krankheitsbilder

Abführmittelmissbrauch . . . . . . . . . . . . . . . . . . . . . . . . . . 8
Abnorme Reaktionen . . . . . . . . . . . . . . . . . . . . . . . . . . . 9
Abszesse . . . . . . . . . . . . . . . . . . . . . . . . . . . . . . . . . . . . . 9
Acne vulgaris . . . . . . . . . . . . . . . . . . . . . . . . . . . . . . . . 11
Adipositas . . . . . . . . . . . . . . . . . . . . . . . . . . . . . . . . . . 14
Affektschädigung . . . . . . . . . . . . . . . . . . . . . . . . . . . . . 14
Afterfissuren . . . . . . . . . . . . . . . . . . . . . . . . . . . . . . . . 16
Alkoholhepatitis . . . . . . . . . . . . . . . . . . . . . . . . . . . . . 17
Alopezie . . . . . . . . . . . . . . . . . . . . . . . . . . . . . . . . . . . 19
Alterskopfschmerz . . . . . . . . . . . . . . . . . . . . . . . . . . . 20
Analekzem . . . . . . . . . . . . . . . . . . . . . . . . . . . . . . . . . 21
Angina pectoris . . . . . . . . . . . . . . . . . . . . . . . . . . . . . 21
Angina tonsillaris . . . . . . . . . . . . . . . . . . . . . . . . . . . . 22
Angst vor dem Wettkampf . . . . . . . . . . . . . . . . . . . . 25
Anosmie . . . . . . . . . . . . . . . . . . . . . . . . . . . . . . . . . . . 25
Aphthen . . . . . . . . . . . . . . . . . . . . . . . . . . . . . . . . . . . 26
Apoplexie/TIA . . . . . . . . . . . . . . . . . . . . . . . . . . . . . . 27
Appetitlosigkeit . . . . . . . . . . . . . . . . . . . . . . . . . . . . . 29
Arteriosklerose . . . . . . . . . . . . . . . . . . . . . . . . . . . . . 29
Arthritis, akute . . . . . . . . . . . . . . . . . . . . . . . . . . . . . 30
Arthritis, rheumatoide . . . . . . . . . . . . . . . . . . . . . . . 34
Arthrose, aktivierte . . . . . . . . . . . . . . . . . . . . . . . . . . 36
Arthrose, latente . . . . . . . . . . . . . . . . . . . . . . . . . . . . 36
Arthrosis deformans . . . . . . . . . . . . . . . . . . . . . . . . . 39
Arzneimitteldermatosen . . . . . . . . . . . . . . . . . . . . . . 40
Asthenopie . . . . . . . . . . . . . . . . . . . . . . . . . . . . . . . . 41
Asthma bronchiale . . . . . . . . . . . . . . . . . . . . . . . . . . 42
Atemwegserkrankungen, obstruktive . . . . . . . . . . . . 46

Balanitis . . . . . . . . . . . . . . . . . . . . . . . . . . . . . . . . . . . 49
Bettnässen . . . . . . . . . . . . . . . . . . . . . . . . . . . . . . . . . 49
Blasenentzündung . . . . . . . . . . . . . . . . . . . . . . . . . . 50
Blepharitis . . . . . . . . . . . . . . . . . . . . . . . . . . . . . . . . . 51
Blutungen . . . . . . . . . . . . . . . . . . . . . . . . . . . . . . . . . 52
Brachialgia paraesthetica nocturna . . . . . . . . . . . . . 53
Bradykardie . . . . . . . . . . . . . . . . . . . . . . . . . . . . . . . 54
Bronchiektasien . . . . . . . . . . . . . . . . . . . . . . . . . . . . 55

Bronchiolitis . . . . . . . . . . . . . . . . . . . . . . . . . . . . . . . . . 56
Bronchitis, akute . . . . . . . . . . . . . . . . . . . . . . . . . . . . . 56
Bronchitis, chronische . . . . . . . . . . . . . . . . . . . . . . . . . 61
Burning-feet-Syndrom . . . . . . . . . . . . . . . . . . . . . . . . . 65
Bursitis praepatellaris . . . . . . . . . . . . . . . . . . . . . . . . . 65

Cerumen. . . . . . . . . . . . . . . . . . . . . . . . . . . . . . . . . . . . 66
Cholangitis. . . . . . . . . . . . . . . . . . . . . . . . . . . . . . . . . . 66
Cholezystopathie . . . . . . . . . . . . . . . . . . . . . . . . . . . . . 67
Chorea minor . . . . . . . . . . . . . . . . . . . . . . . . . . . . . . . 69
Choreatisches Syndrom . . . . . . . . . . . . . . . . . . . . . . . 69
Commotio cerebri . . . . . . . . . . . . . . . . . . . . . . . . . . . 70
Cor nervosum . . . . . . . . . . . . . . . . . . . . . . . . . . . . . . 72

Dekubitus . . . . . . . . . . . . . . . . . . . . . . . . . . . . . . . . . . 74
Delirium tremens. . . . . . . . . . . . . . . . . . . . . . . . . . . . 74
Depressionen . . . . . . . . . . . . . . . . . . . . . . . . . . . . . . 75
Diarrhö, akute . . . . . . . . . . . . . . . . . . . . . . . . . . . . . . 77
Diarrhö, chronische . . . . . . . . . . . . . . . . . . . . . . . . . 79
Distorsionen. . . . . . . . . . . . . . . . . . . . . . . . . . . . . . . 80
Drüsenschwellung . . . . . . . . . . . . . . . . . . . . . . . . . . 81
Dumping-Syndrom. . . . . . . . . . . . . . . . . . . . . . . . . . 82
Durchblutungsstörungen, periphere arterielle . . . . . . . . . . 82
Durchblutungsstörungen, zerebrale. . . . . . . . . . . . . . . . . 85
Durst . . . . . . . . . . . . . . . . . . . . . . . . . . . . . . . . . . . . . 87

Ekel (beim Geruch oder beim Denken an Essen) . . . . . . . . 88
Ekzem . . . . . . . . . . . . . . . . . . . . . . . . . . . . . . . . . . . 88
Ekzem, allergisches . . . . . . . . . . . . . . . . . . . . . . . . . 93
Ekzem, chronisches . . . . . . . . . . . . . . . . . . . . . . . . . 93
Emphysembronchitis . . . . . . . . . . . . . . . . . . . . . . . . 95
Enuresis . . . . . . . . . . . . . . . . . . . . . . . . . . . . . . . . . . 98
Epididymitis. . . . . . . . . . . . . . . . . . . . . . . . . . . . . . . 99
Epilepsie . . . . . . . . . . . . . . . . . . . . . . . . . . . . . . . . 100
Erbrechen. . . . . . . . . . . . . . . . . . . . . . . . . . . . . . . . 101
Erfrierungen . . . . . . . . . . . . . . . . . . . . . . . . . . . . . 103
Ernährungsstörungen . . . . . . . . . . . . . . . . . . . . . . 104
Erythrocyanosis . . . . . . . . . . . . . . . . . . . . . . . . . . . 108
Exostosen. . . . . . . . . . . . . . . . . . . . . . . . . . . . . . . . 108

Fersensporn . . . . . . . . . . . . . . . . . . . . . . . . . . . . . . 109
Fieberkrämpfe . . . . . . . . . . . . . . . . . . . . . . . . . . . . 109
Fisteln . . . . . . . . . . . . . . . . . . . . . . . . . . . . . . . . . . 110
Flatulenz . . . . . . . . . . . . . . . . . . . . . . . . . . . . . . . . 110
Frakturen . . . . . . . . . . . . . . . . . . . . . . . . . . . . . . . 114
Frostbeulen . . . . . . . . . . . . . . . . . . . . . . . . . . . . . . 115
Furunkel . . . . . . . . . . . . . . . . . . . . . . . . . . . . . . . . 115

Gallenkolik . . . . . . . . . . . . . . . . . . . . . . . . . . . . . . . 116
Gastritis, akute . . . . . . . . . . . . . . . . . . . . . . . . . . . . 117
Gastritis, chronische . . . . . . . . . . . . . . . . . . . . . . . . 119
Gelenkentzündungen, akute . . . . . . . . . . . . . . . . . . 120
Gelenkentzündungen, chronisch-rheumatische . . . . . . . 120
Gelenkerkrankung, degenerative . . . . . . . . . . . . . . . . 120
Gerstenkorn . . . . . . . . . . . . . . . . . . . . . . . . . . . . . . 121
Geruchsstörungen . . . . . . . . . . . . . . . . . . . . . . . . . 121
Geruchsüberempfindlichkeit . . . . . . . . . . . . . . . . . . 122
Geruchsverlust . . . . . . . . . . . . . . . . . . . . . . . . . . . 122
Geschmacksstörungen . . . . . . . . . . . . . . . . . . . . . . 123
Geschmacksverlust . . . . . . . . . . . . . . . . . . . . . . . . 125
Gicht . . . . . . . . . . . . . . . . . . . . . . . . . . . . . . . . . . 125
Gingivitis . . . . . . . . . . . . . . . . . . . . . . . . . . . . . . . 127
Globusgefühl im Hals . . . . . . . . . . . . . . . . . . . . . . . 128
Glomerulonephritis . . . . . . . . . . . . . . . . . . . . . . . . 128

Hämatome . . . . . . . . . . . . . . . . . . . . . . . . . . . . . . 132
Hämorrhagien . . . . . . . . . . . . . . . . . . . . . . . . . . . 132
Hämorrhoiden . . . . . . . . . . . . . . . . . . . . . . . . . . . 133
Harnwegsinfekte . . . . . . . . . . . . . . . . . . . . . . . . . 134
Hauterkrankungen . . . . . . . . . . . . . . . . . . . . . . . . 135
Hautverletzungen, mechanische . . . . . . . . . . . . . . . 135
Heiserkeit . . . . . . . . . . . . . . . . . . . . . . . . . . . . . . 135
Hepatitis, akute . . . . . . . . . . . . . . . . . . . . . . . . . . 136
Hepatitis, chronische . . . . . . . . . . . . . . . . . . . . . . . 138
Herpes genitalis . . . . . . . . . . . . . . . . . . . . . . . . . . 141
Herpes labialis . . . . . . . . . . . . . . . . . . . . . . . . . . . 141
Herpes zoster . . . . . . . . . . . . . . . . . . . . . . . . . . . 142
Herzinsuffizienz . . . . . . . . . . . . . . . . . . . . . . . . . . 143
Herzinsuffizienz mit Ödemen . . . . . . . . . . . . . . . . . 144
Herzkrankheit, koronare . . . . . . . . . . . . . . . . . . . . 145

Herz-Kreislauf-Störungen . . . . . . . . . . . . . . . . . . . . . . 150
Herzneurose . . . . . . . . . . . . . . . . . . . . . . . . . . . . . . . . 151
Herzrhythmusstörungen. . . . . . . . . . . . . . . . . . . . . . . 152
Hinken, intermittierend . . . . . . . . . . . . . . . . . . . . . . . 154
Hordeolum . . . . . . . . . . . . . . . . . . . . . . . . . . . . . . . . . 155
Hühneraugen . . . . . . . . . . . . . . . . . . . . . . . . . . . . . . . 156
HWS-Syndrom mit Plexusneuralgie . . . . . . . . . . . . . . 157
Hyperkeratose. . . . . . . . . . . . . . . . . . . . . . . . . . . . . . . 157
Hyperthyreose. . . . . . . . . . . . . . . . . . . . . . . . . . . . . . . 157
Hypertonie, allgemein . . . . . . . . . . . . . . . . . . . . . . . . 158
Hypertonie, renale . . . . . . . . . . . . . . . . . . . . . . . . . . . 161
Hypothyreose . . . . . . . . . . . . . . . . . . . . . . . . . . . . . . . 162
Hypotonie . . . . . . . . . . . . . . . . . . . . . . . . . . . . . . . . . . 163

Immundefekte und -erkrankungen . . . . . . . . . . . . . . 165
Impffolgen . . . . . . . . . . . . . . . . . . . . . . . . . . . . . . . . . 166
Impotenz . . . . . . . . . . . . . . . . . . . . . . . . . . . . . . . . . . 169
Infekte, akute fieberhafte . . . . . . . . . . . . . . . . . . . . . 170
Inkontinenz . . . . . . . . . . . . . . . . . . . . . . . . . . . . . . . . 172
Insektenstiche . . . . . . . . . . . . . . . . . . . . . . . . . . . . . . 174
Interkostalneuralgie . . . . . . . . . . . . . . . . . . . . . . . . . 174
Intertrigo . . . . . . . . . . . . . . . . . . . . . . . . . . . . . . . . . . 176
Intubationsschäden. . . . . . . . . . . . . . . . . . . . . . . . . . 177
Iridozyklitis. . . . . . . . . . . . . . . . . . . . . . . . . . . . . . . . . 177
Ischias . . . . . . . . . . . . . . . . . . . . . . . . . . . . . . . . . . . . . 179

Karies . . . . . . . . . . . . . . . . . . . . . . . . . . . . . . . . . . . . . 181
Katarakt . . . . . . . . . . . . . . . . . . . . . . . . . . . . . . . . . . . 182
Kinderkrankheiten, Anamnese . . . . . . . . . . . . . . . . . 184
Kolitis, akute und chronische . . . . . . . . . . . . . . . . . . 188
Konjunktivitis . . . . . . . . . . . . . . . . . . . . . . . . . . . . . . . 190
Konzentrationsmangel. . . . . . . . . . . . . . . . . . . . . . . . 192
Kopfschmerz. . . . . . . . . . . . . . . . . . . . . . . . . . . . . . . . 192
Krämpfe, organisch bedingte . . . . . . . . . . . . . . . . . . 195

Lähmungen, periphere. . . . . . . . . . . . . . . . . . . . . . . . 196
Lähmungen, periphere, nach Traumen . . . . . . . . . . 197
Laktoseintoleranz . . . . . . . . . . . . . . . . . . . . . . . . . . . 197
Lampenfieber . . . . . . . . . . . . . . . . . . . . . . . . . . . . . . . 198
Laryngitis. . . . . . . . . . . . . . . . . . . . . . . . . . . . . . . . . . . 199

Larynxverätzung und -verletzung . . . . . . . . . . . . . . . . . 203
Leberzirrhose . . . . . . . . . . . . . . . . . . . . . . . . . . . . . . 203
Leistungssteigerung . . . . . . . . . . . . . . . . . . . . . . . . . 204
Lichtdermatosen . . . . . . . . . . . . . . . . . . . . . . . . . . . 205
Lidptosis . . . . . . . . . . . . . . . . . . . . . . . . . . . . . . . . . 206
Lippen, Fissuren . . . . . . . . . . . . . . . . . . . . . . . . . . . . 207
Lumbago, akute . . . . . . . . . . . . . . . . . . . . . . . . . . . . 208
Luxationsfolgen . . . . . . . . . . . . . . . . . . . . . . . . . . . . 209
Lymphangitis. . . . . . . . . . . . . . . . . . . . . . . . . . . . . . 211
Lymphödem . . . . . . . . . . . . . . . . . . . . . . . . . . . . . . 212

Magenfunktionsstörungen, stressbedingte . . . . . . . . . . 214
Meteorismus. . . . . . . . . . . . . . . . . . . . . . . . . . . . . . 217
Migräne. . . . . . . . . . . . . . . . . . . . . . . . . . . . . . . . . 217
Muskelerkrankungen. . . . . . . . . . . . . . . . . . . . . . . . 219
Muskelkater . . . . . . . . . . . . . . . . . . . . . . . . . . . . . . 221
Muskelkrämpfe . . . . . . . . . . . . . . . . . . . . . . . . . . . 222
Muskelzuckungen . . . . . . . . . . . . . . . . . . . . . . . . . 223
Mykosen . . . . . . . . . . . . . . . . . . . . . . . . . . . . . . . . 223
Myokardinfarkt, akuter . . . . . . . . . . . . . . . . . . . . . . 225

Nagelerkrankungen . . . . . . . . . . . . . . . . . . . . . . . . 226
Narbenbeschwerden . . . . . . . . . . . . . . . . . . . . . . . . 227
Narbenkeloid . . . . . . . . . . . . . . . . . . . . . . . . . . . . 228
Nephritis, chronische. . . . . . . . . . . . . . . . . . . . . . . . 228
Nephrolithiasis . . . . . . . . . . . . . . . . . . . . . . . . . . . 229
Nephrose . . . . . . . . . . . . . . . . . . . . . . . . . . . . . . . 231
Nervenschäden . . . . . . . . . . . . . . . . . . . . . . . . . . . 231
Nervöse Störungen . . . . . . . . . . . . . . . . . . . . . . . . 234
Neugeborenen-Periode, Erkrankungen . . . . . . . . . . . . 240
Neuralgie. . . . . . . . . . . . . . . . . . . . . . . . . . . . . . . 241
Neurodermitis . . . . . . . . . . . . . . . . . . . . . . . . . . . 241
Neurologische Traumatologie. . . . . . . . . . . . . . . . . . 246

Obstipation . . . . . . . . . . . . . . . . . . . . . . . . . . . . . 248
Ohrenschmalz . . . . . . . . . . . . . . . . . . . . . . . . . . . 251
Operation, Begleittherapie. . . . . . . . . . . . . . . . . . . . 251
Operation, Nachbehandlung . . . . . . . . . . . . . . . . . . 252
Operation, Vorbereitung. . . . . . . . . . . . . . . . . . . . . 254
Orchitis . . . . . . . . . . . . . . . . . . . . . . . . . . . . . . . 255

| | |
|---|---|
| Osteoarthrose | 255 |
| Osteoporose | 256 |
| Otalgie | 257 |
| Otitiden, rezidivierende | 258 |
| Otitis externa | 259 |
| Otitis media | 259 |
| Panaritium | 264 |
| Pankreaserkrankungen | 264 |
| Parasiten, Darm- | 266 |
| Perniones | 267 |
| Pertussis | 267 |
| Pharyngitis | 269 |
| Phlebothrombose | 271 |
| Pilze, Darm- | 272 |
| Pleuritis | 272 |
| Pneumonie | 274 |
| Postthrombotisches Syndrom | 277 |
| Postcholezystektomie-Syndrom | 278 |
| Prellungen | 278 |
| Prostataadenom | 280 |
| Prostatitis | 281 |
| Pruritus | 282 |
| Pseudokrupp | 289 |
| Purpura | 290 |
| Pyelitis | 293 |
| Pylorospasmus | 296 |
| Quetschungen | 298 |
| Rachen- und Gaumenmandeln, Hyperplasie | 299 |
| Raynaud-Krankheit | 301 |
| Rheumatische Erkrankungen, entzündliche | 301 |
| Rhinitis | 302 |
| Rhythmusstörungen | 305 |
| Schlafstörungen | 306 |
| Schleimbeutelerkrankungen | 316 |
| Schulschwierigkeiten | 316 |
| Schwäche, allgemeine | 321 |

| | |
|---|---|
| Schweiße | 322 |
| Schwielenbildung | 324 |
| Schwindel | 324 |
| Sehnenscheidenerkrankungen | 330 |
| Sehnenzerrungen | 331 |
| Sexualstörungen des Mannes | 331 |
| Sexuelle Übererregbarkeit der Frau | 333 |
| Sexuelle Übererregbarkeit des Mannes | 336 |
| Singultus | 337 |
| Sinnesorgane, Erkrankungen | 338 |
| Sinusitis | 339 |
| Sonnen- und Gletscherbrand | 340 |
| Sonnenallergie | 341 |
| Sonnenstich | 341 |
| Soor | 341 |
| Sportmedizin | 342 |
| Sportverletzungen | 343 |
| Stomatitis | 343 |
| Struma | 343 |
| Taktile Sinne, Störungen | 345 |
| Tastsinn, Überreizung | 345 |
| Tendinosen | 347 |
| Tinnitus | 348 |
| Tonsillenhypertrophie | 349 |
| Tonsillitis, akute | 351 |
| Tracheitis | 352 |
| Trauma, stumpfes | 352 |
| Trauma der Augen, stumpfes | 353 |
| Traumen der männlichen Geschlechtsorgane | 354 |
| Trigeminusneuralgie | 356 |
| Thrombophlebitis | 357 |
| Übelkeit unklarer Genese | 358 |
| Ulcus cruris | 359 |
| Ulcus ventriculi et duodeni | 361 |
| Unruhe, nächtliche | 362 |
| Urtikaria | 363 |
| Variköser Symptomenkomplex | 365 |

Vegetativer Symptomenkomplex. . . . . . . . . . . . . . . . . . 366
Verbrennungen . . . . . . . . . . . . . . . . . . . . . . . . . . . 372
Verhaltensstörungen im Kindesalter. . . . . . . . . . . . . . . 374
Verletzungen, mechanische . . . . . . . . . . . . . . . . . . . . 378
Verletzungen der Haut, mechanische . . . . . . . . . . . . . . 383

Warzen. . . . . . . . . . . . . . . . . . . . . . . . . . . . . . . . . 384
Weichteilrheumatismus . . . . . . . . . . . . . . . . . . . . . . 385
Wirbelsäulenerkrankungen. . . . . . . . . . . . . . . . . . . . 385
Wucherungen, adenoide. . . . . . . . . . . . . . . . . . . . . . 386

Xanthelasmen. . . . . . . . . . . . . . . . . . . . . . . . . . . . . 387
Zahnungsbeschwerden . . . . . . . . . . . . . . . . . . . . . . 388

Zephalgie . . . . . . . . . . . . . . . . . . . . . . . . . . . . . . . 389
Zerebralsklerose. . . . . . . . . . . . . . . . . . . . . . . . . . . 389
Zuckungen . . . . . . . . . . . . . . . . . . . . . . . . . . . . . . 390
Zystitis . . . . . . . . . . . . . . . . . . . . . . . . . . . . . . . . . 390
Zystopyelitis . . . . . . . . . . . . . . . . . . . . . . . . . . . . . 392
Zystozele . . . . . . . . . . . . . . . . . . . . . . . . . . . . . . . 393

# Hinweise zur Arzneimittelgabe

# Dosierung

| **1 Gabe** entspricht | bei Erwachsenen<br>5 Tropfen (Tr.)<br>1 Tablette (Tabl.)<br>oder 5 Globuli | bei Kindern<br>1 Tablette<br>1 Messerspitze Trit.<br>oder 3 Globuli |
|---|---|---|

▷ **Kinder:**

Verordnen Sie Kindern keine Dilutionen! Zwar ist der Alkoholgehalt gering, es lässt sich jedoch gut darauf verzichten. Statt dessen empfehlen sich Tabletten (Lactose) oder noch besser Globuli (Rohrzucker). Beide können gelutscht werden. Globuli sind bei Kindern aufgrund ihres süßen Geschmacks besonders beliebt.

*Cave:* Bei Kindern mit Laktose-Intoleranz keine Milchzucker-Tabletten!

Säuglingen, die gestillt werden, verabreichen wir homöopathische Arzneimittel am geschicktesten, indem wir der Mutter eine halbe Stunde vor der Stillzeit das Medikament zum Lutschen geben. Der kranke Säugling wird prompt und schnell darauf ansprechen.

Triturationen werden industriell nicht mehr hergestellt. Bitte Tabletten verschreiben und auf das Rezept schreiben: (z.B. Calc. carb. D 8) Tabl I OP
Fac Triturationem!
S.D. 3 – 4 × tgl. 1 MSP (Messerspitze)

▷ **Erwachsene:**

Bei Erwachsenen, die noch nicht das geriatrisch relevante Alter erreicht haben, sollten wir uns daran gewöhnen, grundsätzlich bei allen Arzneimittelgaben als wichtigsten Gesichtspunkt zu berücksichtigen, dem Patienten das Simile zu verabreichen.

*Cave:* Keine Dilutionen bei Alkoholikern!

Die **Frequenz** der Gaben ist davon abhängig, ob
- eine hochakute Erkrankung oder eine akute Verletzung vorliegt (niedrige Potenz):
  nach Bedarf – 4 × tgl. 1 Gabe.
- bei einer Erkrankung eine mittlere Potenz gegeben wird:
  1 – 2 × tägl. D 12 1 Gabe
- bei einer Erkrankung eine höhere Potenz gegeben wird:
  auf keinen Fall öfter als 1 × tägl. D 30 – C 30
- bei chronischen Erkrankungen oder Konstitutionsbehandlung:
  höchstens 14-tägig oder 1 × pro Monat eine Gabe C 30

*Cave:* Gaben über C 30! Wer Gaben über C 30 verordnen möchte, sollte sich vorher in Hahnemanns Organon, §§ 275, 276 informieren. Dem in der Homöopathie noch Unerfahrenen ist davon abgeraten, denn eine solche Dosierung ruft sehr heftige Reaktionen beim Patienten hervor.

▷ **Alternde Patienten:**
Alternde Menschen reagieren langsamer und sind in allen Lebensgewohnheiten retardiert. Wir müssen daher bedenken, dass sie auch auf Arzneimittel langsamer ansprechen.
*Cave:* C 20 – C 30-Gaben bei alternden Menschen niemals häufiger als alle 2 – 4 Wochen! Je älter der Patient, desto seltener ist eine solche Dosierung angemessen. Verordnen Sie C 30-Gaben höchstens 1 – 2 × pro Monat. Dann ist der Erfolg sehr gut, häufigere Gaben sind nutzlos.

# Einnahme homöopathischer Arzneimittel

▷ **Globuli:**
Sie sollten gelutscht werden. Auch kleinere Kinder können dies. Eine andere Möglichkeit für Kinder besteht darin, die Kügelchen in dünnem Kamillentee aufzulösen, wobei man bedenken muss, dass alle Tees, auch der Kamillentee, ätherische Öle beinhalten, welche die Wirkung des homöopathischen Arzneimittels unter Umständen beeinträchtigen. Lassen Sie die Globuli daher lieber in der Kieferzahnspalte des Kleinkindes zergehen.

▷ **Tabletten:**
Diese sollten nicht zerbissen werden. Sie wirken am besten, wenn der Patient sie lutscht, da sie so mit dem Speichel im ganzen Mund verteilt und so auch über die Schleimhaut aufgenommen werden.

## Weitere Hinweise

- Bestimmte Medikamente sollten bevorzugt in den Morgenstunden, besonders vor dem Frühstück, eingenommen werden. Der Patient sollte darauf achten, diese Mittel nicht gleich vor oder nach dem Zähneputzen einzunehmen, da die ätherischen Öle, die Teil der Zahncremes sind, die Wirkung beeinträchtigen können. Ihr Patient sollte 15 – 30 Minuten vor dem Frühstück Zähne putzen, bzw. eine »homöopathische« Zahncreme benutzen. Diese wird ohne ätherische Zusatzstoffe hergestellt.
- Ihr Patient sollte ebenfalls auf sämtliche Schönheits-, Pflege-, Hygieneartikel usw. verzichten, die schwere ätherische Öle beinhalten. Auch chinesische oder japanische o.ä. Heilöle zählen hierzu. Wie bereits erwähnt, sollte aus diesem Grund auch auf Tees verzichtet werden, die ätherische Öle beinhalten (z. B. auch Pfefferminztee).
- Grundsätzlich sollte während der Behandlung auf Bohnenkaffee, Alkohol und Nikotin dringend verzichtet werden.

Bei entsprechender Einhaltung dieser Vorschriften können Sie damit rechnen, dass das richtige Arzneimittel auch wirklich einen Erfolg mit sich bringt.

## Herstellung von potenziertem Eigenblut

Will man Eigenblut bis zu C12 potenzieren, braucht man 13 10-cm$^3$-Fläschchen mit Tropfeinrichtung und außerdem 25 – 30%igen Alkohol. In jedes Fläschchen werden 100 Tropfen Alkohol 30% abgezählt. Jetzt gibt man in das erste Fläschchen einen Tropfen Patienten-Blut, schüttelt zehnmal gut durch (= C1) und gibt von dieser Mischung einen Tropfen in das zweite Fläschchen (= C2), schüttelt durch und gibt einen Tropfen in das dritte Fläschchen (= C3) und verfährt weiter so, bis man die gewünschte Potenz erreicht hat. Die Fläschchen werden mit Etiketten versehen, sowohl mit der Höhe der Potenz beschriftet, als auch mit dem Namen des Patienten. Herstellung kann auch durch Apotheke erfolgen.
Die Verordnung erfolgt entsprechend der Erkrankung und ist bei den einschlägigen Krankheiten nachzulesen.

## LM und Q-Potenzen

Angeblich machen LM und Q-Potenzen keine oder nur geringe Erstverschlimmerungen! In den letzten 12 Monaten habe ich heftige Erstverschlimmerung bei Q6 erlebt. Es war das Simile.

# Krankheitsbilder von A – Z

# Abführmittelmissbrauch

### Okoubaka aubrevillei *(Okoubaka)*
D 2 – D 4 Dil.
3 × tägl. 5 Tr.
Das wichtigste Mittel bei kurzfristiger laxanzienbedingter Obstipation und bei Obstipation nach anderem Medikamentenmissbrauch. Ich gebe es grundsätzlich bei jedem Laxanzienmissbrauch im Wechsel mit den beiden im Folgenden genannten homöopathischen Mitteln.

### Strychnos nux vomica *(Nux vomica)*
D 4 – D 6 Dil.
3 × tägl. 5 Tr.
Das wichtigste Mittel mit spastischer Obstipation bei Laxanzienmissbrauch.
Erregbare, reizbare Patienten mit Neigung zur Müdigkeit beim Erwachen. Die Zunge ist stark belegt, übler Mundgeruch. In der Frühe oft Übelkeit und Erbrechen. Widerwillen in den Morgenstunden gegen Speisen und Getränke, die der Patient am Abend liebt (gutes Essen, Alkohol, Nikotin). Nach dem Essen immer starkes Völlegefühl, macht den Gürtel auf. Kalte Hände und Füße mit heißem und rotem Gesicht.

### Opium
D 4 – D 6 Dil.
2 × tägl. 5 Tr.
Es ist das wichtigste Mittel bei der habituellen Obstipation und bei der atonischen Obstipation. Lebhafte, reizbare, leicht erschreckbare Menschen. Alles ist schlimmer durch Wärme, Besserung durch kalte Speisen und Getränke. Im Bauch herrscht völlige Atonie. Lang anhaltende Obstipation mit spastischen Schmerzen und Meteorismus. Häufig auch bei Obstipation nach Schreck und schweren Infektionen.

### Delphinium staphisagria *(Staphisagria)*
D 4 Lsg. zur Injektion i.v. oder zur Infusion
Sehr erfolgreich bei atonischer postoperativer Obstipation. Besonders aber bei postoperativem atonischen Ileus.

**Bryonia cretica**
D 2 Tabl.
4 × tgl. 1 Tabl. lutschen
später bei Reaktion
D 3
4 × tägl. 1 Tabl. lutschen
Viel Ärger – trockene Schleimhäute.
Großer Durst auf Kaltes.

# Abnorme Reaktionen

Siehe → *Nervöse Störungen*

# Abszesse

Man kann bei rechtzeitiger homöopathischer Behandlung chirurgische Eingriffe vermeiden.

**Apis mellifica**
D 3 – D 6 Dil.
4 – 5 × tägl. 5 Tr.
Sehr empfindlich gegen Berührung, stechende Schmerzen, zunehmende ödematöse Infiltration. Kühle Umschläge lindern die Schmerzen.

**Sulfur jodatum**
D 4 Tabl.
2-stündl. 1 Tabl.
Brennende Schmerzen, verstärkte Schweißneigung. Berührungsempfindlichkeit. Wäscht sich nicht gern.
Abszedierende Akne – Gehörgangsfurunkel.
Lymphdrüsenschwellung schmerzlos! (Cave Lues!)

### Sulfur
D 6 Tabl.
2-stündl. 1 Tabl.
Akute, mit brennenden Schmerzen, Rötung und Jucken einhergehende Erkrankung, auch im Intervall wirksam.
Abscheu gegen kaltes Wasser.

### Mercurius solubilis Hahnemanni
D 4 – D 6 Tabl.
stündl. 1 Tabl.
Entzündungen mit Lymphangitis und regionaler Lymphadenitis.
Sehr schmerzhaft.
Nächtliche Verschlimmerung mit Schwitzen.

### Virola sebifera *(Myristica sebifera)*
D 3 Dil.
stündl. 5 Tr.
Das homöopathische Messer bringt Abszesse und Furunkel zur Eröffnung.

### Hepar sulfuris
Kurz vor der Reifung stehende Abszedierung
D 3 Tabl.
2-stündl. 1 Tabl. lutschen
Kann zur Spontaneröffnung führen.
Mangelnde Reifungstendenz.
D 30 Tabl.
2 × tägl. 1 Tabl.
Kann zur Resorption führen – oder nach Spontaneröffnung schnelle Heilung.

### Acidum silicicum *(Silicea)*
D 6 Tabl.
3 × tägl. 1 Tabl.
Wichtigstes Mittel bei chronischen Eiterungen, aber auch bei Fistelbildung nach Furunkulose und Abszessen.
Große Frostigkeit und Kälteempfindlichkeit, kalte Füße.

▷ **Chronischer Verlauf einer sog. Furunkulose**
Bei chronischem Verlauf Schwefelbäder, verbunden mit Eigenblutinjektion.
Konstitutionsmittel unterbinden allgemein die Neigung zu Rezidiven; sie werden in Hochpotenzen gegeben.
**Arnica montana C 30**
**Acidum arsenicosum C 30**
**Calcium carbonicum C 30**
**Graphites C 30**
**Phosphorus C 30**
**Sulfur C 30**
**Acidum silicicum C 30**

# Acne vulgaris

Die Behandlungserfolge bei der Akne, insbesondere im Bereich der Homöopathie, sind im Wesentlichen zurückzuführen auf Medikamente, die nicht nur das lokale Geschehen beeinflussen, sondern auch das Hormonsystem stimulieren.

### Pulsatilla patens *(Pulsatilla)*
D 6 Dil.
3 × tägl. 5 Tr.
Akne, besonders während der Regelzeit verschlimmert, Pubertät.

### Sepia officinalis *(Sepia)*
D 6 Dil.
3 × tägl. 5 Tr.
Regelanomalien, Obstipation, Hypotonie, Essensabhängigkeit.

### Graphites
D 6 Tabl.
3 × tägl. 1 Tabl.
Fett, faul, verstopft und riecht unangenehm.

### Natrium chloratum *(Natrium muriaticum)*
D 6 Dil.
3 × tägl. 5 Tr.
Anämische Patienten mit Magen-Darm-Belastung.
Menschen, die isoliert sind.

### Acidum nitricum
D 6 Dil.
3 × tägl. 5 Tr.
Bei Acne punctata.

### Atropa belladonna
D 6 Dil.
3 × tägl. 5 Tr.
Akne am Rücken.

### Kalium bromatum
D 3 Dil.
3 × tägl. 5 Tr.
Wenn verhärtete Knötchen vorhanden sind.
Kinn-Mund-Nase.
Spastische Bronchitis.

### Juglans regia
D 3 Dil.
4 × tägl. 5 Tr.

▷ **Außerdem bewährt**

### Mahonia aquifolium ∅
2 × tägl. betupfen

### Selenium
D 12 Tabl.
2 × tägl. 1 Tabl.
Bei fetter, schwitziger Aknehaut mit fetten Haaren bei pubertierenden Knaben.

**Sulfur colloidale**
D 6 Tabl.
3 × tägl. 1 Tabl.
Mit Eiterstippchen.

**Syzygium cumini**
D 2 – D 3 Dil.
3 × tägl. 5 Tr.

▷ **Adoleszenten**

**Stibium sulfuratum**
D 3 – D 6 Tabl.
3 × tägl. 1 Tabl.
Lokalisation Kinn und Stirn.

**Solanum dulcamara**
D 3 Dil
3 × tägl. 5 Tr.
Schlimmer bei Kälte und bei Menses.

**Juglans regia**
D 3 Dil.
4 × tägl. 5 Tr.
Gesicht-, Rücken- und Brust-Lokalisation.

**Ledum palustre**
D 3 Dil.
3 × tägl. 5 Tr.
Sehr schmerzhafte Pusteln.

**Hydrargyrum bicyanatum**
D 4 Tabl.
3 × tägl. 1 Tabl.
Drüsenschwellungen.

# Adipositas

**Fucus vesiculosus**
D 4 Dil.
3 × tägl. 5 Tr.

**Euspongia officinalis**
D 4 Dil.
3 × tägl. 5 Tr.
Sorgfältig klären, ob Hyperthyreose vorliegt, dann keines der genannten Mittel, sondern nur

**Phytolacca americana**
D 2 Dil.
3 × tägl. 5 Tr.

**Hedera helix**
D 2 Dil.
3 × tägl. 5 – 10 Tr.

# Affektschädigung

Große Erfahrung des behandelnden Arztes ist unabdingbare Voraussetzung zur Anwendung der Homöotherapie.

**Aconitum napellus** *(Aconitum)*
D 6 – D 12 Dil.
2 – 3 × tägl. 5 Tr.
Folgen von Ärger, Furcht, Schreck und Angst, z. B. Feuersbrunst. Charakteristisch für dieses Medikament ist das plötzliche Auftreten von Beschwerden: Herzjagen und Stolpern, Schlaflosigkeit. Amenorrhö (besonders nach Hormongaben).

**Apis mellifica**
D 3 – D 12 Dil., Tabl.
1 – 3 × tägl. 5 Tr.

Depressive Reaktionen mit albernem, ungeschicktem, dummem und äußerst geschäftigem Wesen. Alle Symptome treten auf als Folge von heftiger Eifersucht.
Verschlimmerung durch Wärme und Berührung. Besserung durch Kälte und Bewegung.

### Delphinium staphisagria *(Staphisagria)*
D 6 – D 12 Dil., Tabl.
1 – 2 × tägl. 5 Tr.
Überempfindliche, übererregbare Menschen mit Folgen von Enttäuschungen ehrgeiziger Bemühungen, (Beförderung!). Also Folgen von Ehrgeiz und verletztem Stolz, aber auch als Folge von Operationen (Schnittverletzungen). Folgen von dem Gefühl, geschnitten zu werden (Abseits!).

### Hyoscyamus niger *(Hyoscyamus)*
D 6 – D 12 Dil., Tabl.
1 – 3 × tägl. 5 Tr.
Nymphomane, satyriatische Menschen mit animalisch-triebhaftem Wesen und primitiver Intelligenz. Folgen von heftiger Eifersucht. Hydrophobie.

### Lachesis muta *(Lachesis)*
D 12 – C 30 Dil., Tabl.
1 × tägl. 5 Tr.
Folgen von Eifersucht (häufig erfundene Verdachtsmomente). Alle Sinne übererregbar. Logorrhö. Ausscheidungen bessern, enge Kleidung wird nicht vertragen. Schläft in die Verschlimmerung herein.
Verschlimmerung durch Wärme, Besserung durch Kälte.

### Natrium chloratum *(Natrium muriaticum)*
D 12 – C 30 Dil.
1 × tägl. 5 Tr.
Folge von Schreck, Furcht, Ärger, Kränkung und Beleidigung. Es kommt zur Depression, Aggression und Frustration. Großes Verlangen nach Salz, großer Durst, weinerlich. Lehnt Trost ab und kann nichts vergessen.
Schlimmer bei Sonneneinstrahlung und am Meer (kurzfristig Besserung).

### Zincum metallicum
D 12 – C 30 Tabl.
1 × tägl. 1 Tabl.
Alle Folgen von Aufregung mit Krämpfen der glatten und der gestreiften Muskulatur. Leitsymptom ist die Unruhe der Beine, sowohl tagsüber als auch im Bett. Diese Unruhe ist bedingt durch unaufhörliches, ständiges Kribbeln in den Füßen. Verlangsamung aller Funktionen bis zu Lähmungserscheinungen. Große Gier beim Essen, kann nicht schnell genug essen.
Besserung durch Wärme, Verschlimmerung durch Kälte und Berührung. Der Genuss geringster Mengen von Wein verschlimmert den Zustand erheblich.

# Afterfissuren

### Acidum nitricum
D 4 – D 6 Dil.
3 × tägl. 5 Tr.

### Krameria triandra
D 1 – D 2 Dil.
3 × tägl. 5 Tr.

### Acidum silicicum
D 6 Tabl.
3 × tägl. 1 Tabl.
Nur bei chronischen Prozessen.

### Sedum acre
D 4 Dil.
4 × tägl. 5 Tr.
Im Zusammenhang mit starkem Brennen im After.

# Alkoholhepatitis

Bei den Lebererkrankungen steht eine saubere klinische Diagnostik mit allen ihren heutigen Möglichkeiten in der ersten Linie und danach die Entscheidung, ob aufgrund der diagnostischen Erkenntnisse eine homöopathische Therapie möglich ist.

### Berberis vulgaris *(Berberis)*
D 2 – D 4 Dil.
2 – 3-stündl. 5 Tr.
Stechende, brennende und drückende Beschwerden in der Lebergegend mit Verstopfung oder Durchfall. Hautjucken und Brennen, besonders am Kopf. In den Morgenstunden Übelkeit.
Besserung durch Flachliegen und Strecken.
Verschlimmerung durch Erschütterung, Bewegung und Berührung.

### Chelidonium majus *(Chelidonium)*
D 3 – D 4 Dil.
2-stündl. 5 Tr.
Charakteristisch sind die stechenden Schmerzen unter dem rechten Schulterblatt. Bitterer und pappiger Mundgeschmack mit Aufstoßen und Übelkeit. Die Zunge ist gelblich belegt und zeigt Zahneindrücke.
Chelidonium ist ein Choleretikum und ein Cholekinetikum, deshalb Vorsicht bei akuten Gallenstauungen.

### Elaterium
D 1 – D 2 Dil.
4 × tägl. 5 Tr.
Wirkungsrichtung ist die Leber, besonders wirksam bei deutlich erhöhtem γ-Glutamin (γ-GT).
Flüssiger Stuhlgang mit Verschlimmerung durch feuchtes Wetter.

### Phosphorus
D 6 Dil.
4 × tägl. 5 Tr.
C 30 Dil.
tägl. 1 × 5 Tr.
Allgemeine Übererregbarkeit der Sinne mit Schwäche und Reizbarkeit. Leitsymptom: Besserung durch Ruhe, Schlaf und Essen.
Phophor ist ein Mittel, das bei alkoholischer Leberschädigung günstige Wirkungen zeigt, besonders in höheren Potenzen.

### Picrorhiza Kurroa
D 3 Dil.
3 × tägl. 5 Tr.
Leberschädigungen durch Alkohol und Arzneimittel. Verfasser hat gute Erfolge bei Alkoholhepatitis durch Wein, Bier und Schnaps. Wirkt im Tierversuch leberzellschützend.

### Silybum marianum *(Carduus marianus)*
D 2 Dil.
3 × tägl. 5 Tr.
Lebererkrankungen mit Pfortaderstauungen, Rechtslateralität, Flatulenz, Schweiße beim Essen. Obstipation, bitterer Mundgeschmack.
Warme Anwendungen verschlimmern. Allgemeine Wärme bessert.
Im Tierversuch Leberzellschutzwirkung nachgewiesen (Wolter).

### Sulfur
D 4 – D 12 Dil.
3 × tägl. 5 Tr.
Wichtigstes Entgiftungsmittel in der Homöopathie, besonders nach Arzneimittel- und Alkohol-Belastung.
Egozentrische, häufig schmutzige Patienten mit Hautjucken und Brennen an den Fußsohlen, besonders nachts. Rötung der Körperöffnungs-Umgebungen, Verlangen nach Süßigkeiten, Abneigung gegen Arbeit und Fleischgenuss. Milch wird nicht gut vertragen, morgendliche Durchfälle. Wärmeverschlimmerung.

# Alopezie

Zur Behandlung des Haarausfalles sollten die einzelnen Ursachen deutlich abgegrenzt werden.

Die Erfolge bei Haarausfall sind nicht besonders groß, doch sollte man bei entsprechendem Simile des Gesamtkrankheitsbildes zum Arzneimittelbild folgende homöopathische Arzneimittel versuchen.

### Acidum hydrofluoricum
D 6 Dil.
3 × tägl. 5 Tr.
Große körperliche und geistige Aktivität mit kleinem Durchhaltevermögen: möchte gern, kann aber nicht. Häufig Hypokalzämie. Haare gespalten, leicht abbrechend. Schwitzt.
Verschlimmerung durch Wärme, Besserung durch Kälte.

### Graphites
D 4 Tabl.
3 × tägl. 1 Tabl.
Faul, fett, frostig, verstopft. Vielfraß.
Trockene Haut. Alles heilt schlecht. Übelriechende Sekrete. Schuppen der Kopfhaut – Abneigung gegen Fleisch und warme Getränke.
Besserung durch Wärme und warme Speisen.
Verschlimmerung durch Kälte und Feuchtigkeit.

### Natrium chloratum *(Natrium muriaticum)*
D 4 – D 6 Tabl.
3 × tägl. 1 Tabl.
Allgemeine Demineralisation, trockene Haut, großer Durst. Verlangen nach Salz, weint leicht, will keinen Zuspruch. Verschlimmerung durch große Wärme und durch Kälte. Besserung durch kaltes Baden. Frische Luft bessert.

### Selenium
D 6 Tabl.
3 × tägl. 1 Tabl.

Erschöpfter Patient. Sexualneurasthenie. Verlangen nach Alkohol, der verschlimmert. Depressiv. Fettige Haut.
Besserung gegen Abend, Verschlimmerung in der Wärme, nach dem Schlaf, nach dem Essen und nach jeder Anstrengung.

### Thallium sulfuricum
D 6 Tabl.
3 × tägl. 1 Tabl.
Haarausfall, besonders nach schweren Krankheiten. Neuralgien, brennendes Durstgefühl. Hysteriforme Reaktionen. Zustand verschlimmert sich durch Berührung.

### Thuja occidentalis *(Thuja)*
D 4 Dil.
3 × tägl. 10 Tr.
Patient ist mager, bleich und erschöpft. Häufig Warzen an der Haut.
Verschlimmerung durch Kälte, auch durch Bettwärme. Verschlimmerung nach Gewürzen und Genussmitteln, Haarausfall nach Impfungen. Warme und frische Luft bessert.

### Pel talpae
D 3 Tabl.
4 × tägl. 1 Tabl.
Von *Mezger* als Symptomatikum bei Haarausfall empfohlen und bewährt. Im Klimakterium besonders als Konstitutionsmittel.

# Alterskopfschmerz

Konstitutionsmerkmale beachten und auswählen zwischen

### Aurum metallicum
C 30 Tabl.
wöchentl. 1 Tabl.
Morgendliche Depressionen.

**Arnica montana**
C 30 Tabl.
wöchentl. 1 Tabl.
Schnell erschöpft, aber gibt es nicht zu.

**Barium carbonicum**
C 30 Tabl.
wöchentl. 1 Tabl.
Retardiert in allen Ebenen – verträgt keine Kälte.

**Apis mellifica**
C 30 Tabl.
wöchentl. 1 Tabl.
Unruhig – empfindsam – verträgt keine Wärme.

**Conium maculatum**
C 30 Tabl.
wöchentl. 1 Tabl.
Schwindel beim Liegen, bei Bewegung des Kopfes oder eines seiner Teile.

# Analekzem

**Croton tiglium**
D 3 Dil.
2 × tägl. 3 – 4 Tr.
Heftiges Jucken, Brennen bis zu Schmerzen.

**Sulfur**
D 6
3 × tägl. 1 Gabe
Heftiges Jucken mit Brennen.

# Angina pectoris

Siehe → *Herzkrankheit, koronare*

# Angina tonsillaris

### Acidum silicicum *(Silicea)*
D 6 Tabl.
3 × tägl. 1 Tabl.
Langwierige Entzündungen, häufige Rezidive mit Eiterungen; übelriechende Schweiße. Rezidivierende Erkältlichkeit, Immunschwäche, Drüsenschwellung, Fisteln.
Verschlimmerung aller Beschwerden durch Sinneseindrücke, Kälte, durch kaltes Waschen und durch Alkohol, Voll- und Neumond. In den Morgenstunden. Die Patienten sind frostig, leicht erkältlich und überempfindlich.
Besserung durch Wärme, Einhüllen des Kopfes.

### Hepar sulfuris
D 4 – D 6 Tabl.
3 × tägl. 1 Tabl.
Immer wieder rezidivierende Eiterungen; saure Schweiße, besonders bei Nacht. Übergroße Schmerzempfindlichkeit schon bei geringen entzündlichen Veränderungen an den Tonsillen. Dabei sehr jähzornig, aber auch weinerlich, ängstlich, kleinlich und überempfindlich. Auch kleinste Verletzungen eitern. Starker Foetor ex ore. Verlangen nach Saurem, nach Wein und nach scharfen Gewürzen.
Besserung aller Beschwerden nach dem Essen und bei feuchter Wärme (Umschläge). Verschlimmerung bei trocken-kaltem Wetter oder Zugluft, außerdem abends und nachts.
Berührungsempfindlichkeit ist sehr groß.

### Sulfur jodatum
D 4 – D 6 Dil./Tabl.
3 – 4 × tägl. 5 Tr./1 Tabl.
Magere, schwache, häufig ältere Menschen, aber auch gelegentlich junge Menschen, die trotz gutem Appetit abmagern und nervös sind. Lymphdrüsen sind geschwollen, hart und sehr schmerzhaft. Die Größe der Drüsen wechselt häufig. Umgebung der Drüsen wirkt entzündet. Die Schmerzen haben brennenden Charakter. Sehr berührungsempfindliche Patienten lieben frische Luft und trockenes, kaltes Wetter.

Nässe verschlimmert.
Vor Gewitter und morgens gegen 11 Uhr deutliche Verschlimmerung. Eindrucksvoll der Heißhunger nach süßen Speisen.

▷ **Außerdem bewährt**

### Apis mellifica
D 3 – D 4 Dil.
2-stündl. 5 Tr.
Glasiges Ödem, kein Durst, stechender Schmerz, berührungsempfindlich.
Wärme verschlimmert, Kälte bessert.

### Atropa belladonna
D 4 – D 6 Dil.
2-stündl. 5 Tr.
Starke Rötung, plötzliches Auftreten. Trockenheit, Durst.
Schnelle Bewegung, Besserung: Ruhe – Wärme.
Verschlimmerung: Sinneseindrücke, Berührung, nach Mitternacht.

### Phytolacca americana
D 2 – D 3 Dil.
2-stündl. 5 Tr.
Schmerzen strahlen ins Ohr aus, Trockenheit, Brennen.
Besserung: kalte Getränke.
Verschlimmerung: heiße Getränke, Hitze, Regen.

### Hydrargyrum bijodatum
D 6 Tabl.
3 × tägl. 1 Tabl.
Schwellung der Halsdrüsen. Fötor, Schweiße.
Verschlimmerung nachts.
Besserung: tags – Weinen.

Krankheitsbilder von A – Z

**Lachesis muta**
D 12 Dil.
3 × tägl. 5 Tr.
Linksseitig, schwerkrank, launisch, berührungsempfindlich, Logorrhö.
Verschlimmerung: nach Schlaf, heiße Getränke.
Besserung: Sonne, Beengung, Druck.

**Ferrum phosphoricum**
D 4 – D 6 Tabl.
2-stündl. 1 Tabl.
Bei leichter Angina geringes Fieber, extreme Blässe.
Verschlimmerung: nachts.
Besserung: langsames Umhergehen.

▷ **Kinder**
Selten tritt diese Krankheit bei Kleinkindern oder Kindern isoliert auf, sondern meist kombiniert mit Rhinitis, Laryngitis, Bronchitis und Otitis. Dem ungeübten Arzt stehen hier homöopathische Komplexmittel, z. B. Tonsiotren® oder Sinfrontal® zur Verfügung. Das ist zwar keine reine homöopathische Behandlung, aber sehr hilfreich und immer noch besser als Gaben von Antibiotika oder Sulfonamiden.

**Apis mellifica**
D 4 – D 6 Trit.
2-stündl. 1 Gabe
Ödematöse Schwellung im Rachenbereich ohne Beläge, ohne Durst.
Besserung durch Kälte, Verschlimmerung durch Wärme. Siehe Seite 23.

**Atropa belladonna** *(Belladonna)*
D 12 Trit.
3 × tägl. 1 Gabe
Hohe Temperaturen, trockene Schleimhäute, feuchte Haut, weite Pupillen. Rachen und Tonsillen intensiv rot.
Keine großen Beläge. Siehe Seite 23.

### Hepar sulfuris
D 6 Trit.
2-stündl. 1 Gabe
Foetor ex ore, eitrige, zusammenfließende Pfröpfe auf den Tonsillen. Schweiße nachts.
Besserung durch feuchte Wärme und feuchte Umschläge.

### Lachesis muta *(Lachesis)*
D 12 Trit.
tägl. 1 Gabe
Tonsillen dunkelrot, phlegmonös verändert. Schleimhaut livide. Links stärkerer Befall als rechts. Zunge trocken, kaum belegt. Foetor ex ore. Besserung durch kaltes Trinken. Siehe Seite 24 oben.

### Hydrargyrum bicyanatum *(Mercurius cyanatus)*
D 6 – D 12
3 × tägl. 1 Gabe (nur 4 – 6 Tage)
Schwere, eitrige Formen der Angina mit starker Drüsenschwellung, nächtlicher Verschlimmerung.
Übelriechende Schweiße.
Besserung: tags.

### Phytolacca americana *(Phytolacca)*
D 2 – D 6 Trit.
2-stündl. 1 Gabe
Dunkelroter Rachen mit kleinen Eiterstippchen an den Tonsillen. Kaum Drüsenschwellungen, aber heftige Schmerzen, die in die Ohren ausstrahlen. Siehe Seite 23.

# Angst vor dem Wettkampf

Siehe → *Lampenfieber*

# Anosmie

Siehe → *Geruchsverlust*

# Aphthen

### Acidum nitricum
D 4 – D 6 Dil.
3 × tägl. 5 Tr.
Mund spülen mit starkem Salbeitee, im Mund halten. Stechende Schmerzen. Fötor stark. Gefühl von Splittern.
Besserung: beim Fahren.
Verschlimmerung: nachts.

### Hydrargyrum metallicum
D 6 Tabl.
3 × tägl. 1 Tabl. im Mund zergehen lassen
Besonders bei Kindern.
Zahneindrücke an der Zunge, reichlich Speichel, nächtliche Schweiße.
Verschlimmerung: nachts.
Besserung: bei Tage.

### Eupatorium perfoliatum Ø
einige Tropfen in Wasser zum Mundspülen.

### Natrium tetraboracicum
D 3 Tabl.
3 × tägl. 1 Tabl. im Mund zergehen lassen
Rezidivierende Aphthen.
Arnica Ø und Tormentilla Ø zu gleichen Teilen, 10 Tr. in 1 Glas warmem Wasser zum Mundspülen.

# Apoplexie/TIA

Bei ausgeprägter Apoplexie mit Bewusstlosigkeit und Lähmung klinische Behandlung.

▷ **Im Akutstadium, noch vor Klinikeinweisung**

▷ **Bei Patienten mit rotem Kopf**
halbstündl. im Wechsel

**Arnica montana**
D 12 Dil., später C 30
2 × wöchentl.
Worauf er auch liegt, zu hart!
und

**Atropa belladonna**
D 6 Dil.

▷ **Bei Patienten mit eher weißem, blassem Kopf**
halbstündl. im Wechsel

**Arnica montana D 12 Dil.**
Auch roter Kopf.
und

**Hyoscyamus niger D 6 Dil.**
und

**Nitroglycerinum D 6 Dil.**

▷ **Im weiteren Verlauf der Behandlung:**

**Opium**
D 3 – D 6 Dil.
4 – 5 × tägl. 5 Tr.
Alles, worauf er liegt ist zu weich!
Tiefes Koma, Atmung stertorös, Augen reaktionslos, Pupillen eng oder auch sehr weit, keine Reaktion auf Licht, Puls langsam, groß und kräftig. Bewährtes Mittel auch bei langdauerndem Koma.

**Lachesis muta** *(Lachesis)*
D 12 – D 30
Worauf er liegt, zu weich!
2 × tägl. 5 Tr.
Wenn die Bewusstlosigkeit verschwindet, bei vorhandenen Lähmungen, besonders bei Befall der linken Seite.
*Arnica* in hohen Potenzen (C 30) in seltenen Gaben weiter verabreichen.

**Causticum Hahnemanni**
D 12 – D 30 Dil.
2 × tägl. 5 Tr.
Bei Lähmung der Extremitäten, des N. facialis und bei Sprachstörungen. Auch bei Folgen als Parästhesien.

**Gelsemium sempervirens** *(Gelsemium)*
D 3 – D 30 Dil.
2 × tägl. 5 Tr.
Bei alten Patienten mit zurückbleibenden Lähmungen und Schwäche der gelähmten Extremitäten. Auch Wochen nach Apoplex.

**Cuprum metallicum**
D 6 Tabl.
3 × 1 Tabl.
Bei beginnenden Kontrakturen mit Krämpfen und Zuckungen in den befallenen Extremitäten, bei Zungenlähmung besonders.
Verschlimmerung: Kälte.
Besserung: Kaltes Trinken.
Entsprechend dem Arzneimittelbild und den Modalitäten kommen noch mehrere andere Mittel in Frage.

**Crotalus horridus**
C 12
3 × 1 Tabl. lutschen
Zur deutlichen Beschleunigung der Resorption von Blutungen.

# Appetitlosigkeit

**Artemisia abrotanum**
D 1 Dil.
3 × tägl. 5 – 5 Tr. – 10 Tr. in Wasser
Kinder mit dickem Bauch und dicken Beinen. Häufig Würmer.

**Calcium phosphoricum**
D 6 Tabl.
3 × tägl. 1 Tabl.
Nach Belastung schnelle Müdigkeit; schwächlich, zarte Haut, unruhig, viel Durst.

**Cinchona succirubra**
D 3 Dil.
3 × tägl. 3 – 5 Tr. vor dem Essen in Honigwasser
Lässt sich nicht gern anfassen.

# Arteriosklerose

**Barium carbonicum**
D 4 Tabl.
3 × tägl. 1 Tabl.
Psychisch und physisch retardiert, frustrierte Responsibilität.

**Conium maculatum**
D 4 Dil.
3 × tägl. 5 Tr.
Nervös, Schwindel im Liegen, beim Bewegen des Kopfes oder eines seiner Teile, verlangsamt, Abmagerung.

**Secale cornutum**
D 4 Dil.
3 × tägl. 5 Tr.
Periphere Kreislaufstörungen, Wärme verschlimmert, Kälte bessert. Gummiflasche mit Eis gefüllt.

**Acidum arsenicosum**
D 6 Dil.
3 × tägl. 5 Tr.
Kälte verschlimmert, Wärme bessert. Nachts schlimmer. Beschwerden haben brennenden Charakter.

**Matricaria chamomillae**
D 4 – D 6
3 × tägl.
Sehr unruhiger, ungeduldiger Patient, der sich durch Schaukeln (Schaukelstuhl) beruhigt, wie Wiegen bei Baby.

# Arthritis, akute

Eine akute, symptomatische Arthritis sollte diagnostisch voll abgeklärt werden, sowohl mit immunologischen Tests als auch mit Blutuntersuchungen bezüglich der Art der Entzündung. Gebietsärztliche Diagnostik durch den Röntgenologen und Orthopäden ist wichtig.

Gerade bei dieser Erkrankung ist es wichtig, eine homöopathische Causa herauszufinden, da schon aufgrund der Causa eine genaue Arzneimitteldiagnose gestellt werden kann. Die wichtigsten für eine akute Arthritis in Frage kommenden Kausalitäten sind: kalter Wind, Luftzug, Fokus, Unterkühlung und Durchnässung, unterdrücktes Ekzem, Hyperurikämie, allgemeine Immunitätsschwäche, Anstrengungen, Übermüdungen und Traumata. Ferner sind die thermischen Modalitäten zu beachten (Wärme und Kälte) sowie die Wertigkeit von Bewegung und Ruhe und schließlich die Berührungsempfindlichkeit. Auch die Konstitution sollte bedacht werden.

### Acidum benzoicum e resina
D 3 – D 6 Dil.
3 – 6 × tägl. 5 Tr.
- bei hochakuten Zuständen
  2-stündl. 5 Tr.

Leitsymptom: Der Urin riecht wie Pferdeharn! Lokalisation ist an allen Gelenken möglich. Schwellung der Gelenke, besonders aber der kleinen Gelenke an Fingern und Zehen. Es besteht Überempfindlichkeit gegen Berührung. Deutliche Besserung durch Wärme, Verschlimmerung durch Kälte. Patient verlangt nach Ruhe.

### Aconitum napellus *(Aconitum)*
D 4 – D 6 Dil.
3 – 6 × tägl. 5 Tr.
- bei hochakuten und fieberhaften Fällen
  stündl. 5 Tr.

Causa ist immer trockene Kälte, meist verbunden mit Schreck, Angst und Unruhe. Es tritt hohes Fieber auf.
Sowohl zu große Wärme als auch zu große Kälte verschlimmert, das einzige, was bessert, ist Ruhe. Patient will in Ruhe gelassen werden, er hat große Angst. Die Schmerzen kommen und gehen plötzlich und sind unerträglich. Lokalisation an allen kleinen und auch großen Gelenken.

### Apis mellifica
D 3 – D 6 Dil.
3 – 6 × tägl. 5 Tr.
- bei akuten Fällen
  2-stündl. 5 Tr.

Die Gelenke sind hochakut entzündlich verändert, äußerst berührungsempfindlich, zeigen ödematöse, starke Schwellung. Die Schmerzen sind stechend und brennend mit deutlicher Verschlimmerung durch Wärme und Besserung durch kalte Umschläge. Ruhe verschlechtert bei dem Patienten, er will sich dauernd bewegen. Lokalisation in allen Gelenken, immer wieder wechselnd und wandernd von einem Gelenk zum anderen. Der Schmerzcharakter neben Brennen und Stechen auch wund. Interessant bei diesem Arzneimittel ist die Durstlosigkeit.

### Atropa belladonna *(Belladonna)*
D 3 – D 6 Dil.
5 – 6 × tägl. 5 Tr.
- in akuten Fällen
    alle 1 – 2 Stunden 5 Tr.

Causa: lokale Unterkühlung und plötzliche Abkühlung nach zu viel Sonne oder auch bei plötzlicher Ruhe und kaltem Wind. Ärger kommt mitunter dazu. Das Fieber ist sehr hoch. Sinne sind übererregbar. Lokalisation kann in allen Gelenken stattfinden. Die Schmerzen sind sehr heftig, kommen und verschwinden plötzlich. Interessant, dass weder Wärme noch Kälte vertragen werden. Patient verlangt nur nach Ruhe.

Druck auf die entzündeten Gelenke, nicht Berührung, bessert den Zustand. Ist das Zimmer warm, ist der Patient deutlich besser dran.

### Bryonia cretica *(Bryonia)*
D 3 – D 6 Dil.
4 – 5 × tägl. 5 Tr.
- bei akuten Zuständen
    stündl. 5 Tr.

Causa: feuchte Kälte, besonders Erhitztsein im Sommer mit anschließendem Schwitzen im kalten Wind, alle Schleimhäute, auch die serösen Häute, sind beteiligt. Die Schmerzen sind äußerst stechend und treten praktisch nur bei Bewegung auf (Sportler).

In Ruhe ist es deutlich besser. Kalte Umschläge bessern den Zustand. Sehr großer Durst.

### Colchicum autumnale *(Colchicum)*
D 4 – D 6 Dil.
3 × tägl. 5 Tr.
- im akuten Zustand
    2-stündl. 5 Tr.

Überempfindlichkeit gegen Gerüche. Lokalisation von Gelenk zu Gelenk wechselnd. Charakter der Schmerzen ist reißend und ziehend. Äußerste Geruchsempfindlichkeit, harnsaure Diathese.

### Phytolacca americana *(Phytolacca)*
D 2 – D 3 Dil.
5 × tägl. 5 Tr.
Arthritis bei grippalen Infekten. Lokalisation an allen Gelenken, oft wechselnd, im Anschluss an eine Infektionskrankheit. Die Schmerzen strahlen dabei auch entlang der Nerven bis zu deren Enden aus, dazu kommt allgemeine Entkräftung, eine deutliche Immunitätsschwäche. Patient kann nichts Heißes trinken, trotzdem bessert Wärme an den Gelenken, während Kälte verschlimmert.
Bewegung verschlimmert und Ruhe bessert.

### Solanum dulcamara *(Dulcamara)*
D 3 – D 4 Dil.
3 × tägl. 5 Tr.
– in akuten Zuständen
   stündl. 5 Tr.
Causa: Unterkühlung und Durchnässung; plötzlich nach wenigen Stunden auftretende Arthritis acuta.
Deutliche Besserung durch Wärme, Verschlimmerung durch Kälte, aber auch Verschlimmerung durch Ruhe. Patient hat das Bedürfnis, sich viel zu bewegen, weil dann die Beschwerden besser werden.

### Sulfur
D 3 – D 6 Tabl.
3 × tägl. 1 Tabl.
– bei Befall der kleinen Gelenke
   2-stündl. 1 Tabl.
Der Charakter der Schmerzen ist brennend, es gibt ständig Rückfälle. Am beschwerlichsten für den Patienten ist das Stehen.
Leitsymptom: Patient streckt immer seine Füße aus dem Bett heraus. Bewegung bessert im Allgemeinen, und warmes Wetter.

▷ **Außerdem bewährt**

### Rhus toxicodendron
D 6 Dil.
2-stündl. 5 Tr.
Ruhe verschlimmert, Wärme bessert.

Krankheitsbilder von A – Z

Causa: Durchnässung, Unterkühlung und Trauma oder Anstrengung.

**Rhododendron**
D 3 Dil.
3 × tägl. 5 Tr.
Wetterfühligkeit.
Verschlimmerung: Wind, Wetterwechsel, Nässe, Ruhe.
Besserung: Wärme – Sonne – Bewegung.

**Pulsatilla pratensis**
D 2 – D 4 Dil.
3 × tägl. 5 Tr.
Schmerzen wechseln schnell die Lokalisation. Besserung durch Bewegung im Freien, oft hoher RR + Anämie. Weinerlich.
Verschlimmerung: Hitze.

# Arthritis, rheumatoide

Genaue Diagnostik auch in diesem Falle notwendig.

**Entgiftungsphase 1 Woche**

**Sulfur**
D 12 Tabl.
2 × tägl. 1 Tabl.
**anschließend Mittelwahl**

**Arnica montana *(Arnica)***
D 2 – D 6 Dil.
4 × tägl. 5 Tr.
Causa: Körperliche und seelische Traumen mit Zerschlagenheitsgefühl, häufig Plethora. Die häufig nach Traumen auftretenden entzündlichen Gelenkveränderungen sind mit oder ohne Erguss. Patient fühlt sich immer wie erschlagen. Alle Betten, seien sie noch so weich, sind ihm zu hart. Die Muskeln wie geprügelt, Wärme bessert, Kälte verschlimmert, Bewegung auch geringer Art verschlimmert, Anstrengung verschlimmert sehr.

### Berberis vulgaris *(Berberis)*
D 3 – D 6 Dil.
3 × tägl. 5 Tr.
Der Patient hat in Ruhe keine Beschwerden, aber bei geringster Bewegung kommt es erneut zu Schmerzen. Interessant, dass der Harn immer einen starken, roten ziegelmehlartigen Sedimentausdruck hat.

### Bryonia cretica
Siehe → *Arthritis, akute*

### Solanum dulcamara
Siehe → *Arthritis, akute*

### Rhododendron
D 2 – D 6 Dil.
4 × tägl. 5 Tr.
Wetterwechsel, besonders im Sommer, bringt deutliche Verschlimmerung. Die Gelenk- und Nervenschmerzen sind vor Gewitter und Sturm besonders stark. Meist harnsaure Diathese. Patienten, die **Rhododendron** benötigen, haben eine Besserung bei Bewegung.

### Rhus toxicodendron
D 4 – D 12 Dil.
3 × tägl. 5 Tr.
Causa: Überanstrengung plus Durchnässung; häufig waren einmal Hauterkrankungen in der Anamnese oder sind vorhanden, meist bläschenartige Erkrankungen. Es sind chronisch entzündliche Reaktionen an den Gelenken und periartikulär, auch an Bändern und Sehnen.
Wärme bessert, Kälte verschlimmert. Ruhe verschlimmert, jede Bewegung bessert.

### Harpagophytum procumbens
D 3 – D 4 Amp.
besonders gut als Injektion, (iv.) langsam steigernd bis zu 5 ml/Tag
Causa: Fokalintoxikation. Befallen sind besonders die kleinen Gelenke, deutliche Entzündungszeichen, die Schmerzen sind heftig.

Wärme bessert, Ruhe und Kälte verschlimmern, Ruhe bessert. Eine Verschlimmerung gibt es nur bei der ersten Bewegung.

▷ **Außerdem bewährt**

**Sulfur jodatum**
D 3 Tabl.
2 × tägl. 1 Tabl.
Fokus mit Lymphdrüsenschwellung. Folgen von chronischer Eiterung im Kopfbereich.

# Arthrose, aktivierte

Bei der aktivierten, manifesten Arthrose mit Ergüssen und den Zeichen einer Entzündung: Arzneimittel siehe → *Arthritis, akute*, entsprechend den Modalitäten, den Leitsymptomen und den Schlüsselsymptomen.

# Arthrose, latente

Für alle folgenden Mittel gilt: Nach Besserung höhere Potenzen in seltenen Gaben einsetzen! Bei hormonalen Ursachen (Klimax) alle 4 Wochen 1 Tabl. C 30 (Konstitutionsmittel) geben!

**Acidum silicicum** *(Silicea)*
D 6 Tabl.
3 × tägl. 1 Tabl.
Konstitutionsmittel bei schüchternen, schwachen, blassen Patienten mit fehlender Eigenwärme. Neben den degenerativen Knochen- und Knorpelveränderungen findet sich starke Muskelschwäche. Leitsymptom: Besserung durch Wärme. Deutliche Verschlechterung durch Kälte.

**Calcium fluoratum**
D 3 – D 6 Tabl.
3 × tägl. 1 Tabl.

Destruktive Veränderung an Knorpel und Knochen, besonders bei Patienten mit körperlicher und geistiger Schwäche, die dabei aber trotzdem sehr aktiv sind.

Allgemeine Wärme bessert die Beschwerden, Kälte verschlechtert. Dabei aber Leitsymptom, dass kalte Anwendungen am Ort der Krankheit eine Besserung bringen, während warme Anwendungen eine Verschlimmerung bringen, ebenso verschlimmern der Beginn von Bewegung und Alkohol.

### Causticum Hahnemanni
D 3 – D 4 Dil./Tabl.
3 × tägl. 5 Tr. oder 1 Tabl.
Schmerzen und Steifigkeit in den Gelenken mit großer Schwäche. Gehen ist unsicher. Patient stolpert leicht. Erste Bewegung nach Sitzen oder Liegen macht deutliche Schmerzen, ebenso wie Durchnässung.
Wärme bessert im Allgemeinen, feuchte Wärme bessert bei Umschlägen.
Leitsymptom: Patient empfindet die Sehne am befallenen Gelenk als zu kurz.

### Ammonium phosphoricum
D 3 – D 6 Dil./Tabl.
3 × tägl. 5 Tr. oder 1 Tabl.
Deformierende Erkrankungen der kleinen Gelenke. Patient ist sehr schmerzempfindlich. An den Fingergelenken Knotenbildungen, ebenso am Handrücken. Wärme bessert den Allgemeinzustand, ebenso Ruhe, Kälte hingegen verschlimmert.
Auch wirksam bei Hyperurikämie mit Befall der kleinen Gelenke.

### Acidum benzoicum e resina
D 2 – D 6 Dil./Tabl.
3 × tägl. 5 Tr. oder 1 Tabl.
Hyperurikämie, allgemeine große Schwäche. Schwitzt leicht. Krepitationen in den Gelenken. Tophi.
Deutliche Verschlimmerung bei Berührung, bei Kälte und bei Wetterwechsel. Verschlimmerung nachts.
Leitsymptom: Urin riecht wie Pferdeharn.

**Ledum palustre *(Ledum)***
D 2 – D 4 Dil./Tabl.
2-stündl. 5 Tr. oder 1 Tabl.
Degenerative Veränderung an den Gelenken als Folge von Verletzungen, besonders Stichverletzungen.
Leitsymptom: Patient ist frostig und kalt, hat trotzdem Besserung durch kalte Anwendungen.
Bei Wirbelsäulen-Syndromen Verschlimmerung in der Ruhe. Verschlimmerung bei Bettwärme und lokaler Wärme, Verschlimmerung auch nachts.

**Rhododendron**
D 2 – D 6 Dil.
4 × tägl. 5 Tr.
Deformierende Gelenkerkrankungen mit Besserung durch lokale Wärmeanwendungen. Verschlimmerung durch feuchte Kälte und während und vor Gewittern, Verschlimmerung im Frühjahr und Herbst. Allgemeine Bewegung bessert, Berührung verschlimmert. Beste Jahreszeit ist der Sommer.

**Rhus toxicodendron**
D 4 – D 6 Dil.
4 × tägl. 5 Tr.
Chronische, deformierende Gelenkerkrankungen mit einer erheblichen Besserung durch Bewegung und ebensolcher Verschlimmerung in der Ruhe. Damit verbundener, dauernder Lagewechsel, also auch Ruhelosigkeit.
Besserung durch warme Anwendungen, trockenes Wetter und durch Reiten. Verschlimmerung durch Feuchtigkeit, Nebel und Wetterwechsel.
Leitsymptom: Verschlimmerung in Ruhe.

**Hekla lava**
D 3 – D 6 Tabl.
3 × tägl. 1 Tabl (3 – 6 Monate)
Dieses Mittel enthält Eisenoxydsilikate, Kalzium, Magnesium und Aluminium.
Die Anwendung ist empirisch und kann beim **Fersensporn** mit gutem Erfolg verwendet werden. Außerdem bei Exostosen, mitun-

ter auch bei Arthrose, besonders dann, wenn z.B. im Röntgenbild starke proliferative Veränderungen am Knochen zu finden sind.

**Ruta graveolens *(Ruta)***
D 2 – D 3 Dil./Tabl.
3 × tägl. 5 Tr.
Degenerative Veränderungen der Gelenke, besonders nach Traumen mit Sehnen- und Periostverletzungen und Schmerzen nach Überanstrengungen.
Trotzdem bessert Bewegung (ohne Anstrengung), Ruhe verschlimmert.

**Vermiculite**
D 4 – D 6
3 × tägl. 1 Tabl. lutschen
Alle latenten Arthrosen, besonders auch am Wirbelkörper, mit deutlichen Symptomen im Röntgenbild.

# Arthrosis deformans

**Acidum silicicum**
D 6 Tabl.
3 × tägl. 1 Tabl.
Frostigkeit, will warme Umschläge.
Bei allen deformierenden Gelenkerkrankungen mit Bedürfnis nach Wärme hilft sehr gut die Auflage von frischem Weißkraut, über Nacht festgebunden, am nächsten Morgen abtrocknen und warm einbinden.

**Causticum Hahnemanni**
D 3 Tabl.
3 – 5 × tägl. 1 Tabl.
Verkürzungsgefühl der Sehnen und Bänder.

**Ledum palustre**
D 6 Dil.
3 × tägl. 5 Tr.
Deutliche Besserung durch feuchte, kalte Umschläge

**Solanum dulcamara**
D 3 Dil.
2-stündl. 5 Tr.
Bei allen akuten Exazerbationen durch Nässe und Kälte.

**Pichi-Pichi [Fabiana imbricata (Solanacea)]**
D 4 (Amp.)
Bei HWS-Syndrom mit Brachialgia paraestetica notturna. Alle 3 Tage eine Serie Quaddeln am Nacken. Sehr bewährt 1 Amp. Pichi Pichi D 4 + 1 Amp Formicain.

# Arzneimitteldermatosen

▷ **Kinder**
In diesem Fall empfiehlt sich die Behandlung mit potenziertem Eigenblut, 3 × 1 Gabe = 5 Tr. in 2-tägigem Abstand C 5,
danach 3 × 1 Gabe in 2-tägigem Abstand C 7,
danach in wöchentlichem Abstand 3 × 1 Gabe C 9,
nach 4 Wochen noch 1 Gabe C 9
Eine weitere Möglichkeit besteht darin, das betreffende Arzneimittel zu geben, falls es bekannt ist. Der behandelnde Arzt, bzw. sein Apotheker, wird aus dem Arzneimittel eine C 1-Dilution bereiten, die dann zur C 5, C 7 und C 9 verarbeitet wird. Von diesen Dilutionen werden gleichermaßen, wie oben erwähnt beim Eigenblut, die entsprechenden Verdünnungen dem Patienten eingegeben.

**Okoubaka aubrevillei** *(Okoubaka)*
D 2 – D 3 Trit., Tabl.,
3 × tägl. 1 Gabe.
im akuten Fall 2-stündl. 1 Gabe

# Asthenopie

### Ruta graveolens *(Ruta)*
D 3 Dil.
3 – 4 × tägl. 5 Tr.
**auf die Zunge (nicht ins Auge!)**
Wichtigstes Mittel nach *Überanstrengung der Augen* beim Lesen. Das gilt aber nicht nur für das Lesen, sondern auch nach langem Fernsehen, als Folge von feiner Näharbeit und nach Arbeiten am Bildschirm(!).
Eine Verschlimmerung erfolgt durch Kälte und Ruhe. Bewegung bessert. Weiteres Lesen und TV verschlimmert.

### Natrium chloratum *(Natrium muriaticum)*
D 6 Dil.
3 × tägl. 5 Tr. oral
Arzneimittel allgemeiner innerer Schwäche: Sehschwäche bei Anämie und besonders nach vielem Weinen. Auch bei Ermüdungserscheinungen der Augen nach sehr langem Fernsehen (besonders bei alten Leuten) angezeigt. Die Patienten haben meist trockene Haut und Schleimhäute, großen Durst und viel Verlangen nach salzigen Speisen.

### Strychnos nux vomica *(Nux vomica)*
D 6 Dil.
3 × tägl. 5 Tr. oral
Rasch wirksames Mittel. Übererregbare, aktive Menschen, aufbrausend, besonders in den Morgenstunden; hastig und hypochondrisch. Mit großer Liebe zu Genussmitteln.
Wenn als Folge nach großem Alkoholgenuss, nach reichlichem Tabakgenuss oder nach anderen Rauschmitteln Sehstörungen auftreten (auch Konzentrationsschwäche), Schwierigkeiten von Akkommodation und Adaption.

### Gelsemium sempervirens *(Gelsemium)*
D 4 Dil.
3 × tägl. 5 Tr. oral

Patienten, bei denen eine Sehschwäche als *Folge von Infektionskrankheiten* auftritt, besonders nach Grippe; aber auch Auftreten der Sehschwäche *nach Impfungen (!)*. Besonders häufig bei alten Leuten nach Grippeimpfungen. Neben den Lokalsymptomen auch benommener Kopf, reizbare Schwäche.
Jede Form von Wärme verschlimmert den Allgemeinzustand.

## Asthma bronchiale

Im Folgenden sind nur die homöopathischen Mittel aufgeführt, die auch im Asthmaanfall in Frage kommen.

Beim Asthmaanfall sollte aber die Therapie mit homöopathischen Mitteln dem sehr erfahrenen homöopathischen Arzt überlassen bleiben.

### Aralia racemosa
D 3 – D 4 Dil.
4 × tägl. 5 Tr.
Besserung durch Aufsetzen im Bett, Verschlimmerung durch Hinlegen. Anfälle tags aber auch nachts mit wenig Schleim, charakteristisch ein Kitzeln im Kehlkopf mit dem Gefühl, es wäre ein Fremdkörper darin. Kehlkopfschmerzen.

### Arsenicum bijodatum
D 4 – D 6 Dil.
3 × tägl. 5 Tr.
Asthmaanfälle immer in der Zeit um Mitternacht, besonders durch Kälteeinwirkung und nach Anstrengung. Der *bestehende Husten ist trocken,* die Dyspnoe sehr groß, ebenso große Angst. Als Besonderheit: Patient hat viel Durst und trotz der schweren Atemnot Hunger. Besserung durch Wärme.

### Cuprum aceticum
D 4 – D 6 Dil.
5 × tägl. 5 Tr.

Anfälle besonders nachts und bei kalter Luft (offenes Fenster im Winter). Krampfartige Schmerzen in der Zwerchfellgegend und Wadenkrämpfe, Dyspnoe ist groß. Patient verlangt kalt zu trinken. Kaltes Trinken tut ihm gut. Bitte bei Kindern beachten! Wadenkrämpfe.

### Drosera rotundifolia *(Drosera)*
D 2 – D 4 Tabl.
im Anfall ½-stündl. 1 Tabl. D 2
Nächtliche Anfälle mit zähem schleimigem Sputum, salvenartige Hustenanfälle bei mäßiger Dyspnoe, aber starker Spastik.

### Lobelia inflata
D 2 – D 4 Dil.
4 × tägl. 5 Tr.
Die Anfälle in den frühen Morgenstunden. Trockener Reizhusten ohne Schleim mit erheblicher Übelkeit. Auffällig der eiskalte Schweiß am ganzen Körper.

### Kalium bromatum
D 2 – D 4 Dil.
am Abend 2 – 3 × 5 Tr. mit 1 Stunde Abstand
Nächtliche Anfälle. Es besteht Hustenreiz, Patient kann aber vor Atemnot nicht husten. Dyspnoe ist stark.
Wärme verschlimmert. Patient möchte sich immer bewegen. Als Schlüsselsymptom starker Speichelfluss und erheblicher Durst dabei.

### Polygala *(Senega)*
D 2 – D 4 Dil.
3 × tägl. 5 Tr.
Anfälle nachts mit schmerzhaftem Husten und zähem, festsitzendem Schleim. Wundheitsgefühl in der Brust. Erhebliche Dyspnoe. Verschlimmerung in der Ruhe, Besserung bei Bewegung, Patient will ins Freie. Wichtigstes homöopathisches Mittel beim Asthmaanfall alter Menschen.

▷ **Kinder**

▷ **Akuter Anfall**

**Acidum arsenicosum** *(Arsenicum album)*
D 6 – D 12 Trit.
2-stündl. 1 Gabe
Unruhige, ängstliche und schwächliche Kinder mit sehr großem Durst. Anfälle regelmäßig immer um Mitternacht.

**Cephaelis ipecacuanha** *(Ipecacuanha)*
D 3 Tabl., Trit.
2-stündl. 1 Gabe
Lautes, hörbares Rasseln ohne Auswurf, Husten bis zum Brechreiz, aber **reine Zunge**.

**Cuprum arsenicosum**
D 12
2-stündl. 1 Gabe
Nächtliche Anfälle mit anstrengendem Husten, Unruhe, Angst und Krämpfen.

**Sambucus nigra**
D 1 – D 2 Tabl., Trit.
¼-stündl. 1 Gabe
Bei Kleinkindern und Säuglingen mit verstopfter Nase und höchster Luftnot, deutliche Zyanose.

**Aviaria**
D 18 – C 30
alle 2 Wochen 1 Gabe
Als Zwischenbehandlung, wenn Asthma-Anfall auf einen fieberhaften Infekt folgt.

**Eigenblut**
C 5 – C 12
im Beginn C 5
2-stündl. 1 Gabe
dann C 8 1 Woche lang
und weiter C 12 1 Woche lang

▷ **Intervallbehandlung**
Am besten gelingt eine erfolgreiche Behandlung mit dem richtigen *Konstitutionsmittel*. Ist dieses nicht herauszufinden, kommen folgende Medikamente in Frage:

**Calcium carbonicum Hahnemanni**
C 30
alle 2 Tage 1 Gabe
Dicke, schlaffe, retardierte Kinder, kalter Schweiß an Kopf und Füßen. Asthmaanfälligkeit bei jedem Wetterwechsel.

**Solanum dulcamara *(Dulcamara)***
D 12 – C 30 Trit., Tabl.
tägl. bis 2-tägig 1 Gabe
Asthma-Anfälle bei jedem feuchten und meist kalten Wetter.

**Medorrhinum-Nosode *(Medorrhinum)***
D 15 Tabl., Trit.
tägl. 1 Gabe
Asthma-Anfälle nur tagsüber, besonders bei trockener Kälte.

**Natrium chloratum *(Natrium muriaticum)***
C 30 Tabl., Trit.
3 – 4 × wöchentl. 1 Gabe
Magere Kinder mit großem Appetit und Salzhunger, viel Durst. Anfälle bei Sonnenhitze und bei Seeaufenthalt (auch nach anfänglicher Besserung).

**Psorinum-Nosode *(Psorinum)***
D 15 Tabl., Trit.
3 × wöchentl. 1 Gabe
Asthmaanfälle in jedem Winter, Wechsel von Asthma und Ekzem.

**Thuja occidentalis *(Thuja)***
D 12
tägl. 1 Gabe
Ekzemneigung, Schweiße an unbedeckten Körperstellen.
Anfall nach Durchnässung.

Krankheitsbilder von A – Z

▷ **Außerdem bewährt**

**Polygala** ∅
¼-stündl. einen Schluck
im Anfall 20 Tropfen auf eine Tasse Wasser

**Kalium bromatum**
D 2 Dil.
alle 20 min
je nach Alter 2 – 10 Tr.
Tropfenzahl entsprechend dem Alter (höchstens 15 Tropfen)

**Ammonium bromatum**
D 4 Dil.
3 × tägl. 5 Tr.
als Dauermittel im Intervall

# Atemwegserkrankungen, obstruktive

Die Behandlung mit konventionellen Methoden kann in vielen Fällen nicht beiseite gelassen werden, aber die zusätzliche Gabe des richtigen Homöopathikums bringt eine für den Patienten äußerst wohltuende und ersehnte Besserung.

Der erfahrene homöopathische Arzt kann mit homöopathischen Mitteln bei schwierigen obstruktiven respiratorischen Ventilationsstörungen auch im Anfall noch sehr gut helfen, notfalls auch mit Injektionen von Cuprum metallicum bei der Nacht oder Belladonna bei Tag.
Wenn wir uns die Symptomatik eines Anfalls respiratorischer Ventilationsstörungen ansehen, so drängen sich einem bei der homöopathischen Betrachtung vor allem drei Pflanzen aus dem Bereich der Nachtschattengewächse als Therapie auf.
Die Hauptinhaltsstoffe der *Solanaceen*, sowohl qualitativ als auch quantitativ in den einzelnen Pflanzen in unterschiedlicher Menge vorhanden, sind die Alkaloide Hyoscyamin, Scopolamin und Atropin.

Diese Alkaloide zählen zu den biogenen Stoffen mit parasympathikolytischer, d.h. neurotrop-spasmolytischer Wirkung. Im Vergiftungsfall erzeugen diese Stoffe Krämpfe, und die Indikation als Spasmenlöser der Schule übernimmt hier unbewusst das Ähnlichkeitsprinzip. Von den Symptomen eines Respirationsanfalles finden wir bei *Solanaceen* die Atemnot, plötzlichen Beginn, die Rötung des Gesichts, die Trockenheit der Schleimhäute, die Tachykardie, Pupillenerweiterung, die Angst, die Unruhe, die Verschlimmerung in der Nacht.

### Atropa belladonna *(Belladonna)*
D 3 – D 4 Dil.
3 – 5 × tägl.
bei Anfällen auch stündlich 5 Tr.
Verschlimmerung vor allen Dingen nach Abkühlung, aber auch nach zu viel Sonneneinstrahlung, nach Ärger. Der Beginn ist plötzlich, heftige Spasmen, die Sinne sind übererregbar. Haut ist trocken und heiß und rot. Schweiße eigentlich erst nach der Krise. Verschlimmerungszeiten sind nachts 3 Uhr, früh, aber auch 15 Uhr und 23 Uhr.
Äußerste Überempfindlichkeit aller Sinne. Besserung vor allen Dingen in Ruhe und im Dunkeln.
Verschlimmerung durch Erschütterung, Geräusche und kalte Luft.

### Datura stramonium *(Stramonium)*
D 4 Dil.
3 × tägl. 5 Tr. evtl. stündl. 5 Tr.
Heißer Kopf, eiskalte Füße; Hydrophobie; Spasmen im Bronchialbereich; Erregungszustände, große Angst; trotz Atemnot starke Logorrhö. Lacht, singt, und flucht abwechselnd, ist äußerst schläfrig, kann aber nicht einschlafen. Kann nicht gern allein sein und bittet um Gesellschaft. Dunkelheit verschlimmert, helles Licht bessert.

### Hyoscyamus niger *(Hyoscyamus)*
D 4 – D 6 Dil.
3 × tägl. 5 Tr.
Erregungszustände; äußerste motorische Unruhe, Hydrophobie, Zuckungen der Extremitäten, Bronchialspasmen, Logorrhö, misstrauisch, querulatorisch, eifersüchtig und ängstlich.

Besserung im Sitzen und im Gehen. Im Liegen und bei Aufregung Verschlimmerung. Patient fühlt sich wohler bei Wärme und schlechter bei Kälte, bei Bewegung viel wohler.

**Lobelia inflata**
D 2 Dil.
mehrmals tägl. 5 Tr.
Bronchialspasmen; Schwäche, Übelkeit, kalte Schweiße und blasses Gesicht, Angst; der Asthmaanfall oder die Ventilationsstörung beginnt sehr langsam und allmählich. Bessert sich abends, aber auch beim Trinken. Verschlimmert sich deutlich bei Rauch und bei kalten Anwendungen.
Wärme tut ausgesprochen gut, Bewegung verschlimmert.

**Cuprum metallicum**
D 4 Tabl.
3 × tägl. 1 Tabl.
Bronchialspasmen, Wadenkrämpfe und Übelkeit, zyanotische Lippen, Besserung in Wärme und in Ruhe, alles andere verschlechtert.
Ein eigenartiges Symptom ist noch, dass kaltes Trinken deutlich bessert.
Anfälle treten häufig nachts auf.
Bei schwierigen, obstruktiven, respiratorischen Ventilationsstörungen steht Ihr Patient schon unter Cortison! Unter dieser Symptomatik das Simile suchen und geben. Patient geht selbst mit der Cortisondosis zurück bis 0!

Siehe auch → *Emphysembronchitis*

# Balanitis

### Apis mellifica
D 3 – D 6 Dil.
2-stündl. 5 Tr. bei akuten Zuständen,
später 3 × tägl. 5 Tr.
Äußerste Berührungsempfindlichkeit mit Verlangen nach kühlen und feuchtkalten Auflagen, große nervöse Unruhe und Betriebsamkeit. Starker Juckreiz, heftiges Brennen und Wundheitsgefühl, auch beim Wasserlassen. Heftige Schmerzen entlang der Samenstränge, häufig Ödem.
Leitsymptom ist die Durstlosigkeit, die besteht.

### Atropa belladonna *(Belladonna)*
D 3 – D 6 Dil.
3 – 5 × tägl. 5 Tr.
Pulsierende, periodisch wiederkehrende Schmerzen in den Samensträngen, häufiger Harndrang und Harnzwang. Die befallenen Teile sind sehr heiß, sehr rot. Es bestehen kalte Extremitäten und heiße Schweiße. Überempfindlichkeit der Sinne.

### Pulsatilla patens *(Pulsatilla)*
D 3 bis D 6 Dil.
5 × tägl. 5 Tr.
Überempfindliche, zaghafte Menschen, mit Abneigung gegen fette Speisen. Sie haben kalte Extremitäten, weinen leicht. Die Entzündung macht rahmige Sekrete, etwas übelriechend, der ganze Körper ist sehr warm, die Extremitäten kalt.
Auch Wärme verschlimmert, Kälte bessert; Bewegung an der frischen Luft bessert.

# Bettnässen

### Calcium carbonicum Hahnemanni
D 30 Tabl.
jeden 2. Tag 1 Tabl.
Lymphatische Kinder, »pflegeleicht«.

**Barium carbonicum**
D 6
3 × tägl. 1 Tabl.
Retardierte Kinder.

**Verbascum tapsiforma**
D 1 – D 4 Dil.
3 × tägl. 5 Tr.
Häufige Schleimhautkatarrhe.

**Causticum Hahnemanni**
D 3 Tabl.
3 × tägl. 1 Tabl.
Mitleid erregende Familienzwistigkeiten wagen!

**Sepia**
D 6
3 × tägl. 1 Gabe
Enuresis im ersten Schlaf.
Wenn Urin sehr riecht, kommt Kreosot in Frage.

# Blasenentzündung

**Solanum dulcamara**
D 3
2-stündl. 5 Tr.
Fortgesetzter Harndrang nach Durchnässung und Unterkühlung.

**Lytta vesicatoria**
D 6 Dil.
2-stündl. 5 Tr.
Ständiger vergeblicher Harndrang. Tropfenweiser Urinabgang mit starken brennenden Schmerzen.

**Mercurius corrosivus**
D 6 Tabl.
2-stündl. 1 Tabl.

Starker Tenesmus, besonders abends und nachts. Brennen zwischen den Harnabgängen, Lymphdrüsenschwellung.

**Petroselinum crispum**
D 2 Dil.
2-stündl. 5 Tr.
Plötzlicher, oft vergeblicher Harndrang, Urin brennt.

# Blepharitis

Bei kleinen Blepharitiden genügt homöopathische Behandlung.

**Acidum nitricum**
D 6 Dil.
3 × tägl. 5 Tr.
Deutlicher Splitterschmerz am Augenlid mit Splittergefühl im Auge; Kopfschmerzen vom Nacken zum Auge ziehend, werden besser, wenn sich der Patient niederlegt. Außerdem besteht eine Blutungsneigung. Eventuell Auftreten von übelriechenden Sekreten am Auge.
Besserung durch Wärme.
Verschlimmerung durch Kälte.

**Kalium bichromicum**
D 4 Tabl.
3 × tägl. 1 Tabl.
Die Augenlider sind morgens verklebt;
in der Umgebung der Augen streng umschriebene, punktförmige Druckschmerzhaftigkeit.
Bei Biergenuss deutliche Verschlimmerung dieser Beschwerden.
Besserung durch Wärme. Verschlimmerung durch Kälte. Frische Luft bessert deutlich.

**Mercurius solubilis Hahnemanni**
D 6 Tabl.
3 × tägl. 1 Tabl.
Schwellungen der Augenlider bei verhärteten Augenlidrändern und Schmerzen, die sich nachts deutlich verschlimmern. Verschlimmerung überhaupt durch Wärme, besonders durch Bettwärme.
Nachtschweiße, die verschlimmern.
Ruhe bessert den gesamten Zustand.

**Stibium sulfuratum nigrum** *(Antimonium crudum)*
D 4 Tabl.
3 × tägl. 4 Tabl.
Die Entzündung besteht besonders in den Lidwinkeln mit heftigem Juckreiz und Neigung zum Verkleben.
Eine deutliche Verschlimmerung bei Temperaturschwankungen oder aber auch nach Alkoholgenuss. Kälte verschlimmert allgemein.
Leitsymptom: dick weiß belegte Zunge.

# Blutungen

**Crotalus**
D 12 – C 12 – C 30, Injektionslösung i.v.
Bei starken Blutungen, gleich welcher Causa (bes. bei iatrogener), bei Patienten, die z. B. mit Antikoagulanzien vorbehandelt werden (Marcumar, ASS, Tiklyd, Dilzem, Furosemid, Lasix, Pentoxifyllin), oder anderen, bei denen Blutungsgefahr besteht, empfiehlt **H. Feldhaus,** Hörstel (Sonntag Verl., 1996) die Gabe von Crotalus. Die Empfehlung des zahnärztlichen Kollegen hat sich mir bewährt: Alle Medikamente absetzen und nach Sistieren der Blutungen unter fachärztlicher Kontrolle neu starten.

**Phosphorus**
D 200, Injektionslösung i.v.
Eine Gabe Phosphorus i.v. in der D 200 bringt Blutungen auch stärkerer Art, ganz gleich welcher Ursache, sehr schnell zum Stehen. Auch bei Heparin-Patienten geeignet.

▷ **Außerdem bewährt** (außer Gynäkologie)

**Arnica montana**
D 6 Dil.
alle Stunde 5 Tr.
Traumafolge

**Capsella bursa past**
D 2 Dil.
¼-stündl. 5 Tr.
Kleines Trauma mit Blutung. Prophylaktisch sollten Kinder tägl. ein paar Früchte essen!

**Hamamelis virginiana**
D 2 Dil.
alle Stunde 5 Tr.
Blutungsmittel, besonders am Auge.

# Brachialgia paraesthetica nocturna

**Lophophora williamsii *(Anhalonium)***
D 3 – D 4 Dil.
5 × tägl. 5 Tr.
Symptomatik entspricht genau dem Krankheitsbild.

**Amanita muscaria *(Agaricus)***
D 6 – D 12 Dil.
3 × tägl. 5 Tr.
Parästhesien und Schmerzen besonders nachts. Kapillarschädigungen nach Erfrierungen.
Verschlimmerung durch körperliche und geistige Überlastung. Schütteln der Arme bessert.

**Fabiana imbricata *(Pichi-Pichi)***
D 4 Dil. Amp.
als Quaddel in entsprechende Nackensegmente jeden zweiten Tag

# Bradykardie

### Digitalis purpurea *(Digitalis)*
D 3 – D 6 Dil.
3 × tägl. 5 Tr.
Übelkeit, Erbrechen, süßer Mundgeschmack, Oberbauchbeschwerden, Blähungen, gestaute Leber, schlechte Diurese. Schwäche und Kraftlosigkeit, häufiges Seufzen und Gähnen.

### Kalmia latifolia *(Kalmia)*
D 2 – D 4 Dil.
3 × tägl. 5 Tr.
Leichte Herzinsuffizienz mit Kopfschmerzen tagsüber. Bruststiche Tag und Nacht, blitzartige Schmerzen in den Gelenken, keine Ödeme.

### Nerium oleander *(Oleander)*
D 3 Dil.
3 × tägl. 10 Tr.
Übelkeit, Erbrechen, Schlafsucht. Sehr reizbar. Bradykardie mit Rhythmusstörungen, Zyanose.

### Thervetia neriifolia
D 2 – D 4 Dil.
3 × tägl. 10 Tr.
Latente Herzinsuffizienz bei älteren Menschen mit Bradykardie. Brennendes Gefühl im Mund, Übelkeit, Erbrechen, Durchfälle.

**Veratrum viride**
D 3 – D 4 Dil.
3 × tägl. 5 Tr.
Herzinsuffizienz mit Bradykardie und Hypertonie.
Auffällig ist der rote Kopf mit präapoplektischem Eindruck und Zyanose.

# Bronchiektasien

**Sulfur jodatum**
D 3 – D 6 Tabl.
4 – 5 × tägl. 1 Tabl.
Fötides, reichliches Sputum.

**Aurum stibiatum sulf.**
D 2 – D 3 Tabl.
5 × tägl. 1 Tabl.
Maulvolle Expektoration.

**Kreosotum**
4 Liqu. und Tabl.
5 × tägl. 1 Tabl.
Infernalisch riechender Auswurf. Weinerlicher Typ.

**Kalium stibyltartaricum**
D 4 Dil.
2-stündl. 5 Tr.
Laut zu hörendes grobblasiges Schleimrasseln über der Lunge. Verschlimmerung durch Bewegung.

# Bronchiolitis

▷ **Kinder**

**Dactylopius coccus**
D 2 Trit.
2-stündl. 1 Msp.
Husten mit zähem, fadenziehendem Sekret. Gänseschmalzwickel.
Verschlimmerung: Wärme
Besserung: Kühle Luft, Ruhe.

**Drosera rotundifolia**
D 2 Tabl.
2-stündl. 1 Tabl.
Krampfartige Hustenanfälle, besonders nachts mit zähem Schleim.
Verschlimmerungen: Kälte
Besserung: Bewegung.

# Bronchitis, akute

**Atropa belladonna** *(Belladonna)*
D 3 – D 6 Dil.
2-stündl. 5 Tr.
Plötzlichkeit, Heftigkeit, Husten ist krampfhaft und trocken, besonders abends und nachts, starke Empfindlichkeit bei Berührung.
Ruhe bessert, Bewegung verschlimmert; extreme Temperaturen verschlimmern.

**Corallium rubrum**
D 3 Tabl.
2-stündl. 1 Tabl.
Trockener Krampfhusten, besonders nachts, schleimiges Sekret aus der Nase.
Bei Wärme Besserung, bei Kälte Verschlimmerung.
Nach Hustenanfall starke Erschöpfung.

### Gelsemium sempervirens
D 4 – D 6 Dil.
2-stündl. 5 Tr.
Husten bei Grippe. Gesicht ist rot, in der Brust Völlegefühl. Hustenreiz wird ausgelöst durch Kratzen im Rachen und hinter dem Brustbein, Husten trocken, besonders von 9 bis 10 Uhr und von 16 bis 18 Uhr; allgemeine große Zerschlagenheit. Ruhe tut gut, Bewegung verschlimmert.
Nach jedem Hustenanfall großer Drang zum Wasserlassen.

### Rumex crispus *(Rumex)*
D 3 – D 4 Dil.
2-stündl. 5 Tr.
Ein Kitzelhusten, als ob eine Feder im Kehlkopf steckte. Husten beim Erwachen, trocken. Schlimmste Zeit nachts von 2 bis 4 Uhr. Viel Niesreiz, Schmerzen in der Brust. Hat den Wunsch, den Kopf warm einzudecken. Wärme bessert.

### Sulfur
D 4 – D 12 Dil.
3 × tägl. 5 Tr.
Trockener Husten, häufig am Ende eines Infektes der oberen Luftwege, trockener Raucherhusten. Verschlimmerung durch Nässe und Kälte, aber auch nachts im warmen Bett. Eine Besserung durch kalte, frische Luft und durch trockenes, warmes Wetter. Husten häufiger nachts.
Bewegung bessert.

### Phytolacca americana *(Phytolacca decandra)*
D 3 – D 4 Dil.
2-stündl. 5 Tr.
Husten ist trocken, krampfartig, besonders nachts, Entzündung im Rachen, Schmerzen in kleineren Gelenken. Verschlimmerung nachts. Leitsymptom: Kann **nichts Heißes** schlucken.

### Drosera *(Drosera rotundifolia)*
D 2 Tabl.
2-stündl. 1 Tabl.
(Andere Darreichungsform ist nicht so gut wirksam.)

Husten ist spastisch, trocken, anfallsartig, besonders nachts, mitunter so stark, dass Erbrechen erfolgt. Verschlimmerung der Beschwerden durch Sprechen, Singen, Lachen und Trinken und nach Mitternacht.
Wärme verschlimmert.

**Juglans regia**
D 2 – D 3 Dil.
3 × tägl. 5 Tr.
Schleimhautkatarrhe, Lymphdrüsen, Akne.
Verschlimmerung durch Bewegung, durch enge Kleidung am Hals und an der Taille und durch Essen. Besserung durch heiße Getränke und Wärme und morgens nach dem Aufstehen.

**Dactylopius coccus** *(Coccus cacti)*
D 3 – D 4 Dil.
2-stündl. 5 Tr.
Zäher, fadenziehender, farbloser Schleim, spastischer Husten, der bei geringer Anstrengung, bei Kleiderdruck und bei warmem Trinken auftritt. Kaltes Trinken bessert.

Bei häufig rezidivierenden Entzündungen der Atmungsorgane besonders viraler Art hat sich mir die virale Nosodenkombination bewährt (durch jede internationale Apotheke zu beziehen):

**I.H.R.C 30 Tabl.**
Im Intervall 1 × monatl. 1 Tabl. lutschen.
Hersteller:
Nelson Co. Ltd., 5 Endeavour Way, Wimbledon SW 19 9UH

▷ **Kinder**

Für die Arzneimittelfindung wichtig ist die Art des Hustens, seine Modalitäten und das Verhalten des Kindes. Bei Kleinkindern ist die Schmerzhaftigkeit sehr schwer zu bewerten. Schlecht ist auch die Einteilung des Hustens in mit und ohne Auswurf. Der Auswurf wird geschluckt.

### Ammonium bromatum
D 4 Trit.
4 – 5 × tägl. 1 Gabe
Nervöse Kinder, beißen viel an den Nägeln.
Plötzlich auftretender, krampfartiger Husten, hält nachts stundenlang an. Rachen stark gerötet.

### Bryonia cretica *(Bryonia)*
D 3 – D 6 Trit.
2-stündl. 1 Gabe
Sehr schmerzhaft unter dem Brustbein bei geringsten Hustenstößen. Schleimhäute sehr trocken. Riesengroßer Durst.
Besserung durch kalte Brustwickel und Druck. Verschlimmerung beim Betreten eines warmen Zimmers und durch geringste Bewegung (Atmen und Husten).

### Causticum Hahnemanni
D 6 Trit.
3 × tägl. 1 Gabe
Schwächliche Kinder, hohler, kraftloser Husten, äußerst schmerzhaft. Unwillkürlicher Urinabgang beim Husten.
Verschlimmerung besonders in den frühen Morgenstunden. Besserung durch <u>kaltes Trinken.</u>

### Drosera rotundifolia
D 2 – D 6 Tabl.
3 × tägl. 1 Gabe
Bellender, schmerzhafter, trockener Husten von Mitternacht bis in die frühen Morgenstunden.

### Lobaria pulmonaria *(Sticta)*
D 3 Tabl.
5 × tägl. 1 Gabe
Pausenloser Hustenreiz Tag und Nacht, nachts mehr als am Tage. Die Erkrankung beginnt meist mit Schnupfen, geht dann zum Rachen über und endet mit einer Bronchitis.

▷ **Bronchitis mit deutlich hörbarem Rasseln**

**Kalium stibyltartaricum**  ⎫
**Tartarus emeticus**  ⎪
**Antimonium tartaricum**  ⎬  analoge Namen
**Tartarus stibiatus**  ⎪
**Antimonyl Kaliumtartrat**  ⎭
D 6 Trit.
stündl. 1 Gabe
Selbst bei großem Abstand deutlich hörbares grob- und feinblasiges Rasseln bei schwächlichen und meist verdrießlichen Kindern. Kollapsneigung.
Besserung durch kaltes Waschen.
Verschlimmerung morgens zwischen 2 und 6 Uhr und nach dem Essen.

**Cephaelis ipecacuanha** *(Ipecacuanha)*
D 4 – D 6 Trit., Tabl.
4 × tägl. 1 Gabe
Schmerzhaftes, grobblasiges Rasseln mit festsitzendem Schleim.
Husten bis zum Ersticken und Erbrechen.
Zunge völlig rein. Abneigung gegen Nahrungsaufnahme.

Die Behandlung der kindlichen Pneumonie mit homöopathischen Arzneimitteln sollte dem erfahrenen homöopathischen Arzt überlassen bleiben.

Siehe auch → *Laryngitis acuta*

# Bronchitis, chronische

### Stibium sulfuratum aurantiacum *(Antimonium sulfuratum aurantiacum)*
D 3 – D 4 Tabl.
3 – 4 × tägl. 1 Tabl.
Der Schleim ist zäh und reichlich, der Husten ist Tag und Nacht, mitunter ein Emphysem dabei.
Bei jeder Bewegung eine Verschlimmerung, besonders bei Kälte.

### Cuprum aceticum
D 4 – D 6 Dil., Tabl.
3 – 5 × tägl. 1 Gabe
Bei Wärme alles besser, bei Kälte verschlimmert. Der Schleim ist zäh, starke Spasmen, Schwitzen beim Husten, gelegentlich Krämpfe. Kaltes Trinken bessert, und das ist eigenartig: Schwitzen bessert die Hustenanfälle. Mitunter Wadenkrämpfe und Husten bis zum Erbrechen.

### Hyoscyamus niger *(Hyoscyamus)*
D 4 – D 12 Dil., Tabl.
3 – 4 × tägl. 1 Gabe, aber auch nachts
Der Husten beginnt meistens beim Niederliegen, also am Abend, aber auch nachts.
Kaltes Trinken verschlimmert, starke Krämpfe, ein Engegefühl in der Brust, mitunter Schwindel. Ein signifikantes Leitsymptom ist die Hydrophobie von Hyoscyamus niger.

### Rumex crispus *(Rumex)*
D 3 Dil.
3 × tägl. 5 Tr.
Husten mit wenig Schleim. Der Reiz für den Husten kommt von einem Gefühl einer Feder im Kehlkopf.
Bei Kälte wird alles schlimmer, besonders auch am Abend, außerdem beim Einatmen von kalter Luft. Besser wird alles bei Wärme.

### Stannum jodatum
D 3 – D 12 Dil., Tabl.
3 × tägl. 1 Gabe

Deutliche Verschlimmerung bei Nacht, beim Sprechen. Der Schleim ist eitrig, riecht unangenehm. Nachts starker Schweiß, Schmerzen im Brustraum. Der Hustencharakter ist äußerst heftig und erschüttert den ganzen Patienten. Mitunter Erbrechen, äußerste Geruchsempfindlichkeit, auch gegen den eigenen Schleimgeruch.

**Sulfur**
D 4 – D 12 Dil., Tabl.
3 – 4 × tägl. 1 Gabe
Besserung bei warmem und trockenem Wetter, Verschlimmerung bei Bettwärme, um 7, 11 und 17 Uhr. Der Schleim ist sehr schwer löslich, aber keine Spastik. Die Schweiße riechen übel. Streckt gern die Füße aus dem Bett heraus.

**Sulfur jodatum**
D 4 – D 6 Dil., Tabl.
3 – 5 × tägl. 1 Gabe
Besserung durch trockenes Wetter und durch Wärme, Verschlimmerung in den frühen Morgenstunden und in Bettwärme. Der Schleim ist übelriechend. Es ist ein typisches Mittel bei Raucherhusten, außerdem Abneigung gegen kaltes Waschen.

**Causticum Hahnemanni**
D 3 – D 6 Tabl.
3 × tägl. 1 Tabl.
Bei Wärme deutliche Besserung, aber Besserung vor allen Dingen durch kaltes Trinken. Kälte beim Wetter oder im Zimmer verschlimmert. Der Hals ist rau, der Husten hohl und trocken, häufig Heiserkeit.

**Lobaria pulmonaria** *(Sticta)*
D 2 – D 3 Dil.
4 – 5 × tägl. 5 Tr.
Die Verschlimmerung besonders nachts und in kalter Luft. Kaum Schleim, Spastik, Kitzeln im Kehlkopf, der Husten ist quälend, bei offenem Fenster ist es schlimmer, besonders bei alten Leuten, diese wollen immer bei geschlossenem Fenster schlafen.

▷ **Sonderform einer Bronchitis**
(besonders mit zähem, fadenziehendem Schleim)
Wärme, Kälte, die Zeit, der Charakter des Hustens, die Form und die Art des Sekretes, mit oder ohne Geruch, spielen hier eine große Rolle (vgl. auch *Konstitutionsmittel*). Wichtig sind auch die Verschlimmerungszeiten, die bei Sulfur z. B. sehr deutlich früh um 7 Uhr, dann um 11 Uhr und schließlich um 17 Uhr stattfinden (bitte Sommerzeit beachten, da gibt es eine Verschiebung). Patienten haben besonders bei Bettwärme eine Verschlimmerung und strecken eigenartigerweise die Füße immer wieder aus der Bettdecke heraus, um sie auf das kalte Linnen zu legen. Aber auch bestimmte Angewohnheiten oder Gewohnheiten des Patienten sind wichtig. Sulfur jodatum ist z. B. das wichtigste Mittel bei Rauchern.

**Dactylopius coccus *(Coccus cacti)***
D 3 Dil., Tabl.
3 × tägl. 5 Tr. oder 1 Tabl.
Die Sekretion hat einen eiweißartigen Charakter, besonders früh nach dem Erwachen ist die schlimmste Zeit. Kaltes Trinken bessert (wie Causticum Hahnemanni), warmes Trinken verschlechtert. Kleiderdruck verschlechtert außerdem, allgemein wird Kälte aber als angenehm besser empfunden.

**Hydrastis canadensis *(Hydrastis)***
D 3 Dil., Tabl.
3 × tägl. 1 Gabe
Die Verschlimmerung vor allen Dingen in der Nacht. Die Sekretion ist dick, gelb, hat einen ätzenden, wund machenden Charakter. Besserung in Ruhe, bei Bewegung kommt es zur Verschlimmerung.

**Kalium bichromicum**
D 3 Dil., Tabl.
3 × tägl. 1 Gabe
Das wichtigste Mittel bei einer Sinubronchitis mit weißgelbem bis grünlichem Sekret, das sehr klebrig ist. Verschlimmerung besonders in der Nacht zwischen 2 und 4 Uhr und in den Morgenstunden.

Warmes Trinken bessert. Um die Kiefer- oder Stirnhöhlen herum kleine, ganz eng umschriebene Stellen, die bei Druck schmerzhaft sind.

▷ **Ältere Patienten**

**Kalium jodatum**
D 2 – D 4 Dil.
3 – 4 × tägl. 10 – 15 Tr.
Patient ist mager, reizbar, ängstlich, unruhig und übellaunig, mitunter depressiv.
Die Sekrete sind grünlich, übelriechend.
Die schlechteste Zeit ist nachts zwischen 2.00 und 5.00 Uhr. Patient muss dann aufstehen, denn Ruhe und Wärme verschlimmern. Durch Bewegung in frischer Luft kommt es zur Besserung.

**Polygala** *(Senega)*
D 2 – D 3 Dil.
3 × tägl. 10 Tr.
Besonders in den Morgenstunden sammelt sich reichlich Schleim in den Bronchien an, so dass ein Schleimrasseln zu hören ist. Auswurf ist reichlich, aber schwer abzuhusten. Abhusten gelingt am besten im Sitzen. Frische Luft verschlimmert. Patient ist sehr schwach, in den Morgenstunden auch zu schwach zum Abhusten.

**Stannum jodatum**
D 3 Tabl.
6 × tägl. 1 Tabl.
Äußerst schwache, müde und immer erschöpfte Patienten, Grundstimmung ist immer niedergedrückt. Auswurf sehr reichlich, gelb bis gelbgrün mit süßlichem Geschmack. Der Schleim löst sich leicht.

**Stibium sulfuratum aurantiacum** *(Antimonium sulfuratum aurantiacum)*
D 3 – D 4 Tabl.
6 × tägl. 1 Tabl.
Blasse Patienten mit kaltem Körper, trotzdem verschlimmert Zimmerwärme und warmes Trinken.

Viel zäher Schleim mit hörbarem Rasseln in der Lunge. Schleim löst sich sehr schwer und hinterlässt metallischen Mundgeschmack. Auswurf löst sich am besten im Sitzen (sehr bewährt).

## Burning-feet-Syndrom

### Secale cornutum
D 3 – D 6 Dil.
5 × tägl. 5 Tr.
Entspricht genau dem Krankheitsbild des Burning-feet-Syndroms. (Wärme verschlimmert!)

## Bursitis praepatellaris

### Apis mellifica
D 3 Dil.
2-stündl. 5 Tr.
Brennschmerz, Berührungsempfindlichkeit, Verschlimmerung: Wärme. Durstlos.

### Bryonia cretica
D 3 Dil.
2-stündl. 5 Tr.
Bewegungsschmerz, Druck bessert.

# Cerumen

Siehe → *Ohrenschmalz*

# Cholangitis

Bei vorhandenem Abflusshindernis wird eine chirurgische Behandlung notwendig.

Folgende Therapie hat nur einen Sinn, wenn kein Abflusshindernis vorhanden ist:

**Bryonia cretica**
D 3
2-stündl. 1 Gabe
Druck bessert, Bewegung verschlimmert.

**Chelidonium majus**
D 4
2-stündl.
Schmerz rechter Schulterblattwinkel.
Silybum marianum und

**Taraxacum officinale**
D 4
2-stündl. 1 Gabe
Meteorismus.
In der Behandlung hochfieberhafter, bakterieller Entzündung der Gallenblase und der Gallenwege ohne Abflusshindernis empfiehlt sich neben den durch ihre Symptomatik indizierten Arzneimitteln folgende Kombination:

**Kombinationstherapie**
Mischinjektion parenteral, i.m. oder i.v.

**Pyrogenium-Nosode C 30, 1,0 ccm** ⎱ **gemischt**
Echinacea angustifolia D 4, 1,0 ccm ⎰

täglich 1 Injektion, bis die Temperatur abgesunken ist
Auch in diesem Fall sind sorgfältig die **Grenzen** zur **chirurgischen Indikation** zu beachten!

# Cholezystopathie

Stationäre Behandlung notwendig bei hohem Fieber, medikamentös nicht beeinflussbaren Kolikschmerzen und Kreislaufschwierigkeiten.

### Atropa belladonna *(Belladonna)*
D 4 Dil.
bei kolikartigen Schmerzen stündl. 5 Tr.
Causa ist Abkühlung nach starker Wärmeanwendung, z. B. Sonne oder Heizkissen. Hohes Fieber, Spasmen und Übererregbarkeit aller Sinne.
Bauchschmerzen bessern sich durch Überstrecken nach hinten. Zu große Wärme, aber auch Kälte lokal und allgemein verschlimmert. Nur Ruhe bringt Besserung.

### Berberis vulgaris *(Berberis)*
D 3 Dil.
stündl. 5 Tr. bei akuten Beschwerden,
sonst 3 × tägl. 5 Tr.
Brennende, schmerzende, drückende, anfallsartige Attacken im rechten Oberbauch zum Rücken strahlend, Berührungsempfindlichkeit.
Wärme und Ruhe bessern.

### Citrullus colocynthis *(Colocynthis)*
D 3 – D 4 Dil.
im Anfall stündl. 5 Tr.,
sonst 3 × tägl. 5 Tr.
Jahrelang bestehender unterschwelliger Ärger mit plötzlichem Ausbruch von krampfartigen Beschwerden im rechten Oberbauch, gebessert durch Wärme, Zusammenkrümmen und Druck, Kälte verschlimmert. Schmerzen ziehen ins rechte Bein (Wilhelm Busch: »Schneider Böck«).

### Dioscorea villosa
D 4 – D 6 Dil.
3 × tägl. 5 Tr.
In Wellen auftretende Schmerzattacken im Bereich der Gallenblase mit ausstrahlenden Schmerzen in die rechte Brust. Große Flatulenz nach den Mahlzeiten. Die Schmerzen bessern sich durch Ausstrecken, verschlimmern sich durch Zusammenkrümmen. Wärme und Kälte ohne Einfluss.

### Mandragora
D 4 – D 6 Dil.
im Anfall 2-stündl. 5 Tr.,
als Dauermedikation 3 × tägl. 5 Tr.
Leitsymptome: Rechtsseitige Beschwerden im Bereich der Gallenblase, die sich durch Essen bessern. Starkes Verlangen nach pikanten Dingen. Unverträglichkeit von Fett, Alkohol und Kaffee.
Wärme und Bewegung bessert, Kälte verschlimmert.

### Silybum marianum
D 3 Dil.
3 × tägl. 5 Tr.
Besonders bei Alkoholschädigung.
Erfolgreiche Anwendung in Weinbaugebieten bei Winzern.

### Taraxacum officinale *(Taraxacum)*
D 2 Dil.
3 × tägl. 20 Tr.
Intervallmittel bei chronischer Cholezystopathie mit nächtlichen Beschwerden, Appetitlosigkeit und Obstipation. Landkartenzunge, Kopfschmerzen. Keine Wärmemodalitäten.
Eine sorgfältige Diagnostik des klinischen Krankheitsbildes ist dringend notwendig. Erst nach abgeschlossener Diagnostik kann der behandelnde Arzt entscheiden, ob hier eine Erkrankung vorliegt, die homöopathisch behandelt werden kann.

▷ **Außerdem bewährt**

### Pulsatilla patens
D 4 Dil.
2-stündl. 5 Tr.

Fettintoleranz, Meteorismus, besonders nach Gravidität. Weinerlich.

**Bryonia cretica**
D 3 Dil.
2-stündl. 5 Tr.
Akute Entzündung. Bewegungsverschlimmerung, großer Durst, Druck bessert, cholerisch.

**Chelidonium majus**
D 3, D 4 Dil.
2-stündl. 5 Tr.
Schmerz zum rechten Schulterblattwinkel ziehend, Übelkeit, Meteorismus.

# Chorea minor

Siehe →*Choreatisches Syndrom*

# Choreatisches Syndrom

Zu Beginn

**Amanita muscaria *(Agaricus)***
D 6 Dil.
2-stündl. 5 Tr.
bei Besserung
3 × tägl. 5 Tr.
im weiteren Verlauf
D 30
1 × tägl. 5 Tr.
Zuckungen und Zusammenkrampfen in allen Muskelbereichen.

Leitsymptom: Zuckungen hören im Schlaf auf. Dazu kommt Beeinträchtigung der geistigen Funktion und Neigung zu körperlicher Schwerfälligkeit und ungeschicktem Handeln. Rheumatoide Schmerzen in verschiedenen Körperteilen, Gefühl von Eisnadeln an den befallenen Körperteilen.

### Chamomilla recutita *(Chamomilla)*
D 4 – D 30 Dil.
3 × tägl. 5 Tr.
Allgemein reizbare Stimmungslage, krampfartige Zuckungen und Verkrampfungen der quergestreiften Muskulatur. Wichtigstes Mittel bei der Schwangerschaftschorea.

### Gelsemium sempervirens *(Gelsemium)*
D 6 – D 30 Dil.
1 – 3 × tägl. 5 Tr.
Wirkt gut gegen Grimassieren, d.h. bei Beteiligung der Gesichtsnerven.

### Lycosa fasciiventris *(Tarantula)*
D 6 Dil.
3 × tägl. 5 Tr.
D 30 Dil.
2 × wöchentl. 5 Tr.
Hochgradige Unruhe mit unkoordinierten Bewegungen der Hände und Füße; seltener Zuckungen einzelner Muskelpartien. Zuckungen bleiben im Schlaf erhalten. Erregbarkeit des gesamten Nervensystems, auch der Psyche, ist erheblich gesteigert.

## Commotio cerebri

### Arnica montana *(Arnica)*
C 30 Dil./Tabl./Glob.
1 Gabe in ein Glas Wasser und davon
stündl. 1 Schluck trinken oder mit der Sonde zuführen
Arnica ist das Grundmittel bei einer Commotio, besonders, wenn der Patient darüber klagt, dass das *Kissen*, worauf der Kopf liegt, *viel zu <u>hart</u>* ist. Besserung durch Ruhe und Wärme.

**Opium**
D 30 Dil./Tabl./Glob.
1 Gabe in ein Glas Wasser,
2-stündl. 1 Schluck
Opium ist das Mittel bei Commotio, wenn der Patient sich beschwert, das das *Kissen*, auf dem der Kopf liegt, *viel zu weich* ist. Außerdem zeigt er eine leichte zyanotische Verfärbung des Gesichts mit Schweißausbrüchen, ist somnolent, antwortet zwar auf Fragen, schläft aber gleich wieder ein. Patient fällt dadurch auf, dass er sich nicht beklagt und nach nichts verlangt. Er hat keine Beschwerden. Zupft allerdings häufig mit seinen Fingern an der Bettdecke herum. Gelegentlich auch bewusstlos oder auch delirant.

**Hypericum perforatum *(Hypericum)***
D 4 – C 30 Dil./Tabl./Glob.
akut: am 1. Tag 2-stündl. D 4, 1 Gabe
dann 3 Tage lang 3 × tägl. D 6, 1 Gabe
danach 1 × tägl. C 30, 1 Gabe
Besonders bei Folgeerscheinungen von Commotio cerebri das wichtigste Mittel; Schmerzen, Verletzungen an mit Empfindungsnerven reich versorgten Teilen. Hypericum gilt auch als ein gutes Mittel für die Behandlung von Schock nach Unfällen. Die Patienten haben ein Schwindelgefühl und die Empfindung, als sei der Kopf nach irgendeiner Seite verlängert. Mitunter besteht das eigenartige Gefühl, als würden sie im Bett in die Luft gehoben und haben dann Angst, dass sie da herunterfallen. Patienten sind sehr berührungsempfindlich, besonders am Kopf.
Starke Empfindlichkeit gegenüber Sonneneinstrahlung, starke Empfindsamkeit beim Genuss von geringsten Mengen Alkohol.

**Natrium sulfuricum**
D 6 – C 30 Dil./Tabl./Glob.
mit D 6 beginnend, langsam steigernd
3 × tägl. 1 Gabe
bis zu 1 × tägl. C 30, 1 Gabe
Das wichtigste Mittel bei Spätfolgen nach Schädelverletzungen aller Art, sowohl Commotio als auch Contusio, als auch Schädelbruch. Hier sind es besonders die psychischen Beschwerden des Patienten, wie Inaktivität, Kreativitätsverlust, Müdigkeit, Retardie-

rung im körperlichen und geistigen Bereich. Interesselosigkeit, ängstliche Zurückgezogenheit. Das Mittel kann hier mitunter überraschend gute Erfolge bringen, die klinisch kaum glaubhaft sind.

**Zincum cyanaticum**
D 4
4 × tägl. 1 Tabl.
Unorthodoxes Symptomenbild auf allen Ebenen. Immer erst entstanden als Folge von Schädeltraumata alter Menschen.

# Cor nervosum

Bei nächster Gelegenheit sollten entsprechende Untersuchungen bezüglich eines organischen Herzfehlers durchgeführt werden.

### Acidum arsenicosum *(Arsenicum album)*
D 8 – D 12 Dil.
3 × tägl., im Anfall stündl. 5 Tr.
Leitsymptom: Unruhe, Angst und Schwäche. Ein wesentliches Symptom: Beschwerden beginnen immer nach Mitternacht zwischen 24 und 4 Uhr früh; dabei kalte Schweiße und brennende Schmerzen.
Besserung durch Wärme, Verschlimmerung durch Kälte, aber auch durch Ruhe.
Patient bewegt sich, weil er sagt, dabei gehe es ihm besser.

### Aconitum napellus *(Aconitum)*
D 4 – D 6 Dil.
im Anfall ½-stündl. 5 Tr.
Unruhe und Angst beherrschen das Krankheitsbild. Häufig Rhythmusstörungen, mitunter Todesangst.
Wärme verschlimmert in diesem Fall und Ruhe bessert.

### Coffea arabica *(Coffea)*
D 4 – D 6 Dil.
stündl. 5 Tr.

Das Leitsymptom ist die auffallende körperliche und geistige Aktivität. Die Schmerzen scheinen unerträglich. Der Patient ist übererregbar und kribbelig.
Frische Luft verschlimmert. Urinabgang bessert. Wärme verschlimmert, Kälte bessert.

**Lycopus virginicus**
D 2 Dil.
3 × tägl. 5 Tr.
Die Ursache der Angst ist bedingt durch eine vermehrte Aktivität der Schilddrüse. Es besteht Tremor.
Verschlimmerung besonders in den Morgenstunden und im Liegen. Auch Wärme verschlimmert, der Patient möchte ruhig liegen.

**Spigelia anthelmia** *(Spigelia)*
D 3 Dil.
3 × tägl. 5 Tr.
Die Schmerzen sind tagsüber viel stärker als in der Nacht. Alles ist auf der linken Seite.
Liegen bessert alle Situationen, während Wärme und Kälte extremer Art verschlimmern. Bewegung verschlimmert außerdem.

# Dekubitus

### Cinchona succirubra *(China)*
D 3 Dil.
3 × tägl. 5 Tr.
Allgemeine Schwäche, Meteorismus, Anämie. Abgemagert, Reizbarkeit. Folgen von Säfteverlusten. Überempfindlichkeit gegen geringste Berührung.

### Chininum arsenicosum
D 4 Dil.
3 × tägl. 5 Tr.
Modalitäten wie bei China, außerdem Verschlimmerung bei Nacht mit großer Unruhe und Angst.

### Sulfur
D 30 Dil.
1 × tägl. 1 Tabl.
ab 2. Woche 2 × wöchentl. 1 Tabl.
Reaktionsmittel bei mangelnder Reaktion auf Therapie.

### Acidum silicicum *(Silicea)*
D 6 Tabl.
3 × tägl. 1 Tabl.
Frostige Patienten. Erschöpft durch chronische Eiterungen. Fistel? Friert ständig.

# Delirium tremens

### Sambucus nigra
D 10 Dil.
2 × tägl. 5 Tr.

# Depressionen

Nehmen wir die Funktionotropie als leitendes Prinzip des **homöopathischen** Denkens, so werden wir bei entsprechender Beachtung der Symptomatik und der Modalitäten, nicht zuletzt aber auch somatischer Symptome, gute Erfolge erzielen bei nicht endogenen Depressionen.

Große Erfahrung des behandelnden Arzes ist unabdingbare Voraussetzung.

### Acidum phosphoricum
D 3 – D 6 Dil.
3 × tägl. 5 Tr.
Folgen von seelischem Kummer, Sorgen und Heimweh. Es kommt zu Verzweiflungszuständen und Zuständen mit seelischem Leid. Patient ist schläfrig, neigt zum Weinen, apathisch und gleichgültig. Liegt da wie ein Klotz. Besserung durch Wärme, Verschlimmerung durch Kälte und Reden.

### Aurum metallicum
D 30 Dil., Tabl.
1 × tägl. 5 Tr. oder 1 Tabl.
Aktiver, cholerischer Hypertoniker mit rotem Gesicht und präapoplektischem Habitus. Verträgt keinen Widerspruch, ist hasserfüllt und streitsüchtig, will nicht gestört werden. Ohne Schwung, schwaches Gedächtnis, das Leben wird zur ständigen Last. Oft Folgen von Ärger, Kränkung und Demütigung.
Wärme bessert, Kälte und Ruhe verschlimmern.

### Cimicifuga racemosa *(Cimicifuga)*
D 6 – D 12 Dil.
1 – 3 × tägl. 5 Tr.
Klimakterium. Hat das Gefühl, als lebe sie in einer großen, schwarzen Wolke. Denkt dauernd, sie wird verrückt. Überempfindlichkeit gegenüber Geräuschen und Schlaflosigkeit. Nervöse Erregung mit Krämpfen.
Besserung durch Wärme und frische Luft, Verschlimmerung durch Kälte und Bewegung.

### Hypericum perforatum *(Hypericum)*
D 2 – D 4 Dil.
3 × tägl. 5 Tr.
Folgen von Verletzungen nervenreicher Körperstellen. Depressionen nach Schädelverletzungen und psychischem Schock, allgemeine Nervenschwäche nach Traumen und Operationen. Folgen von Furcht und Schreck (durch Tiere). Sehr ängstlich, berührungsempfindlich.
Besserung durch Kälte und Ruhe, Verschlimmerung durch Bewegung und Schlaf.

### Strychnos ignatia *(Ignatia)*
D 6 – D 12 Dil.
2 – 3 × täglich 5 Tr.
D 30
1 – 2 × Woche 5 Tr. bei längerer Dauer
Erhebliche vegetative Labilität mit großen Widersprüchen in der Symptomatik. Folge von lang anhaltendem Kummer mit allgemeiner Erschöpfung. Unglückliche Liebe. Leicht beleidigt. Tabak unverträglich.
Besserung durch Wärme und Bewegung, Verschlimmerung durch Kälte und Gerüche.

### Opium
D 12 – D 30 Dil.
1 × tägl. 5 Tr.
Folge von Schreck, akuter Aufregung, Zustand nach Apoplexie. Alles, worauf er liegt, ist zu weich, große Schlafsucht, Schmerzlosigkeit. Beklagt sich nicht, verlangt nichts.
Besserung durch Kälte und Bewegung, Verschlimmerung durch Wärme und Stimulanzien.

### Platinum metallicum
D 12 – D 30 Dil.
1 × tägl. 5 Tr.
Große Selbstüberschätzung mit Arroganz, Stolz und Hochmütigkeit. Wegwerfendes Benehmen. Alles in der Umgebung ist viel kleiner als er selber. Himmelhochjauchzend, zu Tode betrübt. Lappalien verstimmen tiefgreifend. Folgen exzessiver Sexualtätigkeit.

Besserung durch Bewegung, Verschlimmerung durch Ruhe und Berührung.

### Sepia officinalis *(Sepia)*
D 6 – D 30 Dil.
1 × tägl. 5 Tr.
Klimakterium mit Depressionen, Resignation und konsekutiver Opposition. Geistig sehr rege, aber ängstliche Menschen mit schnellem Stimmungswechsel, die plötzlich unzuverlässig werden und gleichgültig gegenüber ihren Verpflichtungen. Depression und Hass wechseln miteinander. Neigung zum Weinen. Fröstelt immer und hat ein quälendes Leeregefühl im Bauch.
Besserung durch Wärme und Bewegung, Verschlimmerung durch Kälte, Ruhe, Mondwechsel und Zugluft.

# Diarrhö, akute

Die homöopathische Therapie richtet sich nach dem Arzneimittelbild und der Gesamtheit der Symptome bei dem Patienten. Dabei kann noch vor Erstellung des Antibiogramms das Arzneimittel eingesetzt werden.

### Acidum nitricum
D 4 – D 6 Dil.
2-stündl. 5 Tr.
Sehr missmutig, reizbar. Übler Mundgeruch, übler Schweißgeruch, Zunge sauber mit belegtem Mittelstreifen. Übelkeit, Aufstoßen, saures Erbrechen. Unverträglichkeit von Fett. Wärme und Ruhe bessern. Fieber subakut, Durchfall mit Splitterschmerzen im After.

### Amanita muscaria *(Agaricus)*
D 4 – D 6 Dil.
2-stündl. 5 Tr.
Akute Durchfälle nach Anstrengung und Aufregung, sowie Kälte. Stechende Bauchschmerzen. Bei übelriechendem Stuhl geruchlose Blähungen.
Auf der Haut Empfindungen wie von Eisnadeln gestochen.

### Bryonia cretica *(Bryonia)*
D 2 – D 3 Dil.
2-stündl. 5 Tr.
Causa: Erhitzen im Sommer mit nachfolgender feuchter Kälte, Folge von Ärger.
Mund trocken mit Durst auf sehr große Mengen kalter Flüssigkeit. Im Bauch ein Gefühl wie ein Stein, Aufstoßen, Erbrechen, Übelkeit. Lokale Wärme verschlimmert, lokale Kälte bessert.

### Cinchona succirubra *(China)*
D 3 – D 4 Dil.
2-stündl. 5 Tr.
Intermittierendes Fieber mit Diarrhö und unverdautem Stuhl, viel Aufstoßen und Blähungen. Keine Erleichterung durch Abgang. Alles schmeckt bitter, Besserung durch festen Druck und Zusammenkrümmen.
Verschlimmerung durch Milch, Obst und Sommerhitze.

### Okoubaka aubrevillei *(Okoubaka)*
D 2 – D 4 Dil.
2-stündl. 5 Tr.
Antidot bei Unverträglichkeit und Vergiftungen mit Durchfällen nach Nahrungs-, Genuss- und Arzneimitteln.

### Podophyllum peltatum *(Podophyllum)*
D 6 Dil.
2-stündl. 5 Tr.
Leitsymptom: Morgendlicher Hydrantenstuhl. Diarrhö wässrig, faulig stinkend, erschöpfend. Schmerzloser Stuhlgang. Zunge gelb mit Zahneindrücken, Durst auf kaltes Getränk.
Zusammenkrümmen bessert und lokale Wärme bessert. Nach dem Essen sofort Stuhlgang mit Schmerzen im Bauch.

### Solanum dulcamara *(Dulcamara)*
D 3 Dil.
2-stündl. 5 Tr.
Causa: Unterkühlung und Durchnässung. Fieberhafte Diarrhö, die mit Leibschmerzen beginnt, zähflüssig und schleimig ist. Trotz Kältegefühl und eiskalten Extremitäten Durst auf kalte Getränke.
Sonst Besserung durch Wärme.

# Diarrhö, chronische

### Argentum nitricum
D 6 Dil./Tabl.
alle 2 h 5 Tr. oder 1 Tabl.
Eilige, unruhige, nervöse Patienten, die mit ihrer Strebsamkeit sich selbst überholen wollen. Großes Verlangen nach Süßigkeiten, die nicht vertragen werden und in Durchfällen enden. Durchfälle vor Ereignissen. Starke Blähungen (meterweit hörbar), starkes Aufstoßen. Geräuschvolle Stuhlentleerung.
Wärme verschlimmert.

### Asarum europaeum
D 3 Dil.
3 – 5 × tägl. 5 Tr.
Causa: Störung der geistig-seelischen Korrelation. Alkoholabusus. Großer Mangel an Wärme, Stühle unverdaut mit Schleimfäden, Stuhlgang mit Tenesmen, Übelkeit und Aufstoßen.
Zunge ist sauber. Kälte verschlimmert.

### Carbo animalis
D 4 – D 6 Tabl.
5 × tägl. 1 Tabl.
Schwache, frostige, energielose und traurige Menschen mit normalem Appetit, aber immerwährender Diarrhö. Flatulenz besonders während dem Essen. Kältegefühl im Oberbauch.
Besserung durch Wärme und warme Speisen.
Verschlimmerung durch Anstrengung.
Leitsymptom: Flatulenz.

### Ferula asa-foetida *(Asa foetida)*
D 3 – D 4 Dil.
4 – 5 × tägl. 4 – 5 Tr.
Durchfälle wässrig, scharf, übelriechend mit reichlich Bauchspasmen und übelriechendem Aufstoßen. Starke Schmerzüberempfindlichkeit.
Verschlimmerung durch Wärme, nachts und nach dem Essen.

**Pulsatilla patens** *(Pulsatilla)*
D 4 – D 6 Dil.
3 – 4 × tägl. 5 Tr.
Großes Völlegefühl im Bauch mit Blähkoliken, Durchfälle nach fetten, sehr kalten und süßen Speisen. Zunge ist weißgelb belegt, bitterer Mundgeschmack. Trotz Flüssigkeitsverlust beim Durchfall kein Durst. Nächtliche Schweiße.
Leitsymptom: Weint ständig über seine eigene Krankheit.
Zuspruch bessert.
Wärme verschlimmert, frische Luft und Bewegung bessert.

# Distorsionen

**Rhus toxicodendron**
D 4 – C 30 Dil./Tabl./Glob.
akut: 1 – 2-stündl. D 4, 1 Gabe
nach Besserung C 30, 1 Gabe
Folge von Anstrengung und Distorsionen infolge dieser Anstrengungen bei Durchkühlung, Durchnässung und Unterkühlung.
Patient verträgt alles, nur keine Ruhe. Er kann nicht ruhig liegen, er muss sich ständig bewegen.
Bei Ruhe werden alle Beschwerden schlimmer, bei Bewegung besser.

**Gelsemium sempervirens** *(Gelsemium)*
D 6 – C 30 Dil./Tabl./Glob.
anfangs 5 × tägl. 1 Gabe,
später 1 – 2-tägl. 1 Gabe
Folge von Distorsionen; Gefühl, als wäre der Körperteil gelähmt. Sehr heftige Schmerzen mit einer Erschöpfung des gesamten Muskel- und Skelettsystems. Mitunter auch das Gefühl, als wäre der betroffene Körperteil taub. Patient sehnt sich nach Ruhe, weil jede Bewegung, aber auch Bettwärme und Sommerhitze eine deutliche Verschlimmerung hervorrufen.

**Strontium carbonicum**
D 3 – D 6 Dil./Tabl./Glob.
3 – 4 × tägl. 1 Gabe

Wirkt vor allem auf den Knochen und die in dem Knochen inserierenden Sehnen. Die Knochenschmerzen werden tief, fast in der Markhöhle des Knochens empfunden. Das Mittel kennen wir von den **Luxationen**, es bringt aber auch hier deutliche bis sehr gute Schmerzlinderung und Beschleunigung der Heilung.

Alle Beschwerden sind besser für den Patienten im Freien und bei schönem Wetter.

## Drüsenschwellung

### Hydrargyrum bijodatum
D 3 Tabl.
3 × tägl. 1 Tabl.
Drüsenschwellung bei eitrigen Entzündungen des Rachens.

### Arsenicum jodatum
D 4 Dil.
3 × tägl. 5 Tr.
Schmerzen haben brennenden Charakter, Drüsen sehr empfindlich, Wärme bessert.

### Calcium jodatum
D 3 Tabl.
3 × tägl. 1 Tabl.
Hartnäckige Drüsenschwellungen, lange nach abgeklungener Entzündung.

# Dumping-Syndrom

In der Homöopathie existiert ein Medikament, das in seinem Arzneimittelbild dem Symptomenbild des Dumping-Syndroms sehr ähnlich ist und in jedem Falle versucht werden soll.

**Nicotiana tabacum** *(Tabacum)*
D 4 – D 6 Dil.
3 × tägl. 5 Tr.
Anfallsweiser Schwindel mit Übelkeit und kaltem Schweiß, kollapsigen Zuständen und niedrigem Blutdruck kurz nach den Mahlzeiten. Am ganzen Körper Kältegefühl, will sich aber nicht zudecken. Die Zustände können bis zur Bewusstseinstrübung führen und mit Präkordialangst und Herzsensationen einhergehen. Bewegung verschlimmert dann, es kommt zu Ohrensausen und auch Sehstörungen. Parästhesien an den Extremitäten. Im Liegen sind alle Beschwerden besser.

# Durchblutungsstörungen, periphere arterielle

Bei akutem Verschluss sofortige Einweisung in eine geeignete Klinik.

Die homöopathische Therapie richtet sich in allen Fällen nach dem Ähnlichkeitsprinzip mit funktionotropen und personotropen Zielsetzungen.

### Arnica montana *(Arnica)*
D 3 – D 6 Dil.
3 × tägl. 5 Tr.
Reizbare, mürrische Patienten mit Facies apoplectica. Patient will in Ruhe gelassen werden, will nicht berührt werden.
Trotz erheblicher objektiver Befunde behauptet er, nicht krank zu sein. Äußerst gleichgültig (schlechte Compliance). Blutandrang zum Kopf bei eiskalten Extremitäten. Beklemmungsgefühl am Herzen.
Wärme tut gut, besonders warmes Fußbad.

### Espeletia
D 2 – D 3 Dil.
3 × tägl. 5 Tr.
Besonders angebracht bei Patienten, die trotz des intermittierenden Hinkens das Rauchen nicht lassen können. Ausgesprochene Muskeltypen mit Stenokardien.
Besserung bei Wärme.

### Kreosotum
D 4 – D 6 Dil.
3 × tägl. 5 Tr.
Im Stadium IV als unterstützende Maßnahme. Unangenehm riechendes Sekret mit heftigem Brennen in den Extremitäten, daneben Juckreiz.
Schmerzen in Ruhe, besser bei Wärme.

### Lachesis muta *(Lachesis)*
D 8 – D 12 Dil.
3 × tägl. 5 Tr.
Charakteristisch ist die allgemeine Empfindlichkeit gegen Berührung, insbesondere der ganzen Extremität. Bevorzugt ist die linke Seite erkrankt. Feuchtes Wetter und Ruhe verschlimmern; der Patient schläft in die Verschlimmerung hinein, sodass am Morgen alles am schlimmsten ist. Zu dieser Zeit blau-rote Verfärbung.
Alles besser durch Bewegung und Kälte.

**Secale cornutum**
D 6 Dil.
3 × tägl. 5 Tr.
C 30 Dil.
1 × tägl. 5 Tr.
Jeden 2. Tag 1 Amp. C 30 subkutan
in den Akupunkturpunkt Bl 57 injizieren.
Bewährtes Mittel bei intermittierendem Hinken, wenn Patient Wärme an den Beinen überhaupt nicht verträgt (trotz eiskalter Beine, in denen subjektiv ein Brennen wie Feuer typisch ist). Verlangen nach kalten Bädern und eiskalten Umschlägen.
Wärme verschlimmert, Kälte bessert.

**Nicotiana tabacum** *(Tabacum)*
D 6 – D 12 Dil.
3 × tägl. 5 Tr.
Kältegefühl am ganzen Körper, besonders an den Extremitäten mit Parästhesien, viel Angst, kalte Schweiße.
Verschlimmerung durch Rauchen und durch Bewegung und Aufenthalt in warmen Räumen.

**Ginkgo biloba**
D 2 – D 4 Dil.
3 × tägl. 10 Tr.
Stadium I und II, wenn die Füße als kalt empfunden werden und warme Bäder wohltuend sind. Patient friert nicht, hat aber das Verlangen, immer wieder zu laufen, weil Bewegung gut tut.

# Durchblutungsstörungen, zerebrale

Eine kausale Behandlung weit fortgeschrittener degenerativer Gefäßprozesse ist nicht möglich. Daher ist das Wichtigste eine Prophylaxe der Arteriosklerose.

**Ambra grisea *(Ambra)***
D 3 – D 6 Dil.
3 × tägl. 5 Tr.
Vorzeitiges Altern. Wechsel zwischen großer Erregbarkeit und depressiver Lethargie. Häufig Konfusionen.
Verschlimmerung aller Beschwerden bei Anwesenheit mehrerer Personen.
Viel Schwindel, nervöses Hüsteln, Schlaflosigkeit. Große Libido. Verschlimmerung durch Wärme.

**Arnica montana *(Arnica)***
D 6 Dil.
4 × tägl. 5 – 10 Tr.
Reizbarer, mürrischer alter Mensch mit Facies apoplectica, will in Ruhe gelassen werden, will sich nicht unterhalten, behauptet, nie krank zu sein. Ist aber sehr erschöpft und schlafsüchtig. Dumpfe, drückende Kopfschmerzen. Plethora.

**Anamirta cocculus *(Cocculus)***
D 6 Dil.
3 × tägl. 5 – 10 Tr.
Verlangsamung aller Aktivitäten, viel Schwindel, verbunden mit Hypochondrie, verzweifelter Stimmung und Mutlosigkeit. Schwindel besonders beim Fahren. Viel Taubheitsgefühl an den Händen und Füßen mit wechselndem Wärme- und Kältegefühl, Schlaflosigkeit.

**Conium maculatum *(Conium)***
D 4 Dil.
3 × tägl. 5 Tr.
Passt für alte, blasse und verfrorene Menschen. Körperliche und geistige Erschöpfung, Unverträglichkeit von geistiger Anstrengung. Schwindel bei jeder Lageveränderung, Benommenheit,

Melancholie und Gedächtnisschwäche. Symptomatik tritt auf nach plötzlicher Unterbrechung sexueller Beziehungen (Witwer). Nykturie.

**Helleborus niger** *(Helleborus)*
D 4 – D 6 Dil.
3 × tägl. 5 – 10 Tr.
Apathie, Nachlassen der geistigen Fähigkeiten, verlangsamte Reaktion. Schuldkomplexe, allgemeine Kälte und kalte Schweiße, der Kopf wird in das Kissen gebohrt, Zupf- und Geldzählbewegungen.

▷ **Ältere Patienten**

**Arnica montana** *(Arnica)*
*bei niedrigem Blutdruck:*
D 6 – D 12
3 × tägl. 1 Tabl.
*bei höherem Blutdruck:*
D 30
1 × tägl. 1 Tabl.
Allgemeines Zerschlagenheitsgefühl mit Schmerzüberempfindlichkeit, heißer Kopf bei kaltem Körper, Übermüdung mit Schlaflosigkeit.
Berührung verschlimmert, Wärme bessert. Ruhe bessert.

**Secale cornutum**
D 4 – D 6 Tabl.
3 × tägl. 1 Tabl.
Leitsymptom ist Besserung durch Kälte und Verschlimmerung durch Wärme. Kopfschmerzen, Parästhesien, Gefühl der Eiseskälte im Kopf. Will nachts Gummiflasche mit Eis gefüllt.
Warm trinken und essen und zudecken verschlimmert.

**Vinca minor**
D 2 – D 6 Dil., Tabl.
3 × tägl. 5 Tr.
oder 3 × tägl. 1 Tabl.
Durchblutungsstörungen der Herz- und Hirnarterien mit deutlicher Kälteverschlimmerung, aber ohne Wärmebesserung. Blut-

drucksenkende Wirkung. Im Gesicht blass, Patient aufgeregt, nervös, reizbar.

# Durst

**Acidum arsenicosum**
D 6 Tabl.
3 × tägl. 1 Tabl.
Häufiger Durst nach kleinen Schlucken. Warme Getränke.

**Bryonia cretica**
D 3 Dil.
3 × tägl. 5 Tr.
Riesiger Durst auf große Menge kalten Wassers.

**Phosphorus**
D 6 Dil.
3 × tägl. 5 Tr.
Verlangen nach kaltem Trinken und Essen.

**Strychnos nux vomica**
D 6 Dil./Tbl.
3 × tägl. 5 Tr. oder Tabl.
Hat viel Durst, aber nach Genussmitteln. Andere kalte Getränke mag er nicht.

# Ekel (beim Geruch oder beim Denken an Essen)

**Anamirta cocculus**
D 6 Dil.
3 × tägl. 5 Tr.
Kinetosen.

**Colchicum autumnale**
D 4 Dil.
3 × tägl. 5 Tr.
Übelkeit und Ohnmacht vom Geruch kochender Speisen.

**Kreosotum**
D 6 Dil.
3 × tägl. 5 Tr.
Kann üblen Geruch nicht leiden, trotzdem seine Sekrete und Ausdünstungen übelriechend sind.

# Ekzem

Biologische Umstimmungsverfahren bilden eine wesentliche Therapiemaßnahme. Hierzu gehören Eigenblutbehandlung und Eigenharnbehandlung, Fiebertherapien mit Mistelpräparaten, sowie Schlangengifte.

Die Homöotherapie ist im Wesentlichen auszurichten nach der Lokalisation des Krankheitsbildes und nach Art und Form der Effloreszenzen.
Bei entsprechender Anamnese wird bei initialer Behandlung eines Ekzems häufig die Erstgabe einer hochpotenzierten Gabe von **Tuberculinum** eine sehr günstige Umstimmung herbeiführen, die meist in Form einer Erstverschlimmerung die Richtigkeit der Therapie bestätigt.

Im Folgenden teilen wir die am häufigsten gebrauchten homöopathischen Arzneimittel ein nach den vier Stadien von **Stauffer** beim akuten Ekzem.

## I. Stadium:

▷ **Rötung, Schwellung und Ödem. Juckreiz**

**Aconitum napellus *(Aconitum)***
D 6 Dil.
2-stündl. 5 Tr.
Akutes Auftreten, große Hitze, brennende Schmerzen mit Juckreiz. Aussehen einer Entzündung. Hyperästhesie der Haut. Rotfleckige Effloreszenzen.

**Atropa belladonna *(Belladonna)***
D 6 Dil.
2-stündl. 5 Tr.
Heftige Rötung, große Hitze, schmerzhafte Schwellung mit starkem Juckreiz, Schweiße, hochrotes Gesicht, aber kalte Extremitäten.

**Apis mellifica**
D 3 – D 6 Dil.
2-stündl. 5 Tr.
Hochakute Rötung mit starker, ödematöser Anschwellung. Heftiges Brennen und Jucken mit Stechen. Verlangen nach Abkühlung, sehr empfindlich gegen Berührung. Wärme verschlimmert.

**Okoubaka aubrevillei *(Okoubaka)***
D 2 – D 6 Dil.
stündlich 5 Tr.
Besonders bei akutem Auftreten von Ekzemen nach Arzneimittel- oder Nahrungsmittelunverträglichkeit. Dabei auch allergische Komponenten.

Krankheitsbilder von A – Z

**Acidum formicicum**
D 200 Amp. 1 ccm intravenös
Heftiges Jucken und Brennen, generalisiertes Auftreten von Hauterscheinungen, kaltes Überrieseln, Nachtschweiße an den Beinen. Hilft erfahrungsgemäß bei akutem Auftreten heftiger, generalisierter Ekzeme im I. Stadium.

## II. Stadium:

▷ **Bläschenbildung**
*Cave:* Äußerliche Behandlung! Erfahrungsgemäß kommt es dabei immer zu Verschlimmerungen. Daher folgen hier nur Mittel zur inneren Behandlung.

**Lytta vesicatoria *(Cantharis)***
D 4 – D 12 Dil.
2-stündl. 5 Tr.
Ausgebreitete Bläschenbildung, stärker brennend als juckend. Häufig findet sich dabei eine unverständliche Pollakisurie.

**Croton tiglium**
D 3 – D 6 Dil.
2-stündl. 5 Tr.
Überempfindliche Haut, Bläschenbildung mit starkem Jucken, Brennen und Stechen. Daneben bestehen spontane Durchfälle. Hochakut.

**Rhus toxicodendron**
D 6 – D 12 Dil.
2-stündl. 5 Tr.
Ausgedehnte Bläschenbildung am ganzen Körper mit heftigem Juckreiz. Juckreiz wird nicht besser durch Kratzen. Später Auftreten von starkem Nässen. Jucken bei Nacht stärker.

**Sepia officinalis** *(Sepia)*
D 6 – D 30 Dil.
2-stündl. 5 Tr.
Bläschenausschlag auf intensiv rotem Grund. Über den ganzen Körper verteilt. Juckreiz sehr heftig. Besonders in den Wechseljahren. Sauer riechender Schweiß an Füßen und Genitalien.

## III. Stadium:

▷ **Sekretion von seröser Flüssigkeit**
Keine Maßnahmen zur Austrocknung dieser Ausscheidungsperiode, da sonst die Selbstheilung nach den Gesetzen der Naturheilverfahren verdrängt wird, und zwar auf innere Organe. Also keine eingreifende äußere Behandlung. Zur inneren Behandlung entsprechend dem Arzneimittelbild.

**Acidum arsenicosum** *(Arsenicum album)*
D 6 – D 12 Dil.
3 – 6 × tägl. 5 Tr.
Nässendes Ekzem mit scharfem Sekret, heftigem Brennen und Jucken.
Alles ist nachts verschlimmert. Kratzen bis zur Blutung und weiterer Verschlimmerung. Häufig Bildung von Krusten, Schorfen und Geschwüren mit übelriechendem Sekret. Nächtliche Unruhe mit Durst und Kälteempfindlichkeit.

**Graphites**
D 4 – D 12 Tabl.
3 × tägl. 1 Tabl.
Hautausschläge mit sehr übelriechendem, klebrigem, honigartig verkrustetem Sekret.
Lokalisation besonders zwischen den Fingern, Zehen, hinter den Ohren, sowie an Ellbogen und Handgelenken. Rissige, trockene Haut. Verschlimmerung durch Wärme. Häufig Obstipation.

**Daphne mezereum *(Mezereum)***
D 6 Dil.
2-stündl. 5 Tr.
Stark juckende, nässende Ausschläge mit Borkenbildung, besonders am Kopf lokalisiert, aber auch an anderen Körperteilen. Verschlimmerung bei offenem Feuer, besonders in Bettwärme.

**Viola tricolor**
D 3 Dil.
2-stündl. 5 Tr.
Besonders bei kindlichen Ekzemen mit nächtlichem Brennen, häufig hinter dem Ohr lokalisiert. Reichliches Sekret, aber nicht stinkend.

### IV. Stadium:

▷ **Abschuppung und Krustenbildung.**
In diesem Stadium ist das akute Ekzem in der Rückbildung begriffen. Die Reizerscheinungen sind geringer geworden, äußere Anwendungen sind symptomabhängig angebracht.
Zwei Mittel empfehlen sich besonders:

**Sulfur**
D 12 Dil.
1 × tägl. 5 Tr.
Die Haut ist jetzt trocken, schmutzig, brennt und juckt erheblich. Kratzen führt häufig zu Blutungen.
Verschlimmerung besonders im Bett und nach Wasseranwendungen (mit kaltem Wasser).
Kommt es zur Verschlimmerung nach Sulfur, gehe man mit der Potenz nach D 4 oder D 3 zurück.

**Sulfur jodatum**
D 3 – D 4 Tabl.
3 × tägl. 1 Tabl.
Gleiche Modalitäten wie bei Sulfur, nur fällt hier eine große Fresslust auf, mit heftiger Unruhe neben dem Hitzegefühl. Häufig Drüsenschwellungen.

# Ekzem, allergisches

Siehe → *Urtikaria*

# Ekzem, chronisches

Hierher gehören Ekzeme konstitutioneller Grundlage, berufliche Ekzeme. Da ein Großteil dieser Ekzeme zurückzuführen ist auf eine entsprechende Konstitution, wird man einen wirklichen Erfolg nur bei Anwendung von **Konstitutionsmitteln** haben.

**Calcium carbonicum Hahnemanni**
C 30 – C 200
1 – 2 × wöchentl. 1 Gabe

**Sulfur**
C 30 – C 200
1 – 2 × wöchentl. 1 Gabe

**Graphites**
C 30 – C 200
1 – 2 × wöchentl. 1 Gabe

**Acidum silicicum**
C 30 – C 200
1 – 2 × wöchentl. 1 Gabe

**Stibium sulfuratum nigrum**
C 30 – C 200
1 – 2 × wöchentl. 1 Gabe

**Acidum arsenicosum**
C 30 – C 200
1 – 2 × wöchentl. 1 Gabe

**Carbo vegetabilis**
C 30 – C 200
1 – 2 × wöchentl. 1 Gabe

**Hydrargyrum metallicum**
C 30 – C 200
1 – 2 × wöchentl. 1 Gabe

**Natrium chloratum**
C 30 – C 200
1 – 2 × wöchentl. 1 Gabe

**Sepia**
C 30 – C 200
1 – 2 × wöchentl. 1 Tabl., 5 Tropfen oder 5 Kügelchen

Die oben genannten Arzneimittel sind auszuwählen nach den Konstitutionsmerkmalen. Daneben sind, wenn auch seltener, alle anderen Konstitutionsmittel und Polychreste anwendbar.

## Drainagemittel bei Therapieresistenz

– bei Nierenbeteiligung
**Berberis vulgaris**
D 3 – D 6
3 × tägl. 5 Tropfen oder 1 Tabl. oder 5 Kügelchen

oder

**Solidago virgaurea**
D 2 – D 4
3 × tägl. 5 Tropfen oder 1 Tabl. oder 5 Kügelchen

– bei Leberbelastung
**Silybum marianum**
D 2
3 × tägl. 5 Tropfen oder 1 Tabl. oder 5 Kügelchen

**Chelidonium majus**
D 4
3 × tägl. 5 Tropfen oder 1 Tabl. oder 5 Kügelchen

- bei Kreislaufbelastung
**Crataegus**
D 2
3 × tägl. 5 Tropfen oder 1 Tabl. oder 5 Kügelchen

- bei Schleimhautbelastung
**Hydrastis canadensis**
D 3
3 × tägl. 5 Tropfen oder 1 Tabl. oder 5 Kügelchen

Ist keines der vier Ausscheidungsorgane sichtbar vordergründig belastet, empfiehlt sich folgende Rezeptur:

**Crataegus D 4 20,0**

**Chelidonium majus D 4 20,0**

**Solidago virgaurea D 4 20,0**

oder

**Berberis vulgaris D 4 20,0**

**Hydrastis canadensis D 4 20,0**
M.D.S. 3 × tägl. 20 Tr.
etwa 2 Wochen lang

# Emphysembronchitis

Bei der Behandlung dieser Erkrankung ist es wichtig, die Leitsymptome von dem Patienten zu erfahren, schließlich notwendig, die Modalitäten deutlich herauszufinden.

### Causticum Hahnemanni
D 3 – D 30 Tabl.
4 – 5 × tägl. 1 Tabl.
Schwache Patienten mit Gangunsicherheit, Zittern der Extremitäten, kleine Paresen. Alle erkrankten Organe empfinden sie als

wund, die Sehnen als zu kurz. Besserung erfolgt durch Wärme, allerdings auch durch Trinken kalter Flüssigkeit. Besserung auch durch feuchtes Wetter. Allgemein ist Kälte draußen verschlimmernd für den Zustand.

Die Nase ist meist verstopft. Sie sind heiser, der Hals ist trocken. Beim Husten und Niesen besteht Harninkontinenz, besonders bei Frauen.

### Cephaelis ipecacuanha *(Ipecacuanha)*
D 3, D 6 Dil.
4 – 5 × tägl. 5 Tr.
Die Patienten leiden immer an Übelkeit, mitunter bis zum Erbrechen und haben trotzdem eine saubere Zunge.
Über den Lungen grobblasige Rasselgeräusche, schwer löslicher Schleim. Der Husten ist erstickend bis zum Brechanfall. Ruhe tut diesen Patienten gut.

### Cuprum aceticum
D 4 – D 12 Dil.
5 × tägl. 5 Tr.
Eine Verschlimmerung aller Beschwerden tritt ein bei Kälte und bei Bewegung. Patienten sind heiser, haben einen anfallsweise krampfartigen Husten mit Schleimrasseln, zähen schleimigen Auswurf, besonders in der Nacht. Wadenkrämpfe.

### Hyoscyamus niger *(Hyoscyamus)*
D 4 – D 12 Dil.
4 – 5 × tägl. 5 Tr.
Patienten sind häufig erregt, haben Krämpfe an der glatten wie auch an der gestreiften Muskulatur. Vordergründig ist die Hydrophobie.
Dabei Heiserkeit mit rauem, trockenem Hals und krampfartigem Husten, besonders am Abend beim Niederlegen und in Wärme im Bett. Eine Besserung finden sie, wenn sie sich hinsetzen und den Kopf vorbeugen. Beim Trinken kommt es zur Verschlimmerung.

### Lobaria pulmonaria *(Sticta)*
D 4 – D 6 Dil.
4 × tägl. 5 Tr.

Trockene Schleimhautreizung der Luftwege, häufig verstopfte Nase und Reizhusten, Kopfschmerzen dabei über der Stirn, Kitzeln im Kehlkopf, aber kaum Schleim. Der Husten ist krampfartig quälend. Patienten sind bemüht, ihre Fenster immer geschlossen zu halten.
Bei offenem Fenster sofort Verschlimmerung.

### Rumex crispus *(Rumex)*
D 3 – D 6 Dil.
3 × tägl. 5 Tr.
Reizhusten, besonders beim Einatmen von kalter Luft. Hält bei Kälte immer Tuch vor den Mund. Der Husten ist sehr schmerzhaft. Schleimhäute sind trocken, Patient hustet besonders direkt nach dem Hinlegen, aber auch nach dem Aufwachen. Sehr große Kälteempfindlichkeit.

### Stannum jodatum
D 6 – D 12 Tabl.
3 × tägl. 1 Tabl.
Niedergedrückte Grundstimmung und Angst. Alles ist zu viel. Der Schleimhautkatarrh hat einen komischen, süßlichen, schleimigen Auswurf. Schmerzen beim Husten kommen und gehen mit steigender und fallender Sonne. Beim Husten Schmerzen auf der Brust, äußerste Geruchsempfindlichkeit auch für den unangenehm riechenden eigenen Schleim.

### Sulfur
D 4 – D 12 Dil.
4 – 5 × 5 Tr.
Unsaubere, egozentrische Patienten mit venösen Stauungen, Leberbeschwerden und Hautunreinheiten. Die Schleimhäute sind gereizt, die Nase ist verstopft, Mundwinkel häufig wund. Schweiße sind übelriechend, der Auswurf ist schwer löslich und schleimig.
Verschlimmerungszeiten 7 Uhr früh, 11 Uhr und 17 Uhr. In der Bettwärme ist alles schlimmer.

### Sulfur jodatum
D 3 – D 4 Dil.
3 × tägl. 5 Tr.
Mittel beim Raucherhusten. Magere, schwache, nervöse Menschen mit eigentlich gutem Appetit. Schmutzige Haut, entzündete Schleimhäute, häufig Lymphdrüsenschwellung. Auswurf ist übelriechend. Abneigung gegen kaltes Waschen.

### Stibium sulfuratum aurantiacum
*(Antimonium sulfuratum aurantiacum)*
D 3 – D 6, Tabl.
3 – 6 × tägl. 1 Tabl. je nach Zustand
Reichliche Schleimansammlung in Bronchien und Nasen- und Rachenraum. Der Schleim klebt fest und lässt sich schlecht lösen. Patient hustet immer.
In Zimmerwärme, bei warmem Zudecken und bei warmem Trinken verschlimmert sich der Zustand.

# Enuresis

### Eupatorium perfoliatum
D 6 Dil.

und

### Equisetum arvense
D 6 Dil.
in tägl. Wechsel 3 × tägl. 5 Tr.

▷ **bei Knaben**

### Atropinum sulfuricum
D 6 Dil.
1 h vor dem Zubettgehen und direkt davor 5 Tr.
Bei aufgeregten Kindern.

**Ferrum sesquichloratum solutum**
D 3
3 × tägl. 5 Tr.
Bei anämischen Kindern.
D 6 Dil.
3 × tägl. 5 Tr.
Bei schwer erweckbaren Kindern.

**Sepia officinalis**
D 6 Dil.
3 × tägl. 5 Tr.
Bettnässen in der ersten Stunde des Schlafens.

# Epididymitis

Bei Abszedierung: Inzision. Bei Einbruch eines Abszesses in den Hoden: Entfernung des Hodens.

**Aurum jodatum**
D 3 – D 6 Tabl.
5 × tägl. 1 Tabl.
Entzündungen mit starker Schwellung und Rötung, Hitzegefühl und Blutandrang in den befallenen Körperteilen.
Ständiger Harndrang mit drückenden und spannenden Schmerzen in Penis und Hoden. Wärme und Bewegung bessern, Kälte und Ruhe verschlimmern. Verschlimmerung besonders nachts und bei Berührung.
Häufig spielen Kummer, Enttäuschung und Depressionen eine Rolle dabei.

**Rhododendron**
D 4 – D 6 Dil.
5 × tägl. 5 Tr.
Sehr schmerzhafte Schwellung von Hoden und Nebenhoden, auch als Folge wundspezifischer Urethritis. Äußerste Empfindlichkeit gegenüber atmosphärischen Spannungen Wärme bessert den Befund, Kälte verschlimmert. Bewegung bessert, Berührung verschlimmert.

**Sulfur jodatum**
D 4 – D 6 Tbl.
5 × tägl. 1 Tabl.
Entzündung der befallenen Teile mit deutlicher Lymphdrüsenschwellung. Die Entzündung ist reaktionsarm, es zeigt sich ein Jucken und Brennen. Nächtlich deutliche Verschlimmerung.
Mitunter starker Juckreiz, hier *verschlimmert Wärme*, Kälte bessert, Bettwärme verschlimmert, Patient möchte immer wieder aufstehen.

**Thuja occidentalis *(Thuja)***
D 6 – D 12 Dil.
3 × tägl. 5 Tr.
Als Folge von spezifischer, aber auch unspezifischer Urethritis, chronischer Entzündung und Schwellung mit deutlicher Kälte- und Nässeverschlimmerung, dabei deutliche Verschlimmerung durch Ruhe, Besserung durch Bewegung. Bettwärme verschlimmert. Nicht selten an anderen Stellen am Körper Warzen.

Siehe → *Epididymitis*

# Epilepsie

▷ **Kinder**

Die Aussichten bei *homöopathischer Behandlung* sind bei der idiopathischen Epilepsie *nicht gut*. Man sollte die Behandlung der Epilepsie einem Facharzt überlassen. Wenn homöopathische Behandlung gewünscht wird, einem homöopathisch ausgebildeten Facharzt für Neurologie.

# Erbrechen

▷ **Kinder**

▷ **Habituelles Erbrechen in den ersten Lebenswochen**

### Magnesium carbonicum
D 4 Trit.
Insbesondere bei Ernährung mit Muttermilch. Es ist dies das einzige Mittel bei Unverträglichkeit von Muttermilch.
Man gibt eine Messerspitze Pulver auf einen Teelöffel warmen Wassers, etwa 20 – 30 Minuten vor einer Mahlzeit und zwar sowohl dem Kind, als auch der Mutter.

### Cuprum metallicum
D 30 Trit.
Es kommt in Frage bei künstlicher Ernährung und konsekutivem Erbrechen. Meist genügt eine oder nach 48 Std. eine zweite Gabe einer Messerspitze auf einen Teelöffel warmen Wassers.

▷ **Nervöses Erbrechen bei älteren Säuglingen und Kleinkindern**

Das rein nervöse Erbrechen ist verhältnismäßig selten. Die Bezeichnung nervös sollte erst gebraucht werden, wenn ein Infekt ausgeschlossen worden ist. Dazu gehört das Blutbild und das Urinsediment. Erst dann, nach Ausschluss eines Infektes, kommen die im Folgenden aufgeführten Medikamente in Frage.

### Baptisia tinctoria *(Baptisia)*
D 12 Trit.
1 Gabe in warmem Wasser
Das Kind erbricht nach den ersten Schlucken.
Es wird nach weiterer Nahrung gefordert, danach kein Erbrechen mehr.

### Atropa belladonna *(Belladonna)*
D 12 Trit.
1 – 2 × tägl. 1 Gabe in Wasser

Das Erbrechen kommt häufig im ersten Schlaf nach der Mahlzeit. Intelligente, äußerst sensible Kinder.

### Strychnos ignatia *(Ignatia)*
D 12 Trit.
2 × tägl. 1 Gabe in Wasser
Bei ½- bis 1-jährigen Kindern, die ihre normale Flaschennahrung erbrechen und auch ablehnen, aber dafür nicht altersentsprechende, schwer verdauliche Speisen verlangen und auch behalten (Kartoffeln, Würstchen, Soße und Suppe).

▷ **Azetonämisches Erbrechen**
Anfallsweise auftretendes Erbrechen bei vorwiegend vegetativ labilen Kindern, meist nach dem 2. Lebensjahr. Tagelang andauernde Brechattacken mit erheblicher Beeinträchtigung des Allgemeinbefindens. Führt schließlich zur Austrocknung und zum Kollaps. Immer besteht starker Durst, Angst und Unruhe.

### Acidum arsenicosum *(Arsenicum album)*
D 12 Trit.
2 × tägl. 1 Gabe
Unruhe, Angst mit großer Hinfälligkeit, starker Durst bei trockener, belegter Zunge.

### Aethusa cynapium *(Aethusa)*
D 6 Trit.
2 × tägl. 1 Gabe
Äußerste Erschöpfung bei Erbrechen ohne Ende. Häufig auftretend bei sommerlicher Hitze und Unverträglichkeit von Milch und Milchprodukten. Mundpartie zyanotisch. Kalte Schweiße.

### Strychnos ignatia *(Ignatia)*
D 6 Trit.
2 × tägl. 1 Gabe
Übersensible Kinder mit neuropathischen Reaktionen. Widersprüchliche Symptomatik.

### Aceton
D 12 Trit.
Isopathicum 1 × tägl. 1 Gabe in Wasser

# Erfrierungen

### Pulsatilla patens *(Pulsatilla)*
D 3 – D 6 Dil.
5 × tägl. 5 Tr.
Bei Frostbeulen an Händen und Füßen, vor allem dann, wenn allgemeine Frostigkeit besteht sowie venöse Stauungen der Beine.

### Acidum nitricum
D 6 Dil.
3 × tägl. 5 Tr.
Leicht blutende Schrunden und Frostschäden mit Stechen.

### Amanita muscaria *(Agaricus)*
D 6 – D 12 Dil./Tabl./Glob.
1 Woche 3 × tägl. 1 Gabe D 6
danach 1 × tägl. 1 Gabe D 12
Erytheme, kalte Haut, derbe Kutis, evtl. Pusteln und Knötchen, Perniones. Empfindungen sind Prickeln, Stechen, Brennen, Jucken und das Gefühl, dass alles kalt ist wie Eisnadeln.

### Artemisia abrotanum *(Abrotanum)*
D 4, D 6, D 12 Dil./Tabl./Glob.
1. Woche:
5 × tägl. 1 Gabe D 4
2. Woche: 3 × tägl. 1 Gabe D 6
ab 2. Woche:
1 × tägl. 1 Gabe D 12
Auch als Salbe 2 × tägl. Die Haut ist schlaff, welk, evtl. Bläschen, Perniones und Erythem. Empfindungen sind vor allem juckender Art.

### Petroleum
D 12, D 30 Dil./Tabl./Glob.
1 – 3 × tägl. 1 Gabe
Haut ist rau, trocken, rissig, ja blutig, Perniones, besonders auch der Ferse und der Fußsohlen. Empfindungen sind äußerste Schmerzhaftigkeit mit Stechen. Das Mittel ist besonders indiziert

Krankheitsbilder von A – Z

bei Patienten, die eigentlich in jedem, auch geringem Winter, Erfrierungen bekommen.
Alle Ausschläge, die mit Rissen einhergehen, sind im Winter schlimmer.

**Atropa belladonna** *(Belladonna)*
D 12, C 30 Dil.
1 – 2 × tägl. 5 Tr.
Tomatenrotes Erythem mit gespannter Haut. Patient empfindet die Stelle als heiß, wie geschwollen, evtl. klopfend. Auch hier eine Folge von Frosteinwirkungen.

▷ **Prophylaxe**

Beim Skifahren in tiefen Kältegraden mit **wasserfreier** Salbe (Wasser gefriert!), z. B. Excipial, einschmieren; Minustemperaturen wirken mit dem Fahrtwind noch kälter!

# Ernährungsstörungen

▷ **Kinder**

Insbesondere bei chronischen Fällen ist eine *klare Diagnose* durch bakteriologische Untersuchungen notwendig.

▷ **Bei akuten Störungen**

**Acidum hydrochloricum**
D 6 Trit.
2 – 3 × tägl. 1 Gabe
Abneigung und Verweigerung jeglicher Nahrungsaufnahme, heftige Blähungskoliken, wässriger Durchfall. Extreme Schwäche und Schwitzen.

**Acidum sulfuricum**
D 6 Trit.
3 × tägl. 1 Gabe
Saures Erbrechen. *Singultus.*

Durchfall sauer oder nach faulen Eiern stinkend. Große Schwäche. Schwitzen beim Trinken.

### Argentum nitricum
D 6 Trit.
2 – 3 × tägl. 1 Gabe
Das wichtigste Mittel bei Durchfällen, wenn von Muttermilch auf künstliche Ernährung umgestellt wird. Knalliges Aufstoßen mit Erbrechen in kleinen Mengen. Entleerungen spritzend mit viel Blähungsabgang.

### Acidum arsenicosum *(Arsenicum album)*
D 12 Trit.
2 × tägl. 1 Gabe
Große Schwäche, Angst und Unruhe. Häufiges Erbrechen unter großer Anstrengung. Entleerung spritzig, schleimig, Stuhl unverdaut. Sehr großer Durst, nach dem Trinken Erbrechen. After wund.

### Carbo vegetabilis
D 12 Trit.
2 × tägl. 1 Gabe
Das Kind ist nach einer kurzen Phase von Erbrechen und Durchfall sterbenskrank, leichenblass, der Körper kalt. Riesiger Trommelbauch, Kreislauf bei geringster Belastung kollapsig. Stühle stinkend, mitunter Blut.

### Chamomilla recutita *(Chamomilla)*
D 3 – D 6 Trit.
3 × tägl. 1 Gabe
Darmstörungen mit Durchfall, besonders während der Zahnung. Das Kind will herumgetragen werden.

### Citrullus colocynthis *(Colocynthis)*
D 4 Trit.
3 × tägl. 1 Gabe
Stühle wässrig, heftige, krampfartige Leibschmerzen. Besser durch Wärme und Druck. Stuhlgang nach geringster Nahrungsaufnahme.

### Solanum dulcamara *(Dulcamara)*
D 6 Trit.
3 × tägl. 1 Gabe
Durchfälle nach Durchnässung und Unterkühlung, heftige Bauchschmerzen. Wärme bessert.

### Strychnos nux vomica *(Nux vomica)*
D 6 Trit.
3 × tägl. 1 Gabe
Schlecht gelaunte, magere Kinder, die gern zu viel essen. Einige Stunden nach Überessen Übelkeit und Durchfälle, auch Erbrechen. Verlangen nach Obst, das nicht vertragen wird.

### Pulsatilla patens *(Pulsatilla)*
D 6 Trit.
3 × tägl. 1 Gabe
Brechdurchfälle nach Genuss von Backwerk, fetten Speisen und Speiseeis in zu großen Mengen.
Kein Durst.

### Sulfur
D 12 Trit.
2 × tägl. 1 Gabe
Durchfälle stinkend, After und Umgebung wund und gerötet, Blähungen riechen nach faulen Eiern. Stuhldrang treibt das Kind morgens aus dem Bett.

### Veratrum album
D 6 Trit.
3 × tägl. 1 Gabe
Erbrechen und Durchfall schon bei der geringsten Bewegung. Durchfälle profus. Kollapse und Stirnschweiße.

### Alumina
D 6
3 × tägl. 1 Tabl.
Obstipation nach Absetzen der Muttermilch.

▷ **Chronischer Verlauf**

**Calcium carbonicum Hahnemanni**
D 12 Trit.
2 × tägl. 1 Gabe
Phlegmatische, kalte Kinder mit Kopf- und Fußschweißen, dicker geblähter Bauch, Frostigkeit, Appetitlosigkeit oder Gefräßigkeit. Verlangen nach unverdaulichen Speisen und nach Eiern. Abneigung und Unverträglichkeit von Milch.

**Natrium chloratum** *(Natrium muriaticum)*
D 12 Trit.
2 × tägl. 1 Gabe
Wässrige Durchfälle mit viel Durst. Verlangen nach bekannten Speisen, *Salz*hunger. Isst viel, bleibt aber mager. Isolationsgefühl.

**Sulfur**
D 12 Trit.
2 × tägl. 1 Gabe
Morgendlicher Stuhldrang mit stinkenden Stühlen, treibt aus dem Bett. Unverträglichkeit von Milch und Eiern, sehr viel Durst, schlechter Körpergeruch bei ungepflegten und schmutzigen Kindern.
Hauteffloreszenzen.

**Nosoden- und Eigenblutbehandlung**
*1. Tag:* nach Scharlach 1 Gabe Scarlatinum D 30 Trit.
(nach Keuchhusten Pertussinum D 30)
*2. und 3 Tag:* 1 Gabe homöopathisches Simile (z. B. Apis mellifica C 30), morgens, 1 Gabe Organpräparat Niere C 30 abends
*4. Tag:* Eigenblut C 8, 5 Tr. in Wasser
*5., 6. und 7. Tag:* wie 2. und 3. Tag
*8. Tag:* 1 Gabe Eigenblut C 8 – 5 Tr.
*9. – 11. Tag:* wie 2. und 3. Tag
**Fortsetzen bis Krankheitszeichen verschwunden sind.**

# Erythrocyanosis

**Pulsatilla patens** *(Pulsatilla)*
D 6 – D 12 Dil.
3 × tägl. 5 Tr.
Leicht adipöse junge Mädchen, weich und nachgiebig, launenhaft und weinerlich mit erheblichem Schweregefühl in den Beinen. Die Haut ist zyanotisch verfärbt, besonders nach langem Stehen und Sitzen.
Verschlimmerung durch Wärme. Unverträglichkeit von Süßigkeiten, allgemeine Durstlosigkeit, Regelbeschwerden.

# Exostosen

**Hekla lava**
D 2 Tabl.
3 × tägl. 1 Tabl.
Fersensporn et diut.
4 Wochen, dann

**Hekla lava**
D 6 Tabl.
4 × tägl. 1 Tabl.
4 Wochen, dann

**Vermiculite**
D 6 Tabl.
3 × tägl. 1 Tabl.
4 Wochen, notfalls noch einmal die gleiche Reihenfolge.

# Fersensporn

### Hekla lava
D 3 – D 6 Tabl.
3 × tägl. 1 Tabl (3 – 6 Monate)
Dieses Mittel enthält Eisenoxydsilikate, Kalzium, Magnesium und Aluminium.
Die Anwendung ist empirisch und kann beim Fersensporn mit gutem Erfolg verwendet werden. Außerdem bei Exostosen, mitunter auch bei Arthrose, besonders dann, wenn z. B. im Röntgenbild starke proliferative Veränderungen am Knochen zu finden sind.

# Fieberkrämpfe

▷ **Kinder**

### Atropa belladonna *(Belladonna)*
D 12 Trit., Tabl.
3 × tägl. 1 Gabe
Plötzliches Auftreten des meist sehr hohen Fiebers bei hochrotem Kopf. Der Körper ist heiß und feucht, dampft, die Schleimhäute sind trocken. Extremitäten können an den Akren kalt sein. Überempfindlichkeit gegenüber Geräuschen und Licht.
Zähneknirschen und Delirien als Vorboten der Krämpfe. Klonische Krämpfe am ganzen Körper.

### Chamomilla recutita *(Chamomilla)*
D 12 Trit., Tabl.
2 – 3 × tägl. 1 Gabe
Kinder sind unerträglich unruhig, schreien dauernd. Krämpfe treten meist vor Mitternacht auf. Auch wirksam bei Krämpfen zur Zeit der Zahnung. Wollen gewiegt werden, dann Ruhe.

**Helleborus niger** *(Helleborus)*
D 12 Trit., Tabl.
3 × tägl. 1 Gabe
Bei Fieber starre, weite Augen, langsamer Puls, spärlicher Urin. Automatische Bewegung von Armen und Beinen und dauernde Kaubewegungen. Cri encéphalique. Im Beginn des Fiebers ist das Kind sehr unruhig, später kommt es zu Schlummersucht und Benommenheit.

# Fisteln

Nach Verletzungen, Operationen, Verwundungen. Selbst alte Granatsplitter und andere Fremdkörper werden bei langer Einnahme abgestoßen. *Kein Abstoßen von Implantaten!*

**Calcium fluoratum**
D 2 Tabl.
3 × tägl. Tabl.
Knochen-/Zähne-/Ohrfisteln.

**Silicea**
D 6 Tabl.
3 × tägl. 1 Gabe – bis 4 Wochen;
danach 1 × Sulfur C 30 und nochmals Silicea D 6, 3 × tägl. 1 Gabe

# Flatulenz

Eine saubere Abklärung der Diagnose ist die Voraussetzung für den Beginn einer homöopathischen Behandlung.

**Carbo vegetabilis**
D 3 – D 6 Tabl.
3 × tägl. 1 Tabl.
Viele venöse Stauungen, auch im Leberbereich. Die Patienten sind reizbar und schwach. Der Körper ist häufig kalt, blass, mitunter zyanotisch. Der ganze Stoffwechsel ist verlangsamt. Es besteht

Abneigung gegen Fett und Milch, Unverträglichkeit von Alkohol und Fett. Die Schweiße sind warm bei kaltem Körper.
Die Blähungen sind äußerst übelriechend, Abgang von Blähungen bessert.
Der Appetit ist sehr gut.
Verschlimmerung durch feuchte Wärme und besonders in den Abend- und Nachtstunden. Kälte bessert den Zustand, auch Bewegung bessert deutlich, ebenso wie Aufstoßen.

### Cinchona succirubra *(China)*
D 3 – D 4 Dil., Tabl.
3 × tägl. 5 Tr., 1 Tabl.
Stark übererregbare Sinne, Reizleitungssystem am Herzen häufig durch Extrasystolie gestört. Es besteht starke Flatulenz, bitterer Mundgeschmack.
Milch, Wein, Tee, saure Dinge und Obst sind unverträglich. Blähungen äußerst übelriechend. Der Abgang von Blähungen bessert *nicht.*

### Lycopodium calvatum *(Lyopodium)*
D 4 Dil., Tabl.
3 × tägl. 5 Tr., Tabl.
Es besteht deutliche Rechtslateralität. Patienten sind reizbar, ärgerlich und depressiv, die Schleimhäute sind trocken. Die Patienten haben Heißhunger, sind aber sofort satt. Der Mundgeschmack ist sauer bis bitter. Es besteht Abneigung gegen Brot, aber Verlangen nach süßen Speisen. Unverträglichkeit von Stärkeprodukten und Eiern. Eine enge Taille stört gewaltig.
Blähungen sind fast geruchlos, der Abgang bessert nur kurzzeitig. Die Leber ist immer beteiligt.

### Chamomilla recutita *(Chamomilla)*
D 3 Dil., Tabl.
3 × tägl. 5 – 10 Tr., 1 – 2 Tabl.
Exaltierte Erwachsene, Überempfindlichkeit gegen Schmerzen. Ursache häufig Ärger. Der Mundgeschmack ist bitter und faulig, Erbrechen ist sauer. Aufstoßen nach faulen Eiern. Es gibt akute Anfälle von echten Blähungskoliken. Die Blähungen selbst sind übelriechend, der Abgang bessert nicht. Fußsohlen brennen häufig.

### Myristica fragrans *(Nux moschata)*
D 4 Dil., Tabl.
3 × tägl. 5 Tr., 1 Tabl.
Übererregbare Sinne, tagsüber besteht Schläfrigkeit, nachts sehr wach. Verdauungsschwäche. Mundhöhle ist trocken, aber kein Durst. Brot und Stärke unverträglich. Obstipation, immer das Gefühl: ich bin nicht fertig. Blähungen sind übelriechend.
Alles verschlimmert sich bei feuchter Kälte, bei kaltem Baden, bei kalter Nahrung und nach körperlicher und geistiger Anstrengung.

### Silybum marianum *(Carduus marianus)*
D 2 Dil., Tabl.
3 × tägl. 5 Tr., 1 Tabl.
Flatulenz ist sehr stark. Patienten sind misslaunig, vergesslich, frostig und müde. Völle und Druck, manchmal auch Stechen unter dem rechten Rippenbogen. Bitterer Mundgeschmack.
Besserung durch Zusammenkrümmen.
Verschlimmerung durch Essen, Druck, heiße und kalte Anwendungen.

### Strychnos nux vomica *(Nux vomica)*
D 4 – D 6 Dil., Tabl.
3 × tägl. 5 Tr., Tabl.
Stark übererregte Sinne, aufbrausend, hastiger, hypochondrischer Typ mit starkem Verlangen nach Genussmitteln. Isst zu schnell und zu viel, hat üblen Mundgeruch.
Erbrechen erleichtert, Aufstoßen erleichtert. Kaffee und Alkohol ist unverträglich, wird aber trotzdem getrunken.
Verschlimmerung in den frühen Morgenstunden, durch Geräusche, Gerüche und durch geistige Anstrengung.

### Sulfur
D 4 – D 12 Tabl.
1 – 3 × tägl. 1 Tabl.
Unsaubere Menschen, häufig egozentrisch. Haut zeigt Juckreiz und vielfach Brennen. Der Mundgeruch ist übel, Mundgeschmack süßlich bis sauer und faulig. Abneigung gegen Fleisch, Unverträglichkeit von Eiern, Milch und Stärke. Verlangt nach Süßem und besonders nach Alkoholika. Stinkende Durchfälle, übelriechende Blähungen.

Verschlimmerung nachts, um 11 Uhr morgens und in der Bettwärme, nach Süßigkeiten.

**Taraxacum officinale** *(Taraxacum)*
D 1 – D 2 Dil., Tabl.
3 × tägl. 5 Tr., 1 Tabl.
Landkartenzunge, heftige Flatulenz bei saurem bis bitterem Mundgeschmack. Unverträglichkeit von Fett, Nachtschweiße. Der Abgang von Blähungen bessert deutlich.

▷ **Außerdem bewährt**

**Argentum nitricum**
D 6 – D12
3 × tägl. 1 Gabe
Lautes, weithin hörbares Poltern im Leib. Siehe S. 27.

**Raphanus sativus**
D 2 Dil.
3 × tägl. 5 Tr.
Heftige Gasbildung im Darm und Folge von Leber-Erkrankungen.

**Momordica balsamica**
D 1 Dil.
3 × tägl. 5 Tr.
Gas in der linken Flexur.

**Collinsonia canadensis**
D 1 Dil.
3 × tägl. 5 Tr.
Obstipation, Gasansammlung, Bauchplethora.

# Frakturen

### Arnica montana *(Arnica)*
D 6 – C 30 Dil./Tabl./Glob.
5 – 6 × tägl. 1 Gabe
Besonders bei starken Schmerzen, wenn das Lager zu hart ist. Besserung durch Ruhe, Verschlimmerung durch Wärme. Erschütterung des Bettes wird als sehr unangenehm empfunden.

### Ruta graveolens *(Ruta)*
D 3 – D 12 Dil./Tabl./Glob.
akut: 2-stündl. 1 Gabe,
nach Besserung 1 – 2 × tägl. 1 Gabe
Mittel für gelenknahe Frakturen, bei denen immer der Bandapparat oder Sehnen mitverletzt sind. Hier finden wir Schmerzen wie zerschlagen nach einer Quetschung, einem Stoß oder Fall. Besonders die Schmerzen in der Knochenhaut sind sehr stark.
Verschlimmerung in Ruhe; Patient muss sich ständig bewegen, besonders in der Nacht fühlt er sich im Liegen nicht wohl. Er steht auf (oder bewegt die Extremitäten im Bett) und verspürt dann Besserung.

### Symphytum officinale
D 4 – D 12, Dil./Tabl./Glob.
akut: 1 – 2-stündl. 1 Gabe,
später 1 × tägl. D 12
Wichtigstes Mittel für Frakturen und zur Beschleunigung der Kallusbildung (vgl. auch seine Bezeichnung Beinwell) Es hilft auch, den akuten Schmerz nach Frakturen deutlich zu lindern.

### Calcium carbonicum
D 6 – D 12, Dil./Tabl./Glob.
zu Beginn 5 × tägl. D 6,
nach 2 Wochen 2 × tägl. D 12
Besonders bei Frakturen schon älterer Menschen oder Patienten mit Osteoporose mit bekannt schlechter Kallusbildung. Trägt zur Kallusbildung bei.

▷ Außerdem bewährt

**Phosphorus**
D 12 Dil.
1 × tägl. 5 Tr.
Bei langdauernden Schmerzen nach Knochenbruch und allg. Schwäche.

# Frostbeulen

**Artemisia abrotanum**
D 2 Dil.
3 × tägl. 5 Tr.
5–10%ige Salbe lokal

**Amanita muscaria**
D 6 Dil.
3 × tägl. 5 Tr.
Alte Frostbeulen, die jedes Jahr neu juckende und brennende Schmerzen machen.

**Petroleum**
D 6 Dil.
3 × tägl. 5 Tr.
Haut rau und empfindlich, Winterverschlimmerung.

# Furunkel

Siehe → *Abszesse*

# Gallenkolik

Eine sorgfältige Diagnostik des klinischen Krankheitsbildes ist dringend notwendig. Erst nach abgeschlossener Diagnostik kann der behandelnde Arzt entscheiden, ob hier eine Erkrankung vorliegt, die homöopathisch behandelt werden kann.

Eine akute Gallenkolik lässt sich ggf. mit homöopathischen Mitteln beherrschen. Folgendes Routinemittel hat sich bewährt:
**Kombinationstherapie**

**Chelidonium majus, D 3 Dil.**

und

**Silybum marianum, D 2 Dil.**
Alle 5 Minuten 5 Tr. im Wechsel direkt auf die Zunge. Wegen des Brechreizes so lange wie möglich im Mund belassen und nicht gleich hinunterschlucken.
Unterstützend feucht-warme Umschläge auf die Leber, auf das feuchte Tuch (lokal!), wenn möglich frisch gepflückte Löwenzahnblätter (Taraxacum)

**Hydrastis canadensis Ø**

und/oder

**Taraxacum officinale Ø**
Vor dem Umschlag 20 Tr. auf die Haut.
Eine andere Methode ist die Quaddelung im Bereich der Gallenblase und im Bereich des rechten Schulterblattwinkels mit einer Mischung aus

**Chelidonium majus D 3**

und

**Taraxacum officinale D 2**
je 1 ccm.

# Gastritis, akute

### Strychnos ignatia *(Ignatia)*
D 4 – D 6 Dil.
5 × tägl. 5 Tr.
Empfindsame, nervöse, weinerliche Personen mit hysterischer Komponente.
Folge von Kummer, Ärger, enttäuschter Liebe. Globusgefühl und widersprüchliche Symptomatik. Abneigung gegen Tabakrauch, häufig krankhaftes Gähnen, Magenschmerzen bessern sich nach kleinen Mahlzeiten.

### Strychnos nux vomica *(Nux vomica)*
D 4 – D 12 Dil.
5 × tägl. 5 Tr.
Sehr reizbare, streitsüchtige temperamentvolle Menschen mit cholerischem Wesen, intellektuell – fleißig – ehrgeizig.
Verschlimmerung nach dem Essen, nach körperlicher und geistiger Anstrengung und früh nach dem Erwachen. Übler Missbrauch von Reiz- und Genussmitteln, Beruhigungs- und Aufputschmitteln.
Allgemein sehr gut wirksam bei akuter Gastritis nach Reizmittel-Missbrauch.

### Phosphorus
D 6 – D 12 Dil.
3 × tägl. 5 Tr.
Überempfindlichkeit aller Sinnesorgane, hochgradige Schwäche, immer müde. Besserung nach Schlaf. Grobes Zungenrelief mit belegter Zunge, Brennen im Magen mit Verlangen nach kalten Getränken. Häufig Heißhunger trotz Schmerzen und Brennen nach dem Essen. Wärme bessert (äußerlich!)

**Semecarpus anacardium *(Anacardium)***
D 4 – D 6 Dil.
3 × tägl. 5 Tr.
Reizbare, boshafte, fluchende Menschen, dabei ängstlich, träge und zwiespältig.
Im Magen deutlicher Nüchternschmerz, der nach kleinen Mahlzeiten sich schnell bessert und nach 2 Stunden wiederkehrt. Pflockgefühl in der Magen-Darm-Gegend. Stuhldrang, ohne entleeren zu können.
Allgemeine Schwäche, Erschöpfung bis zum Zittern.

**Graphites**
D 6 – D 12 Tabl.
3 × tägl. 1 Tabl.
später C 30 Dil. oder Tabl.
1 × wöchentl. 5 Tr. oder 1 Tabl.
Patienten sind fett, faul, verstopft, sind Vielesser und sehr ängstlich.
Häufig missgebildete, rissige Finger- und Fußnägel, Kälteempfindlichkeit.
Heißhunger und gieriger Appetit. Abneigung gegen Fleisch, gegen Gesalzenes. Übelkeit nach Süßigkeiten.
Krampfartige Magenschmerzen bessern sich durch Essen. Heftiger Meteorismus mit übelriechenden, reichlichen Winden. Am After Jucken und Wundheitsgefühl.

**Cimicifuga racemosa *(Cimicifuga)***
D 3 – D 6 Dil.
3 × tägl. 5 Tr.
Unruhige Patienten mit Muskelzuckungen. Klimakterium. Traurig und schwermütig, wechselnde Launen. Am Magen ständig Symptomwechsel der gastro-duodenalen Beschwerden.
Immer Besserung durch Wärme, Verschlimmerung durch Kälte.
Furcht vor dem Tod.

# Gastritis, chronische

Bei der Behandlung der chronischen Gastritis kommen die gleichen Mittel in Frage wie bei der → *akuten Gastritis.*

Weiterhin:

**Acidum sulfuricum**
D 4 – D 12 Dil.
3 × tägl. 5 Tr.
Acidum sulfuricum ist das typische Mittel bei der chronischen Gastritis der Alkoholiker, mitunter aber auch wirksam bei chronischer Gastritis im Klimakterium (häufig mit Alkoholismus vergesellschaftet).
Zittern und Schwäche des ganzen Körpers, Besserung durch Wärme.
In den Morgenstunden Erbrechen. Viel saures Aufstoßen und Sodbrennen. Häufig Durchfälle mit Schwächegefühl bei geringen Diätfehlern.

**Stibium sulfuratum nigrum *(Antimonium crudum)***
D 4 – D 6 Tabl.
3 × tägl. 1 Tabl.
Mürrische Patienten mit erheblicher Säurenunverträglichkeit. Gastritis nach Völlerei im Essen und Trinken.
Reichlicher Weingenuss mit Kater.
Verschlimmerung durch Essen, Leitsymptom ist ein dicker, weißer Zungenbelag. Der Magen wird als überladen empfunden.
Erbrechen gibt keine Besserung.

**Argentum nitricum**
D 6 – D 12 Tabl.
3 × tägl. 1 Tabl.
Intellektuelle Neurastheniker mit Angst, Einbildungen und Lampenfieber. Äußerst ehrgeizig, steckt seine Ziele viel höher als seine geistigen Fähigkeiten versprechen. Ängste in engen Räumen, wie im Lift und auf Brücken.
Verlangen nach Zucker, der aber nicht bekommt.

Die Magenschmerzen strahlen nach allen Seiten des Körpers aus und gehen einher mit Auftreibung des Körpers und Blähsucht.

**Kalium bichromicum**
D 4 – D 12 Dil.
3 × tägl. 5 Tr.
Chronische Gastritis der Biertrinker mit sehr trockenem Mund und Gefühl eines Haares auf der Zunge. Besserung der Magenbeschwerden durch kleine Speisen, Verschlimmerung durch kaltes Wasser und Kaffee.

**Delphinium staphisagria *(Staphisagria)***
D 4 – D 12 Dil.
3 × tägl. 5 Tr.
Reizbare, leicht beleidigte und zornige Menschen, die kaum Freude am Dasein haben. Besonders früh missmutig und grimmig. Ärgert sich über alles, auch über Dinge, die ihn nicht betreffen. Folge von Ärger und Kummer.
Verlangen nach Wein, Schnaps und Tabak. Bauchkoliken nach Essen und nach Ärger. Viel Heißhunger.

# Gelenkentzündungen, akute

Siehe → *Arthritis, akute*

# Gelenkentzündungen, chronisch-rheumatische

Siehe → *Arthritis, rheumatoide*

# Gelenkerkrankung, degenerative

Siehe → *Arthrose*

# Gerstenkorn

Siehe → *Hordeolum*

# Geruchsstörungen

Der Patient hat das Gefühl, als ob er etwas rieche wie

- *»Fischlake«*, dann gebe man
**Thuja occidentalis**
D 6 Dil.
3 × tägl. 5 Tr.

- *»Kot«, dann gebe man*
**Sulfur**
D 12 Tabl.
2 × tägl. 1 Tabl.

- *»verbrannte Haare«*, dann gebe man
**Graphites**
D 12 Tabl.
1 × tägl. 1 Tabl.

# Geruchsüberempfindlichkeit

*Gegen alle Gerüche* (gute und schlechte):
**Colchicum autumnale**
D 6 Dil.
3 × tägl. 5 Tr.
Patient empfindet dies *äußerst stark,* es stört ihn sehr. Besonders Essensgeruch.

Geruch von *Blumen:*
**Phosphorus**
D 12 Dil.
3 × tägl. 5 Tr.

# Geruchsverlust

– Nach fieberhafter Grippe:
**Natrium chloratum *(Natrium muriat.)***
D 6 Dil.
3 × tägl. 5 Tr.

– Nach starkem Schnupfen:
**Pulsatilla patens**
D 6
3 × tägl. 5 Tr.
Nach langdauernden Nebenhöhlenentzündungen, aber auch nach Anwendung lokaler Abschwellungsmittel in der Nase und **nach Antibiotika.**

– Nach Antibiotikagaben:
**Sulfur**
D 6 Dil./Tabl.
3 × tägl. 1 Tabl.
oder sofort 5 × tägl. 1 Tabl. oder 5 Tr.
Wichtigstes Mittel; auch nach anderen Medikamenten, die eine Unterdrückung bewirken.

# Geschmacksstörungen

*Schmeckt metallisch:*
**Cuprum metallicum**
D 12 Tabl.
2 × tägl. 1 Tabl.
Dabei muss Durst nach kalten Getränken bestehen.

**Mercurius solubilis Hahnemanni**
D 6 Tabl.
2 × tägl. 1 Tabl.
Nächtliche Verschlimmerung.
Schweißausbrüche.

**Zincum metallicum**
D 12 Tabl.
2 × tägl. 1 Tabl.
Dabei bestehen unruhige Beine. Alkoholunverträglichkeit.

*Schmeckt salzig:*
**Acidum arsenicosum**
D 6 Dil.
3 × tägl. 5 Tr.
Angst, Unruhe, viel Durst. Kleine Schlucke.

**Conium maculatum**
D 6 Dil.
3 × tägl. 5 Tr.
Viel Durst, Schwindel beim Niederlegen.

**Natrium chloratum *(Natrium muriat.)***
D 6 Dil.
3 × tägl. 5 Tr.
Starker Durst, Sonnenüberempfindlichkeit, Verlangen nach Salz.

**Sepia officinalis *(Sepia)***
D 6 Dil.
3 × tägl. 5 Tr.
Klimakterium, Schweiße, fliegende Hitzen.

Krankheitsbilder von A – Z

*Alles schmeckt süß:*
**Acidum hydrochloricum**
D 3 – D 4 Dil.
3 × tägl. 5 Tr.
Alles schmeckt süß.

**Acidum arsenicosum**
D 6 Dil.
3 × tägl. 5 Tr.
Alles schmeckt widerlich süß.

**Plumbum metallicum**
D 6 Tabl.
3 × tägl. 1 Tabl.
Alles schmeckt eigenartig metallisch süß.

**Stannum metallicum**
D 12 Tabl.
2 × tägl. 1 Tabl.
Alles schmeckt süß. Patient ist unheimlich gefräßig.

*Alles schmeckt widerlich:*
**Acidum carbonicum**
D 6 Dil.
3 × tägl. 5 Tr.
Schweiße, Schwäche.

**Lachesis muta *(Lachesis)***
D 12 Dil.
1 – 2 × tägl. 5 Tr.
Besonders in den Morgenstunden.
Kann keine enge Kleidung vertragen.

**Nicotiana tabacum *(Tabacum)***
D 12 Dil.
2 × tägl. 5 Tr.
Widerlicher Geschmack im Mund.
Kalter Schweiß, Schwäche.

# Geschmacksverlust

### Cyclamen europaeum *(Cyclamen)*
D 3 – D 6 Dil.
3 × tägl. 5 Tr.
Kopfschmerzen, viel Migräne.
Danach Geschmacksverlust.

### Natrium chloratum *(Natrium muriat.)*
D 6 Dil.
3 × tägl. 5 Tr.
Geschmacksverlust, besonders nach schwerer, hochfieberhafter Grippe. Häufig vergesellschaftet mit Geruchsverlust.

### Pulsatilla patens *(Pulsatilla)*
D 4 – D 6 Dil.
3 × tägl. 5 Tr.
Geschmacksverlust als Folge von Gallenblasenaffektionen fieberhafter Art nach sehr fetten Speisen; auch nach Antibiotikagaben.

### Secale cornutum
D 6 Dil.
3 × tägl. 5 Tr.
Geschmacksverlust, besonders nach Einnahme von Secale-haltigen Medikamenten (*Ergotismus*)
D 12,
2 × tägl. 5 Tr.
Besonders, wenn der Patient zwar unter *kalten Händen* und *kalten Füßen* leidet, aber durch warme Bäder keine Erleichterung findet.

# Gicht

### Acidum benzoicum e resina
D 3, D 2 Dil.
2- bis 3-stündl. 5 Tr.
Leitsymptom: Der Urin riecht wie Pferdeharn.

Häufig bestehen schon durch Tophi deformierte Gelenke; die Schmerzen wandern. Verschlimmerung immer durch Alkohol.

### Berberis vulgaris *(Berberis)*
D 2 – D 3 Dil.
3 – 6 × tägl. 5 Tr.
Wichtigstes Mittel bei Hyperurikämie, sowohl im Anfall als auch im Intervall. Die Schmerzen haben stechenden und brennenden Charakter. Patienten sind morgens sehr müde und nie ausgeschlafen.
Verschlimmerung durch jede geringe Berührung, durch Erschütterung.

### Perilla frutescens *(Perilla ocymoides)*
D 2 – D 3 Dil.
3 – 6 × tägl. 5 Tr.
Besonders im Intervall wichtiges Mittel; regelmäßig und über lange Zeit geben. Es hat neben seiner antiurikämischen Wirkung bei der harnsauren Diathese auch eine sedative und antispastische Wirkung.

### Rhododendron
D 3 – D 6 Dil.
3 – 6 × tägl. 5 Tr.
Im Intervall wichtiges Mittel, besonders wenn Besserung durch Kälte auftritt (selten!). Dann stündl. 5 – 10 Tr.
Verschlimmerung (und Anfall) treten besonders bei feucht-kaltem Wetter auf, ganz besonders bei Schneefall: Die Haut zeigt starke Rötungen, heftiges Brennen und Schmerzen.

– Im akuten Anfall:
### Aconitum napellus *(Aconitum)*
D 4 Dil.
½- bis 1-stündl. 5 Tr.

### Apis mellifica
D 3 Dil.
stündl. 5 Tr.

**Bryonia cretica** *(Bryonia)*
D 2 – D 3 Dil.
stündl. 5 Tr.

# Gingivitis

▷ **Kinder**

### Acidum nitricum
D 3 – D 4
3 × tägl. 1 Gabe
Schwäche und allgemeine nervöse Gereiztheit, Splitterschmerzen, saure Schweiße. Lippen eingerissen, Schleimhaut blutet bei leichter Berührung. Foetor ex ore. Scharfer Urin.

### Kalium bichromicum
D 6
3 × tägl. 1 Gabe
Geschwüre der Schleimhaut, wie ausgestanzt und leicht blutend mit zähem Sekret. Zähflüssiger Speichelfluss. Foetor ex ore.
Kälteempfindlichkeit.

### Kreosotum
D 4 – D 6
3 × tägl. 1 Gabe
Zahnfleisch geschwollen, blau-rot verfärbt, Blutungsneigung, geschwürig mit scharfem Sekret. Foetor ex ore.
Besserung durch Wärme.

### Lachesis muta *(Lachesis)*
D 12
3 × tägl. 1 Gabe
Schleimhaut dunkelrot, schwammig, geschwürig, blutend.
Wegen heftiger Berührungsempfindlichkeit ist Nahrungsaufnahme kaum möglich. Stomatitis als Begleiterkrankung bei fieberhaften Erkrankungen.

**Mercurius solubilis Hahnemanni**
D 6
3 × tägl. 1 Gabe
Zahnfleisch schwammig, geschwürig, blutig, überaus stinkender Speichelfluss. Regionäre Drüsenschwellungen, viel Durst, unangenehm riechende, profuse Schweiße. Verschlimmerung nachts.

# Globusgefühl im Hals

**Strychnos ignatia**
D 4 Dil.
3 × tägl. 5 Tr.
Widersprüchliche Symptome: »Leiche schwimmt stromaufwärts«.

**Ferula asa-foetida**
D 3 Dil.
3 × tägl. 5 Tr.
Übelriechendes Aufstoßen, empfindsam.

**Strychnos nux vomica**
D 6 Dil.
3 × tägl. 5 Tr.
Falstaff-Typ, cholerischer Gourmand mit Halsbeschwerden.

# Glomerulonephritis

Eine akute Glomerulonephritis kann auch homöopathisch behandelt werden, **wenn** keine Sicherheit über die Ursache durch entsprechende Erreger besteht und wenn ein deutliches Krankheitsbild auf ein Arzneimittel hinweist.

**Apis mellifica**
D 3, D 4, D 6 Dil.
2-stündl. 5 Tr.

Akuter Beginn mit Ödemen, erheblicher Durstlosigkeit, stechend-brennenden Schmerzen in der Lendengegend, Schwellungen am ganzen Körper.
Deutliche Verschlimmerung durch Wärme und Berührung, Besserung durch Kälte, Ruhe und frische Luft.

### Atropa belladonna *(Belladonna)*
D 3 – D 4 Dil.
5 × tägl. 5 Tr.
Causa ist die Abkühlung, besonders nach zu viel Sonneneinstrahlung, Ärger. Übererregbarkeit aller Sinne, plötzlicher Beginn. Die Schleimhäute sind trocken. Zunächst großer Mangel an Schweiß, die Harnabsonderung versiegt fast ganz.
Großes Verlangen nach Wärme, aber Wärme bessert nicht.

### Berberis vulgaris *(Berberis)*
D 3 – D 4 Dil.
5 – 7 × tägl. 10 Tr.
Schmerzen in der Nierengegend bis in den Harnleiter ausstrahlend. Auch im rechten Oberbauch Beschwerden. Urin ist sehr gelb bis rot.
Ruhe bessert die allgemeinen Erscheinungen, Erschütterung verschlimmert.

### Solidago virgaurea
D 4 Dil.
5 × tägl. 10 Tr.
Das beste Nierenfunktionsmittel, besonders, wenn die Nierengegend schmerzhaft ist. Beim Druck und beim Harnlassen Erschwerung mit starken Schmerzen auch in der Harnröhre. Eine Besserung erfolgt nach Urinabgang. Dieses Mittel ist besonders indiziert beim Abklingen der akuten Erscheinungen und nur bei leichten, objektiven Symptomen, subjektiv nur die oben angeführte Symptomatik.
Bei mehr subchronischen und chronischen Fällen einer Glomerulitis empfiehlt sich

**Acidum nitricum**
D 6 Dil.
3 × tägl. 5 Tr.
Körperlich schwache Patienten mit gereiztem Nervensystem, abgemagert. Sekrete übelriechend. Besonders bei subakuter Glomerulonephritis wirksam. Der Urin ist übelriechend wie bei *Pferdeharn,* aber noch schärfer, außerdem enthält er eiweißhaltige Zylinder und sehr viele Erythrozyten. Vielfach Entzündungen an der Glans penis. Urinstrahl wird als eiskalt empfunden.
Warme Anwendungen bessern die Beschwerden.

**Cuprum arsenicosum**
D 12 Dil.
3 × tägl. 10 Tr.
*Das* Mittel der chronischen Glomerulonephritis mit Krämpfen, Übelkeit, Zyanose, heftiger Müdigkeit. Es ist das Mittel, das an der Grenze zur Urämie angewendet werden kann, bei Blässe, Kälte der Glieder, bei Neigung zu übelriechenden Darmkatarrhen, bei beginnenden urämischen Krämpfen. Es hat sich in jahrelanger Anwendung sehr bewährt und kann eine fortschreitende Urämie über lange Zeit im Gleichgewicht halten.
Wärme und Ruhe bessern den Zustand, Kälte und Berührung verschlimmern.

**Helleborus niger** *(Helleborus)*
D 6 – D 12 Dil.
3 × tägl. 10 Tr.
Es ist das Mittel bei der Nephrosklerose. Alles am Patienten ist verlangsamt, Schwäche, Depression. Er ist sehr gehemmt. Viele Schwellungen und Ödeme am ganzen Körper. Kopfschmerzen, Exsudate in den Körperhöhlen.
Deutliche Besserung durch Wärme, aber Verschlimmerung durch Kälte.

**Lespedeza**
D 3 Dil.
3 × tägl. 10 Tr.
Dieses Mittel ist klinisch bewährt bei leichter bis mittelschwerer chronischer Nephritis mit erhöhten Blutdruckwerten und erhöhten harnpflichtigen Substanzen.

▷ **Kinder**

### Apis mellifica
D 6 Trit., Tabl.
3 × tägl. 1 Gabe
Plötzlicher Beginn, meist nach einer Infektionskrankheit mit starken Ödemen, blasser Haut, feuerroter und dicker Zunge, Appetitlosigkeit, Erbrechen, sehr spärlicher Urin.
Trotz trockener Schleimhäute besteht kein oder sehr wenig Durst.
Leitsymptom: Verschlimmerung durch Wärme, das Kind will auf keinen Fall zugedeckt werden.

### Apocynum cannabinum *(Apocynum)*
D 6 Dil.
3 × tägl. 3 – 5 Tr. in Wasser
Langsamer Beginn. Ödeme mittelgroß, Haut und Zunge sehr trocken. Durst sehr groß (im Gegensatz zu Apis).
Verschlimmerung durch Kälte. Das Kind will fest zugedeckt sein (Gegensatz zu Apis).

### Terebinthinae aetheroleum rectificatum *(Oleum terebinthianae)*
D 8 –D 12 Trit.
2 × tägl. 1 Gabe
Schmerzen in der Nierengegend bei trockener, glatter, roter Zunge. Bauch ist sehr druckempfindlich, Meteorismus, Urin spärlich, eiweißreich, Erythrozyten reichlich!

# Hämatome

**Arnica montana *(Arnica)***
D 6 – C 30 Dil./Tabl./Glob.
akut: am 1. Tag 2-stündl. D 6, 1 Gabe
dann 1 × tägl. C 30, 1 Gabe
Bei großen Hämatomen ohne äußerliche Verletzung.

**Bellis perennis**
D 6 – D 12 Dil./Tabl./Glob.
Bei kleinen Hämatomen und Ekchymosen, z. B. Emblème érotique (»Knutschfleck«).

**Rhus toxicodendron**
Bei Hämatomen im Zusammenhang mit Distorsionen, Luxationen, Frakturen und nach großer Anstrengung.

**Crotalus horridus**
C 12
3 × tägl.
Sehr große Hämatome mit langsamer Resorption.

# Hämorrhagien

Siehe → *Purpura*

# Hämorrhoiden

### Acidum nitricum
D 4 – D 6 Dil.
5 × tägl. 5 Tr.
Hoffnungsloser Patient mit allgemeiner Schwäche; außergewöhnliche Empfindlichkeit gegen Berührung, nicht nur an der erkrankten Analstelle. Zerreißgefühl bei der Defäkation, nach der Defäkation noch erhebliches Stechen und Wundkratzen. Auch im Stuhlgang-Intervall unerträgliche Hämorrhoidenschmerzen. Übelriechende Absonderungen. Saures Schwitzen.

### Aesculus hippocastanum *(Aesculus)*
D 3, D 4 Dil.
3 – 6 × tägl. 5 Tr.
Traurige und reizbare Patienten mit allgemeiner Bindegewebsschwäche. Venöse Stase im ganzen Bereich der unteren Körperhälfte. Hämorrhoidenschmerzen mit Ausstrahlung ins Kreuz und ödematöse Veränderungen der Umgebung. Starker Meteorismus. Afterschmerzen bei der Defäkation mit Schleimabgang. Häufig Varicosis. Bettwärme bringt in den Morgenstunden Verschlimmerung der Hämorrhoidalbeschwerden.

### Hamamelis virginiana *(Hamamelis)*
D 2 – D 4 Dil.
3 – 6 × tägl. 5 Tr.
Die Hämorrhoiden bluten immer wieder; charakteristisch sind die nachfolgenden Schmerzen und die allgemeine Schwäche, nicht so stark nach Stuhlgang.
Anwendung bei schmerzhaften, blutenden Hämorrhoiden mit oder ohne Entzündung.

### Hepar sulfuris
D 3 – D 6 Tabl.
2-stündl. 1 Tabl.
D 12 Tabl.
2 × tägl. 1 Tabl.
Personen lymphatischer Konstitution, sehr frostig, leicht erkältlich. Äußerst ärgerlich und reizbar, da sie selbst kleine Schmerzen

nicht vertragen. Äußerste Empfindlichkeit gegen Berührung und kalte Luft. Selbst kleinste Verletzungen oder Rhagaden zeigen eine übelriechende schleimige, manchmal auch eitrige Absonderung. Die Hämorrhoiden sind schleimig bedeckt.
Schmerzen im After, als wenn er voller Splitter wäre. Verlangen nach sauren Speisen und nach Alkohol (mäßige Mengen Alkohol verbessern den Zustand).

**Paeonia officinalis**
D 3 – D 4 Dil.
3 – 4 × tägl. 5 Tr.
Unerträgliche Hämorrhoidenschmerzen mit Brennen und Jucken, besonders während des Stuhlgangs und nach Absetzen des Stuhls. Dabei feuchte Absonderung und purpurrote Farbe der Hämorrhoidalknoten. Oft Fissuren.
Wirkt besonders gut als Palliativum bei Hämorrhoiden mit heftigem Juckreiz.
Bei allen akuten Hämorrhoidal-Beschwerden hat sich bewährt:

**Paeonia officinale**
D 3 Dil.
und

**Aesculus hippocastanum 0**
D 3 Dil.
im Wechsel 2-stündl. 5 Tr.

# Harnwegsinfekte

Siehe → *Zystitis*

# Hauterkrankungen

Grundsätzlich geht die homöopathische Therapie, im Gegensatz zu den meist geübten konventionellen Therapierichtungen davon aus, die Konstitution, Diathese und die Disposition zu behandeln und nicht das lokale Geschehen. Konstitution und Diathese bilden das Raster der Person, so dass wir bei der Therapie der Hauterkrankungen in einem großen Prozentsatz der Fälle personotrop behandeln.

# Hautverletzungen, mechanische

Siehe → *Verletzungen, mechanische*

# Heiserkeit

**Arisaema triphyllum**
D 2 – D 3 Tabl.
2-stündl. 1 Tabl. lutschen
Heiserkeit der Redner und Sänger. Schmerzhafter Husten, Gefühl von rohem Fleisch im Hals.

**Phosphorus**
D 6 Dil.
2-stündl. 5 Tr.
Sänger-Heiserkeit, besonders bei Wechsel von kalt zu warm und warm zu kalt.

**Argentum metallicum**
D 4 Tabl.
2 – 3 × tägl. 1 Tabl. lutschen
Tonlose Stimme der Kinder.

**Aluminium oxydatum (Alumina)**
D 6 Tabl.
2-stündl. 1 Tabl.
Nach langen Reden – Heiserkeit mit Trockenheit im Hals.

**Paris quadrifolia**
D 3 Dil.
2-stündl. 5 Tr.
Heiserkeit, die bei jeder Belastung der Stimme wiederkehrt. Auch bei Erregung.

# Hepatitis, akute

Wichtig bei jeder Virushepatitis Infektionsprophylaxe für Kontaktpersonen.

Bei hochakuten Erkrankungen der Leber ist die intensivklinische Behandlung angezeigt.
Die Anwendung von homöopathischen Mitteln bei selbstverständlicher, sorgfältiger Überwachung des Krankheitsverlaufs indiziert. Solange keine spezifische Therapie möglich ist, kann die homöopathische Therapie im Vergleich zur konventionellen Therapie als deutlich überlegen betrachtet werden.

**Aconitum napellus** *(Aconitum)*
D 4 – D 6 Dil.
im Anfangsstadium 2-stündl. 5 Tr.
Bei hochakutem initialem Fieber mit beginnender Entzündung. Angstvolle Ruhelosigkeit mit Todesfurcht wegen der plötzlich aufgetretenen Symptomatik. Nächte viel schlimmer als Tage. Der Puls ist beschleunigt und hart, es treten schneidende und brennende Schmerzen in der Lebergegend auf. Brennender Durst, Übelkeit und Erbrechen. Berührungsempfindlichkeit des Leberbereiches. Parästhesien der Extremitäten.

## Phosphorus
D 12 – C 30 Dil.
3 – 5 × tägl. 5 Tr.
Im Vordergrund stehen die Brennschmerzen im Bereich des Bauches, besonders im rechten Oberbauch. Starker Durst nach kalten Getränken mit dyspeptischen Stühlen. Phosphor ist besonders geeignet nach Abklingen der akuten Symptomatik als Folgemittel von Aconitum. Zu beachten die Empfindlichkeit gegen alle äußeren Eindrücke, besonders gegen Gerüche und Geräusche. Hochgradige Schwäche. Nächtliche Verschlimmerung.

## Acidum arsenicosum *(Arsenicum album)*
D 6 – D 12 Dil.
3 – 4 × tägl. 5 Tr.
Brennend heiße, trockene Schleimhäute. Viel Durst. Globusgefühl, häufiges Erbrechen, besonders bei Anblick oder Geruch von Speisen, mitunter Durchfälle.
Verschlimmerung nachts mit Unruhe, Angst und Zittern. Wadenkrämpfe. Kältegefühl am ganzen Körper, aber innere Hitze.
Besonders geeignet bei einem fulminanten Verlauf der Hepatitis, mit zunehmendem Schlechterwerden des Krankheitsbildes.

## Vipera berus
D 8 – D 12 Dil.
3 × tägl. 5 Tr. oder
parenteral 1 Injektion pro Tag (C 30)
Dieses Mittel hat sich besonders bewährt bei Auftreten einer Hepatitis in der Folge einer Enteritis oder Enterokolitis mit fieberhaftem Ikterus und Schmerzen in der Lebergegend, die sowohl zur rechten Schulter als auch zur rechten Hüfte ausstrahlen.
Zunge ist wie geschwollen, Erbrechen und Schweißausbrüche bringen Besserung des subjektiven Empfindens. Beim Sitzen frei hängende Beine schmerzen.

## Elaterium
D 1 – D 2 Dil.
2-stündl. 5 Tr.
Verschlimmerung des ganzen Zustandsbildes, besonders bei feuchtem Wetter. Durchfälle.
Hat sich bewährt bei sehr hohen Aktivitäten der $\gamma$-GT.

# Hepatitis, chronische

Auch im Bereich der chronischen Lebererkrankungen steht eine exakte klinische Diagnostik mit allen heutigen Möglichkeiten vor der homöopathischen Therapie.

Sorgfältige Abwägung bezüglich der Therapie, die die bessere Wirksamkeit verspricht, ist angezeigt.

**Amanita phalloides** *(Agaricus phalloides)*
D 6 Dil.
3 × tägl. 5 Tr.
Besonders geeignet, wenn bei dem Patienten zunächst eine gastrointestinale Durchfallphase bestand, anschließend ein symptomarmes Intervall und schließlich beginnende, fettige Degeneration im Leberbereich. Häufig Schwellung der Lymphknoten im Intestinaltrakt. Besserung aller Beschwerden durch Wärme, Verschlimmerung durch Kälte, Berührung und Bewegung.

**Berberis vulgaris** *(Berberis)*
D 2 – D 4 Dil.
3 – 5 × tägl. 5 Tr.
Neben dem Bestehen chronischer Hepatitis häufig noch harnsaure Diathese. Stechende, wandernde und zum Rücken hin ausstrahlende Schmerzen der rechten Oberbauchseite. Übelkeit schon nach dem Aufstehen. Interessant das Symptom einer Besserung der Bauchbeschwerden durch Überstrecken der Wirbelsäule nach hinten.
Durch Druck und Erschütterung allerdings eine Verschlimmerung. Besserung auch durch Ruhe und Wärme.

**Chelidonium majus** *(Chelidonium)*
D 2 – D 4 Dil.
3 × tägl. 5 Tr.
Charakteristisch stechende Schmerzen unter dem rechten Schulterblatt mit Völlegefühl im Bauch, bitterem Mundgeschmack. Die Zunge ist gelblich belegt, mit seitlichen Zahneindrücken. Besserung durch Wärme, Ruhe und warme Getränke.
Verschlimmerung durch Lärm, Berührung und Wetterwechsel.

### Lophophytum leandri *(Flor de piedra)*
D 3 – D 6 Dil.
3 × tägl. 5 Tr.
Hat sich bei der Behandlung chronischer Lebererkrankungen bewährt, wenn große Flatulenz, trockene Schleimhäute mit rechten Oberbauch-Druckbeschwerden und generalisiertem Juckreiz bestehen. Imponierend bei dem Krankheitsbild von Flor de piedra die abendliche Verschlimmerung mit starken Schweißen.

### Lycopodium clavatum *(Lycopodium)*
D 4 – D 6 Dil.
3 × tägl. 5 Tr.
Eindrucksvoll ist der immer vorgealterte Zustand des Patienten. Er ist ärgerlich, reizbar und depressiv. Klagt über heftige Flatulenz und hat einen Heißhunger mit immer schnellem Sättigungsgefühl.
Bei warmer Nahrung kommt es zu einer Besserung der Beschwerden, Verschlimmerung immer durch Ärger, Ruhe und Wärme.

### Phosphorus
D 8 – D 12 Dil.
3 × tägl. 5 Tr.
C 30 Glob.
1 × wöchtl. 5 Globuli
Dieses Mittel ist indiziert bei chronischer Hepatitis nach einem meist symptomfreien Intervall einer akuten Hepatitis. Die Symptomatik ist ähnlich wie bei Agaricus phalloides. Dazu kommt Übererregbarkeit aller Sinne mit Unruhe und Angst, großer Schwäche.
*Wichtige Trias:* Besserung durch Ruhe, Schlaf und Essen.

### Picorrhiza Kurroa
D 3 Dil.
3 × tägl. 5 Tr.
Chronische Hepatitis, besonders bei Alkoholschädigung. Erfolgreiche Anwendung in Weinanbaugebieten bei Winzern. Im Tierversuch leberzellschützende Wirkung nachgewiesen.

**Silybum marianum *(Carduus marianus)***
D 1 – D 3 Dil.
3 × tägl. 10 Tr.
Chronische Hepatitis mit heftiger Flatulenz, häufig Hämorrhoiden. Bitterer Mundgeschmack und Obstipation, schwitzt beim Essen.
Leberbeschwerden besser durch Zusammenkrümmen, Wärme und Ruhe.

**Stibium sulfuratum nigrum *(Antimonium crudum)***
D 4 – D 6 Tabl.
3 × tägl. 1 Tabl.
Störrische, misslaunige Patienten mit einer dick weiß belegten Zunge. Isst zu viel, isst zu schnell. Saure Speisen bevorzugt, Übelkeit und Erbrechen, das nicht erleichtert, ist ein Leitsymptom.
Warme Anwendungen bessern, ebenso frische Luft. Kalte Anwendungen, Sonne und Wein verschlimmern.

**Sulfur**
D 4 – D 8 Dil.
3 × tägl. 5 Tr.
C 30 Tabl.
1 × wöchentl. 1 Tabl.
Gilt als Reaktionsmittel bei reaktionslosen Gaben anderer Medikamente.
Egozentrische, häufig unsaubere Personen mit morgendlichen Durchfällen. Verlangen nach Süßigkeiten, Abneigung gegen Arbeit. Rötung aller Körperöffnungen. Stuhldrang treibt morgens aus dem Bett. Besserung durch trockene Wärme und durch Schwitzen. Verschlimmerung durch Bettwärme, Milch. Besserung durch Kälte, Bewegung in frischer Luft.

Siehe auch → *Alkoholhepatitis*

# Herpes genitalis

**Natrium chloratum** *(Natrium muriaticum)*
D 4 – D 12 Dil.
3 – 4 × tägl. 5 Tr.
Rezidivierender Herpes. Folge von Ekel, aber auch Folge von Kummer und Liebesverlust. Haut und Schleimhäute sind sehr trocken, es besteht großer Durst und Verlangen nach Kochsalz.

**Rhus toxicodendron**
D 4 – D 6 Dil.
3 – 4 × tägl. 5 Tr.
Besonders schmerzhaft, vor allem in Ruhe; daneben häufig rheumatische Gelenkerkrankungen.

# Herpes labialis

▷ **Bei akuten Zuständen**

**Natrium chloratum** *(Natrium muriaticum)*
D 6 Dil.
stündl. 5 Tr.
zusätzlich lokal Natrium chloratum D 6 Salbe

▷ **Anschließend**

**Natrium chloratum** *(Natrium muriaticum)*
D 12 Dil.
1 × wöchentl. 5 Tr.

▷ **Im Intervall**

**Variolinum**
C 30
1 × monatl., ein halbes Jahr lang

# Herpes zoster

**Daphne mezereum *(Mezereum)***
D 3 – D 4 Dil.
2-stündl. 5 Tr.
Das beste Mittel, sowohl gegen lokale Erscheinungen, als auch gegen die Schmerzen und zum Vorbeugen gegen konsekutive Neuralgien.

**Rhus toxicodendron**
D 4 – D 6 Dil.
2-stündl. 5 Tr.
Entspricht im Wesentlichen den Modalitäten des Herpes zoster, besonders bei Verschlimmerung durch Wettereinfluss und Ruhe.

▷ Außerdem bewährt

**Acidum arsenicosum**
D 12 Dil
2 × tägl. 5 Tr.
Brennende Schmerzen bei allgemeinem Frieren. Gangräne. Völlige Erschöpfung. Nachts schlimmer.

**Ranunculus bulbosus**
D 3 Dil
2-stündl. 5 Tr.
Interkostalneuralgien im Abklingen und nach Herpes. Schlimmer Alkohol; besser Wärme.

**Cimicifuga racemosa**
D 1 und D 2 Dil.
4 × tägl. 5 Tr.
Neuralgien nach Herpes zoster, besonders im Klimakterium.
Schlimmer: Wind, Kälte.
Besser: Bewegung, frische Luft, warme Umschläge.

# Herzinsuffizienz

Grenzgebiete der Behandelbarkeit in der täglichen Praxis dürften in den Stadien III und IV liegen.

Nach sorgfältig bedachten homöopathischen Kriterien ausgewählt, kann auch ein homöopathisches Mittel bei Stadium I und II sehr hilfreich sein, und bei Stadium III positiv *unterstützend zur konventionellen Therapie eingesetzt werden.*

### Adonis vernalis
D 2 Dil.
3 × tägl. 10 Tr.
Leicht sedierende Wirkung. Bei Neigung zu Tachykardie mit leichten stenokardischen Beschwerden. Regt die Diurese an.

### Convallaria majalis
D 2 – D 3 Dil.
3 × tägl. 5 – 10 Tr.
Tagsüber erschöpft, nachts schlaflos und unruhig. Besonders indiziert bei postinfektiösen, leichten Insuffizienzen.

### Nerium oleander *(Oleander)*
D 2 – D 3 Dil.
3 × tägl. 5 – 10 Tr.
Schlafsucht, nervöse Reizbarkeit, Zyanose.

### Strophanthus gratus *(Strophanthus)*
D 3 – D 4 Dil.
3 × tägl. 5 – 10 Tr.
Zyanose, kalte Extremitäten, Angstgefühl, muss immer tief durchatmen, Extrasystolie.

### Prunus laurocerasus *(Laurocerasus)*
D 4 Dil.
3 × tägl. 10 Tr.
Starke Zyanose, pulmonale Dyspnoe, Reizhusten, Schlaflosigkeit.

**Aspidosperma quebracho-blanco *(Quebracho)***
D 4 Dil.
3 × tägl. 10 Tr.
Herzinsuffizienz mit Lungenemphysem und Hypertonie.

# Herzinsuffizienz mit Ödemen

**Apis mellifica**
D 2, D 3 Dil.
4 × tägl. 10 Tr.
Ödeme, besonders der unteren Extremitäten. Die Beine sind schwer, brennende Empfindung. Sehr empfindlich gegen Druck und Berührung. Patient fühlt sich besser durch Kälte. Trotz der Ödeme und trotz der Trockenheit des Mundes hat der Patient *keinen Durst*. Besserung durch Bewegung.

**Apocynum cannabinum *(Apocynum)***
D 1 – D 2 Dil.
3 × tägl. 10 – 15 Tr.
Übelkeit mit gelegentlichem Erbrechen, trotzdem großer Appetit. Pollakisurie. Schmerzen in den Beinen, die sich bessern durch Hochlagerung. Trotz Ödemen kein besonderer Durst.
Leitsymptom: Besserung durch Wärme (bei Herzkrankheiten selten).

**Crotalus horridus *(Crotalus)***
D 8 Dil.
3 × tägl. 5 Tr.
Zyanose des ganzen Körpers. Kollapsneigung. Kleine Hämorrhagien in der Haut. Zyanotische Schwellung der Beine. Hals ist wie zugeschnürt, Kleiderdruck unerträglich. Flüssige Speisen werden schwerer geschluckt als feste Speisen.
Verschlimmerung durch feuchtwarmes Wetter. Besserung bei trockenem, kühlem Wetter und am Abend.

**Urginea maritima alba** *(Scilla)*
D 2 – D 4 Dil, Potenzen langsam steigern
3 × tägl. 10 Tr.
C 200 Dil. 3 × wöchentl.
Stauungsleber und Stauungslunge durch Herzinsuffizienz. Arrhythmie. Trotz Hemmung der Diurese besteht Harninkontinenz. Besonders bei feuchter Insuffizienz alter Menschen.

# Herzkrankheit, koronare

▷ **Notfalltherapie bei akuten Anfällen**

Hier muss die Intensivmedizin eingreifen, und es darf nur dann mit Homöopathika begleitend therapiert werden, wenn beim Arzt wirklich eine große Erfahrung besteht. Grundsätzlich ist aber eine fachärztliche stationäre Behandlung anzuordnen und zu prüfen, wie weit hier eine homöopathische Behandlung begleitend möglich ist.

▷ **Intervalltherapie**

**Arnica montana** *(Arnica)*
D 3 – D 4 Dil.
¼- bis ½-stündlich 5 Tr. auf die Zunge,
bei Schmerzen Einreibung der Herzgegend mit einigen Tropfen.
Kongestionierte Patienten, reizbar und mürrisch, mit Blutandrang zum Kopf und Wallung, auffallend dabei die eiskalten Extremitäten. Das Gesicht ist rot und gedunsen, häufig Nasenbluten, Ohrensausen, Schwindel auch im Liegen. Viel Ekchymosen, subkonjunktivale Blutungen und blaue Flecken an den Extremitäten. Große Präkordialangst, Beklemmungsgefühl. Patient hat das Gefühl als ob das Herz zu schlagen aufhöre. Häufig Folge von großer geistiger oder körperlicher Überanstrengung, am ganzen Körper das Gefühl von Zerschlagenheit.
Verschlimmerung durch Kälte, Besserung durch Wärme.

### Selenicereus grandiflorus *(Cactus)*
- Bei hohem Blutdruck D 6 Dil.
  3 × tägl. 5 Tr.
- Bei niedrigem Blutdruck D 2 Dil.
  6 × tägl. 5 Tr.

Patienten mit Todesangst. Durch Herzbeklemmung Konstriktionsgefühl am Herzen, pektanginöse Schmerzen, strahlen weit in den linken Arm aus. Dabei Blutandrang im Kopf mit heftigem Kopfweh; das Herz ist wie zusammengeschnürt. Kann nicht auf der linken Seite liegen.
Belastung und Wärme verschlimmern die Beschwerden, Kälte und Ruhe bessern.

### Acidum arsenicosum *(Arsenicum album)*
- Im akuten Anfall D 12 Dil.,
  stündl. 5 Tr.
- Im Intervall 2 × tägl. 5 Tr.

Große Angst und Unruhe, fröstelt am ganzen Körper. Auftreten der Beschwerden meist um oder nach Mitternacht, große Schwäche, Durst. Der substernale Schmerz hat brennenden Charakter, der Hals ist heiß und trocken, brennt stark, kleiner unregelmäßiger Puls, immer wieder drohende Kollapsgefahr, Atemnot.
Überempfindlichkeit aller Sinne, Reizbarkeit. Kann nicht allein sein, möchte aber auch nicht unbedingt unterhalten werden. Alle Empfindungen haben brennenden Charakter.

### Aconitum napellus *(Aconitum)*
- Bei akuten Zuständen D 6 Dil.
  alle 5 min 5 Tr.
- In der Nachbehandlung D 12 Dil.
  1 × tägl. 5 Tr.

Kräftige vollblutige Patienten, mit Neigung zu erheblicher arterieller Gefäßaktivität, starke Ruhelosigkeit mit Angst und Todesfurcht. Der Puls ist hart und schnell, die Beschwerden treten plötzlich auf und sind sehr heftig. Die Schmerzen haben schneidenden und brennenden Charakter, strahlen zum linken Arm aus und bilden Parästhesien im linken Handbereich. Dabei häufig Rhythmusstörungen mit Tachykardien. Paroxysmale Tachyarrhythmie mit Stenokardie, die plötzlich kommt und genauso plötzlich geht. Folgen von großem Schreck.

### Latrodectus mactans
D 8 – D 12 Dil.
2 – 3 × tägl. 5 Tr.
Patienten mit heftigsten Herzschmerzen und Ausstrahlung in den linken Arm, dabei Todesangst und Kollapsigkeit. Die Haut ist eiskalt und zeigt eine eigenartige Marmorierung. Krämpfe an den Extremitäten, Haut abwechselnd blass und blau.

### Naja naja *(Naja tripudians)*
D 8 – D 12 Dil.
2 – 3 × tägl. 5 Tr.
Patient hat sehr große Angst, Gefühl des Zusammenschnürens an der Speiseröhre und hinter dem Brustbein. Pektanginöser Zustand am Herzen mit Ausstrahlungsschmerzen in den linken Arm und in die linke Halsseite, zum Ohr hin gehend, aber auch zur Schulter und zum Nacken, gelegentlich in den Rücken zwischen die Schulterblätter. Dabei Erstickungsgefühl und Husten mit Erdrosselungsgefühl. Am Hals hat man das Gefühl, als würde man erwürgt werden. In den Morgenstunden wesentlich besser, Kollapsigkeit, kalte Haut. Die Haut zeigt livide Verfärbung am ganzen Körper.

### Veratrum album
D 3 – D 12 Dil.
– In akuten Zuständen
    ¼-stündl. 3 – 5 Tr. auf die Zunge
Patient hat starkes Herzklopfen, rascher, aber schwacher Puls, kalter Schweiß auf der Stirn und im Gesicht, am Körper aber etwas weniger; Kollapsigkeit, Gefühl äußerster Kälte. Oppressionsgefühl hinter dem Brustbein, Zyanose in der Peripherie und an den Akren. Trockenheit im Mund mit großem Durst. Trotz der Beschwerden am Herzen besteht eine eigenartige geschäftige Unruhe, Gereiztheit, Angst vor dem Tod.

### Nicotiana tabacum *(Tabacum)*
D 6 – D 12 Dil.
3 – 6 × tägl. 5 Tr.
Bangigkeit mit dem Gefühl großer Elendigkeit. Dabei Übelkeit mit Erbrechen und eiskaltem Schweiß am ganzen Körper, Schwindel, Bewusstseinstrübung; starke Präkordialangst mit Herzklopfen, Puls oft arrhythmisch. Beschwerden treten vorwiegend nachts auf. Extremitäten sind kalt und feucht.
Beschwerden werden anfallsweise schlechter und besser. Trotz großem Kältegefühl will Patient ohne Decke bleiben.

### Nitroglycerinum *(Glonoinum)*
D 3 – D 12 Dil.
alle 10 min 5 Tr. auf die Zunge
Von **Hering** für Patienten mit Blutandrang zum Kopf und zum Herzen und Pulsationen am ganzen Körper empfohlen. Heftiges Herzklopfen, schmerzhaftes Klopfen der Karotis, pektanginöse Beschwerden, Angst. Patient meidet jede Erschütterung. Brennender Schmerz zwischen den Schultern.

▷ **Außerdem bewährt**

### Lilium lancifolium
D 3 Dil.
alle 10 min 5 Tr.
Nächtliche Angina-pectoris-Anfälle bei Frauen, Präklimakterium mit erotisch-sexueller Frustration.

### Argentum nitricum D 12 Dil.
vor dem Schlafengehen 5 Tr.
Hat Angst vor der Angst und dem nächtlichen Anfall.

## Kombinationstherapie

1. Äußerliche Anwendung

**Arnica montana Ø** und **Veratrum album D 2** (*nicht peroral!*)
Einige Tropfen in der Herzgegend verreiben, evtl. nach ¼ bis ½ Stunde wiederholen.

2. Innerliche Anwendung
- Bei hohem Blutdruck:
  **Arnica montana C 30 parenteral**
- Bei nächtlichen Anfällen alter Patienten mit herabgesetztem EZ u. AZ um Mitternacht, mit großer Angst, Arrhythmien und Herzklopfen:
  **Acidum arsenicosum D 12 – C 30, parenteral**
- Bei Auftreten um Mitternach und in den frühen Morgenstunden mit Todesangst, Herzjagen und linksseitig ausstrahlenden Schmerzen:
  **Aconitum napellus D 6 Dil.**
  alle 10 min 5 Tr. auf die Zunge
- Bei Herzschwäche, Arrhythmie, sehr großer Angst, eiskalten Extremitäten, Ausstrahlen von Herzschmerzen in den linken Arm und die linke Halsseite:
  **Naja naja D 8 Dil.**
  ¼-stündl. 5 Tr. auf die Zunge

Wenn die genannte Kombination ohne Erfolg bleibt, ist eine Klinikeinweisung ratsam.

*Hinweis:* Der Patient kann seine bewährte homöopathische Verordnung für den Notfall bei sich tragen.

Krankheitsbilder von A – Z

# Herz-Kreislauf-Störungen

▷ **Ältere Patienten**

**Crataegus**
Ø – D 4 Dil.
3 × tägl. 10 – 20 Tr.
Altersherz, Präinsuffizienz. Beginnende Koronarinsuffizienz. Es ist das Herzpflegemittel des älteren Menschen, das sehr deutlich subjektive Besserung der Beschwerden mit sich bringt, ohne eindeutige Änderung der objektiven Befunde.
Verschlimmerung im warmen Zimmer. Braucht frische Luft.

---

**Praxistipp für das Altersherz:**

**Crataegus**

zusammen mit

**Selenicereus grandiflorus** *(Cactus)*
Ø – D 6 Dil.
3 × tägl. 5 – 10 Tr.
Akute koronare Beklemmung mit Angst; Herz wie im Schraubstock. Kann nicht auf der linken Seite liegen, Wärme verschlimmert, Kälte bessert.

*Bei niedrigem Blutdruck:*

**Crataegus Ø,**
Selenicereus grandiflorus Ø (D 2) aa M.D.S. 3 × tägl. 20 Tr.

*Bei hohem Blutdruck:*

**Crataegus D 4,**
**Selenicereus grandiflorus D 6 aa**
M.D.S. 3 × tägl. 20 Tr.

### Aurum jodatum
D 4 Tabl.
3 × tägl. 1 Tabl.
Ältere, reizbare Menschen mit rotem Gesicht, cholerisch mit Plethora. Hypertoniemittel bei vorhandenen Depressionen und Schlaflosigkeit.
Wärme bessert, Kälte verschlimmert.
Überempfindlichkeit gegen Sinnesreize.

### Barium jodatum
D 3 – D 6 Tabl.
3 × tägl. 1 Tabl.
Blasse, müde Menschen mit Hypertonie und sehr schlechtem Gedächtnis, wirken kindisch. Kraftlos, aber guter Appetit. Verschlimmerung durch Wärme, Besserung durch Kälte und Bewegung.

### Arnica montana *(Arnica)*
D 6 – D 12 Dil./Tabl.
2 × tägl. 5 Tr.
oder
2 × tägl. 1 Tabl.
oder C 30
1 × wöchentl. 1 Gabe
Zerschlagenheitsgefühl am ganzen Körper, heißer Kopf bei kaltem Körper, übermüdet und doch schlaflos. Vollblütiger Typ.

# Herzneurose

### Ferula moschata
D 2 Dil.
3 × tägl. 5 Tr.
im Anfall 2-stündl.
Nervöse Typen mit vasomotorischen Reizleitungsstörungen. Paroxysmale Tachykardie.

**Kalium carbonicum**
D 6 Tabl.
3 × tägl. 1 Tabl.
Angst, Blässe, Frostigkeit. Gefühl, als hänge das Herz an einem Faden.

**Lilium lancifolium**
D 3 Dil.
im Anfall alle ½ h 5 Tr.
Neurotische Herzbeschwerden tetanischer Art, im Prä- und Postklimakterium.

# Herzrhythmusstörungen

Die Diagnostik ist dem Kardiologen zu überlassen; die Therapie ist mit dem Kardiologen abzustimmen. Bei bestimmten Zuständen muss die konventionelle Therapie den Vorrang haben, allenfalls kann ein homöopathisches Mittel als Ergänzungstherapie gegeben werden. Es gibt aber auch Formen, bei denen die Homöopathie die besseren Ergebnisse erzielt; auch hier ist das Fachgespräch mit dem fachärztlichen Kollegen von großem Wert.

Bei der Homöopathie sind weniger die kausalen pathologischen Faktoren entscheidend, sondern die **Modalitäten:** Verschlimmerung oder Besserung beim Liegen, bei Wärme, bei Kälte. Man kann mit den Modalitäten »schneller Puls oder langsamer Puls bzw. Liegen verschlimmert oder bessert« verhältnismäßig gut das Simile finden.

▷ **Schneller Puls, im Liegen besser**

**Atropa belladonna** *(Belladonna)*
D 4 Dil.
3 × tägl. 5 Tr.
Rhythmusstörungen treten plötzlich auf. Patient möchte nicht berührt werden, jede Erschütterung verschlimmert Überempfindlichkeit aller Sinne.

Wärme und Kälte im extremen Maße verschlimmern, Bewegung verschlimmert.

### Galanthus nivalis
D 3 Dil.
3 × tägl. 5 Tr.
Mittel hat sich bewährt bei Arrhythmien aller Arten, auch als homöopathisches Kombinationspräparat mit Allopathika.

### Spigelia anthelmia *(Spigelia)*
D 3 Dil.
3 × tägl. 5 Tr.
Schneller Puls, Besserung durch Ruhe und Liegen, Verschlimmerung durch Bewegung.
Besonderheit: Kann nicht auf der linken Seite liegen.

▷ **Schneller Puls, Verschlimmerung im Liegen**

### Cinchona succirubra *(China)*
D 4 Dil.
3 × tägl. 5 Tr.
Besserung durch Wärme und Ruhe. Verschlimmerung durch Kälte, Bewegung.

### Cytisus scoparius *(Spartium scoparium)*
D 2, D 3 Dil.
3 × tägl. 5 Tr.
Auch vermehrter Harnabgang mit Herzbeklemmungen, Wärme verschlimmert, Kälte bessert.

### Gelsemium sempervirens *(Gelsemium)*
D 4 Dil.
3 × tägl. 5 Tr.
Ruhe verschlimmert, Niederlegen verschlimmert. Aufregung, Wärme und Sonne verschlimmern. Besserung durch frische Luft, auch durch Urinabgang.

**Iberis amara**
D 3 Dil.
3 × tägl. 5 Tr.
Verschlimmerung beim Liegen auf der linken Seite und in Zimmerwärme.

> **Zusammenfassung der Modalitäten**
>
> **Wärme:** Verschlimmerung bei **Gelsemium sempervirens**, **Iberis amara**, **Sarotamnus** und **Rauwolfia serpentina**.
> **Ruhe:** Verschlimmerung bei **Gelsemium sempervirens** und **Rauwolfia serpentina**.
> **Hochlage des Kopfes:** Bessert bei **Spigelia anthelmia** und **Gelsemium sempervirens**.
> **Tieflage bessert** bei **Veratrum album**.
> Bewegung: Besserung nur bei **Gelsemium sempervirens**.

# Hinken, intermittierend

**Secale cornutum**
D 3 – D 4 Dil.
2-stündl. 5 Tr.
Schmerzen nach kurzer Gehstrecke. Wadenkrampf, Wärme verschlimmert. Fußbad in Eiswasser bessert.

**Acidum arsenicosum**
D 6 Dil.
3-stündl. 5 Tr.
Schmerzen nach kurzer Gehstrecke, Wadenkrampf. Wärme bessert. Nachts schlimmer.

# Hordeolum

Insbesondere bei rezidivierenden Hordeola empfiehlt sich die Behandlung mit homöopathischen Mitteln.

### Delphinium staphisagria *(Staphisagria)*
D 6 Dil.
im Beginn 2-stündl. 5 Tr.
später 3 × tägl. 5 Tr.
im Intervall
C 30 Dil.
1 × monatl. 5 Tr.
Bewährtes Mittel bei Rezidiven, wenn die Überempfindlichkeit der befallenen Stellen besonders eindrucksvoll ist.

### Hepar sulfuris
D 3 Tabl.
5 × tägl. 1 Tabl.
Entzündungen mit beginnender Abszessbildung; äußerste Berührungsempfindlichkeit und sehr starke Schmerzen, auch bei Bewegung der Augenlider.
Kälte verschlimmert deutlich. Wärme bessert. Berührung und Zugluft sind unerträglich.

### Mercurius solubilis Hahnemanni
D 6 Tabl.
3 × tägl. 1 Tabl.
Schwellung bei verhärteten Augenlidern. Wärme verschlimmert in diesem Fall deutlich, ebenso die Bettwärme.
Die Schmerzen verschlimmern sich nachts. Es kommt zu nächtlichen Schweißen.

### Sulfur jodatum
D 3 Dil.
3 × tägl. 5 Tr.
Sehr schmerzhafte Schwellungen der gesamten Augenlider, bei kleinen lokalen Erscheinungen. Häufige Rezidive, führt zu sehr heftiger Einschmelzung mit Druckgefühl. Berührungsüberempfindlichkeit.

Jede Bewegung an der frischen Luft bessert; alles andere verschlimmert.

**Acidum hydrochloricum**
D 6 Dil.
3 × tägl. 5 Tr.
Bestes Mittel bei häufig rezidivierenden und stark indurierten Hordeola.
Hier gibt Wärme deutlich Besserung. Kälte verschlimmert. Akute Ruhe bessert kurzfristig. Sonst Bewegung, wenn sie über längere Zeit hinweg durchgeführt wird.

▷ **Außerdem bewährt**

**Acidum silicicum**
D 6 Tabl.
4 × tägl. 1 Tabl.
Bei schlecht heilendem Hordeolum das rezidiviert.

# Hühneraugen

Siehe → *Schwielenbildung*

# HWS-Syndrom mit Plexusneuralgie

Wenn nach sorgfältiger Diagnostik und gebietsärztlicher Therapie auch mit physikalischen Maßnahmen kein Erfolg erreicht werden konnte, empfiehlt sich hier immer noch ein homöopathischer Versuch.

**Fabiana imbricata** *(Pichi -Pichi)*
D 4 Amp.
alle 2 Tage beidseits 12 Quaddeln setzen
In verhältnismäßig kurzer Zeit ist so eine Besserung wahrscheinlich. Auch nächtliche Parästhesien der Arme können so beeinflusst werden (Brachialgia peraesthetica nocturna).

# Hyperkeratose

Siehe → *Schwielenbildung*

# Hyperthyreose

**Conium maculatum** *(Conium)*
D 3 – D 4 Dil.
3 × tägl. 5 Tr.
Besonders zu Beginn, wenn harte Drüsenschwellungen bestehen, zeigt der Schierling eine gute therapeutische Wirkung. Man kann Conium auch als zweites Mittel geben.
C. ist bei allen verhärteten Drüsen das Mittel der Wahl.

**Pilocarpus** *(Jaborandi)*
D 3 Dil.
3 × tägl. 5 Tr.
Besonders bewährt, wenn übermäßige Schweißbildung im Vordergrund steht. Es bessert sich auch das allgemeine hyperthyreote Bild.

# Hypertonie, allgemein

Sehr wichtig bei bestehendem Hochdruck ist die weiterführende Diagnostik, besonders im uropoetischen System. Ausschluss einer Isthmusstenose.

### Aconitum napellus *(Aconitum)*
D 6, D 12 Dil.
im akuten Zustand 2-stündl.,
später 3 × tägl. 5 Tr. auf die Zunge
Der Blutdruck schnellt in die Höhe; Causa häufig ein Wetterwechsel; Patient hat sehr große Angst, ist sehr unruhig, wirft sich hin und her; harter, schneller Puls. Zu starke Wärme und auch Kälte verschlimmern. Berührung wird als unangenehm empfunden. Frische Luft und Ruhe bessern.

### Arnica montana *(Arnica)*
D 4, D 6 Dil.
3 × tägl. 5 Tr.
Zerschlagenheitsgefühl am ganzen Körper. Wo der Patient auch liegt, alles ist zu hart. Kopf und Oberkörper heiß, Unterkörper kalt. Besonders nachts treten diese Zustände auf, aber auch nach Anstrengung.

### Atropa belladonna *(Belladonna)*
D 3, D 6, D 12 Dil.
bei akuten Zuständen 2-stündl. 5 Tr.
sonst 3 × tägl. 5 Tr.
Akut auftretende Beschwerden mit Röte des Gesichts. Kopf ist heiß, schmerzhaftes Pulsieren mit Blutandrang in den Schlagadern am Kopf. Beschwerden kommen plötzlich, Bewegungsschwindel, Erschütterung des Bettes verschlimmert. Ruhe bessert, alles andere verschlimmert.

**Naja naja** *(Naja tripudians)*
D 12 Dil.
2 × tägl. 5 Tr.
D 30 Dil.
1 × tägl. 5 Tr.
Krampfartige Herzschmerzen mit Ausstrahlen in den linken Arm. Erhöhter Blutdruck, dabei strahlen die Schmerzen auch zur linken Halsseite und zum linken Ohr aus. Große Angst und Erregungszustände, Beschwerden kommen meist nachts. Patient ist depressiv, trägt sich mit Suizidgedanken.

**Epinephrinum** *(Adrenalinum)*
akut: parenteral D 30
Weiterbehandlung:
C 30 Dil.
1 × tägl. 5 Tr.
Causa: Aufregung oder sehr große Anstrengung. Plötzlich auftretendes Herzklopfen und Angstgefühl. Der Hals wird zu eng, der Kragen muss geöffnet werden, Puls jagt mit Klopfen im Kopf und in den Arterien, Schweißausbrüche, eiskalte Extremitäten, Zittern der Hände. Kann nicht ruhig sitzen, heißer Kopf.
Wärme verschlimmert, Kälte bessert, Ruhe verschlimmert.

**Aurum metallicum**
D 12 Dil./Tabl.
1 × tägl. 5 Tr. oder 1 Tabl.
Cholerischer Hypertoniker mit rotem Gesicht, fast präapoplektisches Aussehen. Patient ist depressiv hypochondrisch, verträgt keinen Widerspruch. Ist lebhaft, ruhelos, um die Zukunft besorgt, alle Beschwerden sind im Winter viel schlimmer. Patienten mit großer Aktivität und sehr großer Kreativität. Trotz des Aspektes werden die Beschwerden alle besser durch Wärme, verschlimmern sich aber durch Ruhe und Kälte. Kalte Anwendungen tun dem Patienten dagegen gut.

**Barium jodatum**
D 12 Tabl.
abends 1 Tabl.
Allgemein retardierte Sklerotiker mit ängstlicher Kraftlosigkeit, Schlafsucht. Allgemein sehr müde, aber dann plötzlich erethisch reagierend.

**Pulsatilla patens** *(Pulsatilla)*
C 30 Dil. – C 200 Dil.
1 – 2 × wöchentl. 1 Gabe
Mittel zur Dauerbehandlung auch bei Männern jenseits des 50. Lebensjahres mit Neigung zu Völlegefühl im Bauch und viel Kopfschmerzen geeignet. Allgemeine Entschlusslosigkeit, Weinerlichkeit, Langsamkeit, sehr kalte Extremitäten und wenig Durst.
Durch Wärme wird alles schlimmer, durch Kälte und Bewegung wird alles besser.

**Sulfur**
C 30 – C 200 Dil./Tabl.
1 × wöchentl. 1 Gabe zur Dauermedikation
Rote, manchmal etwas ungepflegte, gutgenährte (oder aber sehr magere) Patienten, mit großem Verlangen nach Süßigkeiten, gelegentlich auch nach Alkohol. Nachts heiße Füße im Bett, die herausgestreckt werden müssen. Tagsüber kalte Extremitäten. Schleimhautgrenze ist meist etwas gerötet, Haut etwas schmutzig. Aufgeregte Patienten, die bei jeder Kleinigkeit aus der Haut fahren. Wirkungseintritt erst nach wenigen Wochen, aber dann meist sehr gut, wenn Arzneimittelbild zur Konstitution des Patienten passt.

**Viscum album**
D 2, D 4 Dil.
2 – 3 × tägl. 5 Tr.
Patienten mittleren und höheren Lebensalters, mit Hochdruck, Kopfschmerz und Schwindel. Parästhesien in den Extremitäten. Gefühl, als wäre ein Brett vor dem Kopf. Entschlusslosigkeit, Vergesslichkeit. Gutes Mittel bei älteren, deutlich sklerotischen Patienten.

# Hypertonie, renale

Die gebietsärztliche Betreuung (Diagnostik) und Einleitung der Therapie ist zwingend.

Kritische Blutdrucksituationen – diastolische Blutdruckwerte über 140 mmHg – gehören in klinische Behandlung.
Bei chronisch verlaufenden Fällen kann man *neben der konventionellen Therapie* auch die homöopathische Therapie einsetzen.
Als geeignetes Mittel ist hier *Plumbum metallicum* zu nennen. Blei zeigt in der Pharmakodynamik graue, gelblich-weiße Blässe der Haut, das sogenannte Bleikolorit. Dessen Ursache ist nicht in erster Linie eine bestehende Anämie, sondern mehr der Ausdruck von konstriktorischen Veränderungen in den Arteriolen und Kapillaren, bedingt durch die Bleivergiftung. Diese Spasmen sind an Netzhautgefäßen leicht und gut zu erkennen. Der Augenarzt ist in jedem Fall, wie schon oben erwähnt, hinzuzuziehen. Die toxische Wirkung von Blei führt nach Jahren zum typischen Bild einer arteriosklerotischen Schrumpfniere, die an sich ein terminales Nierenbild darstellt. Das homöopathische Arzneimittelbild von Plumbum entspricht der bekannten Toxikologie.

### Plumbum metallicum
D 6 Tabl.
1 × tägl. 1 Tabl.
oder
D 12 Tabl.
2 × wöchentl. 1 Tabl.
oder, bei sehr alten Fällen,
C 30 Tabl.
1 × wöchentl. 1 Tabl.
frühmorgens nüchtern.
Arteriosklerose, Hypertonie mit blasser Haut, Nierenerkrankung, trockene Haut. Der Patient ist meist mager, äußerst frostig, infektempfindlich und geistig verlangsamt.
Eine Verschlimmerung aller Beschwerden tritt auf bei Kälte, bei Bewegung, nachts, bei körperlicher und geistiger Arbeit.
In Kombination mit im konventionellen Bereich gebräuchlichen Arzneimitteln, bei denen der Patient einigermaßen kompensiert

leben kann, bei denen aber meist die diastolischen Blutdruckwerte nicht sonderlich herabgedrückt werden können, kann man mit *Plumbum metallicum* D 12, oder bei sehr alten Fällen D 30 genommen, nach einigen Wochen schon einen Erfolg sehen.

## Hypothyreose

### Fucus vesiculosus
D 2 – D 3 Dil.
anfangs 3 × tägl. 1 Tr. bis später 3 × tägl. 5 Tr.
Wichtigstes Mittel. Langsam steigernd dosieren. Der Jodgehalt des Blasentalgs beträgt bis zu 2 %, davon sind etwa ein Viertel bis ein Drittel organisch gebunden. Fucus regt die Funktion der Schilddrüse an und bewirkt eine Steigerung des Grundumsatzes.

### Euspongia officinalis *(Spongia)*
D 2 – D 6 Dil.
3 × tägl. 5 – 10 Tr.
Die Schilddrüse ist stark vergrößert und sehr hart. Das Klopfen der Arterie wird als schmerzhaft empfunden.

### Calcium jodatum
D 4 – D 6 Tabl.
3 × tägl. 1 Tabl.
Besonders bei bestehender harter Struma. Die Patienten neigen zu häufigen Erkältungen. Deutliche Wärmeverschlimmerung.

# Hypotonie

Bei Kreislaufversagen, vegetativen Schockreaktionen, Kollaps sind klinische Intensivmethoden notwendig.

### Haplopappus baylahuen *(Haplopappus)*
D 2, D 3 Dil.
3 – 4 × tägl. 5 Tr. auf die Zunge,
einige Wochen lang, hat sich als besonders bewährtes Mittel bei der orthostatischen Hypotonie herausgestellt. Die Blutdruckhöhe bleibt hier unverändert, aber das subjektive Wohlbefinden der Patienten ist nach der Behandlung deutlich besser, allgemeine Arbeitslust, Frische und auch nach Anstrengung keine Erschöpfung. Vorher bestehende Depressionen verschwinden, auch der Kopfschmerz.

### Kalium carbonicum
D 3 – D 6 Tabl.
3 × tägl. 1 Tabl.
Orthostatische Hypotonie des alten Menschen mit starker Müdigkeit und Erschöpfung, mit Neigung zur Transpiration, besonders am Rücken. Rückenschmerzen. Wärme bessert, Kälte verschlimmert, Ruhe bessert, Bewegung verschlimmert.

### Phosphorus
D 12 Dil.
1 × tägl. 5 Tr.
oder C 30 Dil.
3 × wöchentl. 5 Tr.
Konstitutionelle Hypotonie mit starker Müdigkeit, Erschöpfung und Schwäche, Wetterfühligkeit und Anstrengungsverschlimmerung, außerdem Schwindel, Ohnmacht, bei Verlust von Körpersäften und allgemein lebensmüder Stimmungslage.

**Veratrum album**
D 3 Dil.
3 × tägl. 5 Tr.
D 12 Dil.
2 × tägl. 5 Tr.
C 30 Dil.
1 × wöchentl. 5 Tr.
Häufigst verabreichtes homöopathisches Hypotonie-Mittel bei allgemein kollapsartigen Zuständen, kaltem Schweiß auf der Stirn, eingefallene, blasse Gesichtszüge und Schwindel, Müdigkeit und Erschöpfung; nach geringer Anstrengung schon Ohnmacht.
Klinische Prüfungen bestehen (*Rost*).

**Camphora**
D 2 – D 4 Dil.
vor dem Aufstehen morgens 5 Tr. auf die Zunge
Bei Kollapszuständen 3 – 4 Tr. auf die Zunge (rasch wirksam).
Patienten zeigen große Schwäche mit Kollapsigkeit und kaltem Schweiß am ganzen Körper.

**Nicotiana tabacum** *(Tabacum)*
D 6 Dil.
5 Tr. alle 10 Minuten
bis zum Verschwinden der Symptome. Mittel in akuter Situation, bei Kollapszuständen, Erbrechen und Durchfällen mit Sterbensübelkeit. D 6 alle 10 Minuten bis zum Verschwinden der subjektiven Empfindung. Will trotz Kältegefühl nicht zugedeckt werden.

# Immundefekte und -erkrankungen

In der Praxis, am Krankenbett und in klinischer Erprobung hat sich bei den folgenden beiden Arzneimitteln eine deutliche Immunstimulation ergeben (im Gammaglobulin-Bereich und im zellulären Immunbereich nachweisbar).

### Echinacea angustifolia
Ø – D 4 Dil.
3 × tägl. 10 – 15 Tr.
Führt bei allen bakteriellen Erkrankungen zu deutlicher Immunstimulation (hat jedoch keine bakterizide Wirkung in vitro). Vom Furunkel bis zur Pyämie sehr gut wirksam. Kann auch bei bakteriellen Erkrankungen der Haut äußerlich als Urtinktur oder als Salbe verwendet werden.

### Phytolacca americana *(Phytolacca)*
Ø – D 2 Dil.
3 – 5 × tägl. 5 – 10 Tr.
Gutes Mittel bei allen chronisch rezidivierenden Entzündungserscheinungen der Tonsillen und des Rachenringes unklarer Genese (viral, bakteriell oder gemischt). Ferner sehr wirksam, wenn fokaltoxische Streuung rheumatischer Art auf Muskeln und Gelenke stattfindet. Zerschlagenheitsgefühl an allen Gliedern, große Müdigkeit, Kopfschmerzen; häufig auch noch Rhinitis, später bei Rezidiven von Lippenrhagaden und Herpes labialis. Starke Schweißausbrüche als Folge der toxischen Wirkung der ursächlichen Mikroben. Auch hier klinisch gesicherte Immunstimulation.

### Calendula officinalis *(Calendula)*
D 3 – D 12 Dil./Tabl./Glob.
3 × tägl. 1 Gabe
Indikationen sind infizierte Wunden, sehr langsam heilende Wunden, auch Brandwunden und gelegentlich Frostschäden. Die Ringelblume wirkt entzündungshemmend und granulationsfördernd. Wie fast alle Immunstimulanzien der Homöopathie sind auch hier vordringlich die Symptome Zerschlagenheit, Körper wie zerschlagen, zu finden. Die Extremitäten sind kalt. Der Patient ist

schreckhaft, hat durch Kälte eine Verschlimmerung und keine Besserung durch Wärme.

**Eupatorium perfoliatum**
D 3 – D 12 Dil./Tabl./Glob.
3 × tägl. 1 Gabe
Auch hier wieder Zerschlagenheitsgefühl mit Knochenschmerzen. Kopfschmerzen, aber nur geringe Schweißausbrüche.
Verschlimmerung durch Kälte und keine Besserung durch Wärme. Der Patient verlangt nach Ruhe und frischer Luft.

**Melissa officinalis**
D 3 – D 6 Dil./Tabl./Glob.
3 × tägl. 1 Gabe
Hier ist die antivirale Wirksamkeit bei äußerlicher Anwendung erwiesen, z.B. bei Herpes labialis. Eine Immunstimulierung bei innerer Anwendung ist wahrscheinlich.

**Baptisia tinctonia**
D 2 – D 3
2-stündl.
Bei hoch fieberhaften akuten Infekten. Bei Antibiotika-Resistenz.

# Impffolgen

**Thuja occidentalis**
D 12 Dil.
1 × tägl. 5 Tr.
D 30
1 × in der Woche 5 Tr.
Impffolgen an Haut und Nervensystem, Frostigkeit.

**Acidum silicicum**
D 30 Tabl.
1 × 1 Tabl. in der Woche
Ekzeme und konstitutionelle Schwächezustände nach Impfungen und unterdrücktem Schweiß.

**Daphne mezereum**
D 12 Dil
1 × tägl. oder
D 30
1 × wöchentlich 5 Tr.
Impffolgen mit ekzematösen Veränderungen und Neuralgien. Wärme (besonders offenes Feuer), auch Bettwärme verschlimmert und Wasser.

**Kalium chloratum**
D 12 Dil.
tägl. 5 Tr.
Impffolgen, besonders als rezidivierende Schleimhautkatarrhe der oberen Luftwege.

▷ **Kinder**
Die bei unseren Kindern durchgeführten Schutzimpfungen können bei entsprechender Anfälligkeit oder auch Überempfindlichkeit zu Reaktionen führen, die deutlich krankhafte Reaktionen zeigen.
Nach peroralen Impfungen gegen Kinderlähmung finden wir gelegentlich in der Praxis abortive Formen einer *Poliomyelitis*. Die Kinder pflegen nach der zweiten Impfung ausgesprochen verdrießlich zu werden, laufen sehr ungeschickt, stolpern häufig und fallen auch hin. Schon nach der ersten Impfung gibt es gelegentlich leichte psychische und körperliche Veränderungen. In diesem Fall genügt eine Gabe

**Poliomyelitis-Nosode**
D 30
1 Tabl.
Nach 8 bis 14 Tagen sind alle Beschwerden vorüber, die sonst über Wochen andauern können. Im Verlauf aller anderen parenteralen Impfvorgänge kann es im Anschluss an die Impfung zu vielfältigen Störungen kommen, sowohl von seiten des zentralen Nervensystems, als auch besonders von der Haut.
Bei den Folgen von Pockenschutzimpfungen (heute nicht mehr gesetzlich vorgeschrieben) ist

**Thuja occidentalis**
das Mittel der Wahl:
C 30
alle 14 Tage 1 Gabe
Wird selbst lange zurückliegende Impffolgen positiv beeinflussen. In den meisten Fällen ist eine Restitutio ad integrum zu erreichen. Wird auch in der Folge aller parenteralen Impfungen mit gutem Erfolg in der gleichen Potenz angewendet.
Falls Thuja einmal nicht den gewünschten Effekt bringt, kommen noch infrage

**Acidum silicicum C 30**
alle 14 Tage 1 Gabe

**Daphne mezereum C 30**
alle 14 Tage 1 Gabe

**Sulfur C 30**
alle 14 Tage 1 Gabe

**Malandrinum C 30**
alle 14 Tage 1 Gabe

**Apis mellifica C 30**
alle 14 Tage 1 Gabe

**Acidum arsenicosum C 30**
alle 14 Tage 1 Gabe

**Echinacea angustifolia D 4**
alle 14 Tage 1 Gabe

Als Folge von Impfungen gegen Tuberkulose bilden sich manchmal bei Kindern (auch noch nach Monaten) Knötchen an der Impfstelle, die später aufbrechen und eine eiterähnliche Exsudation absondern. Über lange Zeit bleiben dann kleine Ulzera bestehen. Hier empfiehlt sich

**Tuberculinum C 200, 1 Gabe**
Das Geschwür heilt nach weniger als acht Tagen ab.

# Impotenz

**Vitex agnus-castus**
D 4 Dil.
3 × tägl. 5 Tr.
Sexuelle Schwäche und depressive Stimmungslage.

**Dieffenbachia seguine**
D 1 Dil.
3 × tägl. 5 Tr.
Mangelnde Libido, Ejaculatio praecox.

**Turnera diffusa**
D 1 Dil.
3 × tägl. 5 Tr.
Libido normal, aber sexuelle Schwäche.

**Acidum phosphoricum**
D 3 Dil.
3 × tägl. 5 Tr.
Heftige Libido, mangelnde Erektion, Schwäche-Pollutionen.

**Kalium phosphoricum**
D 6 Tabl.
3 × tägl. 1 Tabl.
Allgemeine Nervenschwäche, sexuelle Schwäche, Kreuzschmerzen.

**Lycopodium clavatum**
D 6 Dil.
3 × tägl. 5 Tr.
Präsenile Impotenz. Libido positiv, Erektion schlecht.

**Selenium**
D 6
3 × tägl. 1 Gabe bei Ejaculatio praecox.

# Infekte, akute fieberhafte

▷ **Kinder**
Die im Folgenden genannten Medikamente werden erst dann abgesetzt, wenn eine organspezifische oder andere fassbare pathologische Veränderung erkannt wird.

**Aconitum napellus *(Aconitum)***
D 4 – D 6 Glob., Trit.
1 – 2-stündl. 5 Glob. oder eine Messerspitze Trit.
Beginn urplötzlich, besonders nach Exposition in kaltem Wind.
Hochgradige Angst und Unruhe. Puls schnell, hart. Kind ist nicht zu beruhigen.
Haut ist trocken und heiß, wenn das Kind zum Schwitzen kommt, ist das nächste Arzneimittel angezeigt.

**Atropa belladonna *(Belladonna)***
D 4 – D 12 Glob., Trit.
2 – 3-stündl. 5 Kügelchen oder 1 Messerspitze Trit.
Haut heiß und feucht, der Körper dampft. Röte und Hitze des ganzen Körpers. Pupille weit, Neigung zu Krämpfen.
Besserung durch Ruhe.
Verschlimmerung durch Sinneseindrücke und Berührung.

**Chamomilla recutita *(Chamomilla)***
D 3 – D 12 Glob., Trit.
2-stündl. 5 Kügelchen oder 1 Messerspitze Trit.
Haut feucht und heiß, Wechsel von Frieren und Hitze, Stimmung für die Umgebung unerträglich, Schlaf unruhig mit Schreien.
Besserung durch Herumtragen.
Verschlimmerung durch Wärme und nachts.

**Ferrum phosphoricum**
D 6 – D 12, Trit. od. Glob.
3 × tägl. 1 Msp. oder 3 – 5 Glob.
je nach Alter
Fieber nicht sehr hoch, Patient ist immer freundlich trotz Kopfschmerzen, keine Krankheitsreaktionen. Möchte am liebsten aufstehen.

### Gelsemium sempervirens *(Gelsemium)*
D 4 – D 12 Glob., Tabl., Trit.
2-stündl. 1 Gabe
Beginn mit Frieren, dann wechselhaftes Fieber mit Benommenheit, Schwäche und Schmerzen im Kopf und in den Augen.

### Mercurius solubilis Hahnemanni
D 6 – D 12 Tabl.
2-stündl. 1 Tabl.
Ursache: starke Temperaturextreme. Nächtliche Schweiße, übelriechend, Foetor ex ore, Zunge dick belegt, Drüsenschwellungen, viel Durst.
Verschlimmerung nachts.

### Rhus toxicodendron
D 6 – D 12 Tabl., Glob., Trit.
2-stündl. 1 Gabe
Auslösung durch Kälte, Nässe und Anstrengung. Starke Schmerzen in Ruhe. Besserung bei Bewegung. Keine Angst. Herpes labialis.

### Pyrogenium-Nosode *(Pyrogenium)*
D 30 Glob./Inj.
1 × tägl. 5 Glob. oder 1 Amp. i.m.
Sehr hohes Fieber über Tage hinweg, schneller Puls bei niedriger Temperatur, langsamer Puls bei hoher Temperatur. Zunge rot und trocken, Unruhe und wenig Angst.
Statt der angegebenen Potenzen auch möglich:
1 Globuli: 0,25 l Wasser auflösen
alle Stunde 1 Schluck

# Inkontinenz

▷ **Incontinentia ani**

**Aloe**
D 3 – D 6 Dil., Tabl., später D 12
3 × tägl. 5 – 10 Tr., 1 – 2 Tabl.
Stauungen im Pfortadersystem, erhebliche Flatulenz, Kolitis. Stuhldrang, besonders in den Morgenstunden. Verlangen nach Stimulanzien. Bitterer, saurer Mundgeschmack und Heißhunger. Nach dem Essen häufig Stuhldrang, der so heftig ist, dass noch vor Erreichen der Toilette Stuhl abgeht. Häufig auch Stuhlabgang beim Wasserlassen.
Verschlimmerung nach dem Essen und nach erheblicher geistiger Arbeit.

**Hydrargyrum stibiato sulfuratum** *(Aethiops antimonialis)*
D 3 – D 4 Tabl.
3 × tägl. 1 Tabl.
Häufig als Folge nach Colitis ulcerosa. Verschlimmerung vor allem bei großer, auch lokaler Kälte (Hände – Füße), aber auch bei zu großer Wärme.
Bewegung verschlimmert außerdem.
Besserung nur in Ruhe. Häufig plötzlich auftretender Stuhldrang, der nicht willensmäßig beherrscht werden kann.

▷ **Außerdem bewährt**

**Sulfur**
D 6 Dil.
3 × tägl. 5 Tr.
Plötzlicher Stuhldrang beim Erwachen. Treibt aus dem Bett.

## ▷ Incontinentia vesicae

### Acidum arsenicosum *(Arsenicum album)*
D 6 – D 12 Dil.
2 – 5 × tägl. 5 Tr.
Ältere, magere Menschen, pedantisch und genau. Ordentlich und reinlich, leiden selbst unter ihrer Inkontinenz. Es besteht große Schwäche und großer Durst. Häufig plötzlicher Wasserdrang mit Brennen bei der Entleerung, häufig ist es nicht möglich, die Kleidung zu öffnen, um die Vorbereitungen zum Wasserlassen abzuschließen.

### Causticum Hahnemanni
D 3 – D 4 Tabl.
5 × tägl. 1 Tabl. lutschen
Magere, ältere, verfrorene Patienten, besonders Frauen. Depressiv und unruhig, viel Juckreiz. Das wichtigste Mittel bei der Incontinentia vesicae bei Frauen. Es tröpfelt beim Lachen, Husten und Niesen.

### Digitalis purpurea *(Digitalis)*
D 4 Dil.
3 × tägl. 5 Tr.
Prostatahypertrophie mit Harndrang, aber erschwertem Harnlassen. Auch Nachtröpfeln sehr häufig. Harndrang bei Nacht.

### Sepia officinalis *(Sepia)*
D 12 Dil.
2 × tägl. 5 Tr.
Druck in der Harnröhre mit häufigem Harndrang, dabei immer Harnträufeln.

### Plantago major
D 2 Dil.
3 × tägl. 5 Tr.
Besonders bei Enuresis nocturna und bei häufig reichlichem Harnabgang in der Nacht. Tagsüber besteht eine Reizblase.
Als Palliativum bei Enuresis gut wirksam.

Krankheitsbilder von A – Z

# Insektenstiche

**Ledum palustre** *(Ledum)*
D 6 Dil.
1 bis 2-stündl. 5 Tr.
Kälte und Nässe bessert,
Bewegung verschlechtert.
Verhält sich sehr ruhig.

**Apis mellifica**
D 1 lokal aufzupinseln
D 3 Dil.
alle 10 min 5 Tr.
Bewegt sich wild. Kälte und Nässe hemmt.

▷ **Außerdem bewährt**

**Lachesis muta**
D 12 Dil.
2 × tägl. 5 Tr.
Lang andauernde Beschwerden nach Insekten- oder Spinnenstich.

# Interkostalneuralgie

Primär richtig sind folgende Mittel:

**Aconitum napellus**
C 6
5 × tägl.
Nach kaltem Wind.

**Atropa belladonna**
C 6
5 × tägl.
Nach lokaler Unterkühlung. Druck bessert.

### Bryonia cretica
C 6
Bewegung verschlimmert; lokale Kälte bessert.

### Citrullus colocynthis
C 6
Druck und lokale Wärme bessert.

### Datura stramonium
C 6
Wärme bessert; schlimmer bei Dunkelheit.

### Gelsemium sempervirens
C 6
Harnausscheidung bessert, schlimmer bei Aufregung.

### Chamomilla recutita
C 6
Schaukeln bessert, schlimmer Ärger – Mitternacht.
Zur Anwendung vgl. → *Nervenschäden*.

Weiterhin werden angewendet

### Daphne mezereum *(Mezereum)*
D 6 – D 12 Dil.
3 × tägl. bis 2-stündl. 5 Tr.
Der Schmerz ist sehr scharf, schießt plötzlich ein, ist ziehend und reißend und äußerst heftig. Nächtliche Verschlimmerung von heftigen Schmerzen und Verschlimmerung durch Wärme. Besonders auch bei Beziehung zum Herpes zoster angezeigt.

### Ranunculus bulbosus
D 3 – D 4 Dil.
2 × stündl. 5 Tr.
Die Schmerzen sind sehr heftig, haben einen stechenden Charakter, treten in Intervallen auf und laufen meist mit einem anderen rheumatischen Prozess parallel.
Besserung durch Wärme. Verschlimmerung durch Alkohol.

# Intertrigo

Abklärung, ob mykotische Erkrankungen im Spiel sind.

**Acidum sulfuricum**
D 12 Dil.
2 × tägl. 5 Tr.
Besonders bei vermehrter Schweißsekretion mit übelriechendem Schweiß.

**Sanguinaria canadensis** *(Sanguinaria)*
D 4 – D 12
Bei Intertrigo als Folge klimakterischen Schweißes.

**Chamomilla recutita** *(Chamomilla)*
D 3 – D 6
Bei wilden, aufgeregten Kindern mit Intertrigo sehr hilfreich.

**Salvia officinalis**
D 4 Dil.

und

**Pilocarpus D 4 Dil.**
im Wechsel:
3 × tägl. 5 – 10 Tr.
Zur palliativen Minderung der Schweißneigung.

# Intubationsschäden

**Kombinationstherapie**

**Hypericum perforatum**
D 4 – D 6 Dil.
4 – 5 × tägl. 5 Tr. peroral und äußere Einreibung mit

**Oleum hyperici (Rotöl)**

sowie

**Arnica montana**
D 30
eine Gabe direkt auf die Zunge im Beginn der Behandlung

# Iridozyklitis

Bei einer Iridozyklitis sollte in jedem Falle fachärztlicher Rat eingeholt werden, um eine klare Diagnose zu haben und grundsätzlich die Behandlung nur im Einvernehmen und in Zusammenarbeit mit dem Augenarzt erfolgen.

▷ **Allgemein**
Die folgenden Arzneimittel sind entsprechend ihrem Arzneimittelbild einzusetzen; sie zeigen mitunter überraschend gute Erfolge.

**Aconitum napellus**
D 4 Dil.
stündl. oder 2-stündl. 5 Tr.
Plötzlicher Beginn. Kreislaufstörungen.

**Atropa belladonna**
D 3 Dil.
2-stündl. 5 Tr.
Plötzlicher Beginn. Kreislaufstörungen.

**Hypericum perforatum**
D 4 × Dil.
tägl. 5 Tr.
Häufig nach Trauma.

**Kalium bichromicum**
D 4 – D 8 Dil.
4 × tägl. 5 Tr.
Im Zusammenhang mit Sinusitis.

**Gelsemium sempervirens**
D 12 Dil.
2 × tägl. 5 Tr.
Kann Augenlider nicht offen halten.

▷ **Chronisch**

**Aurum metallicum**
D 12 Tabl.
2 × tägl. 1 Tabl.
Schmerzen tief im Auge oder um das Auge herum; sie ziehen von oben nach unten und steigern sich bei Berührung. Das Sehvermögen ist getrübt, wie durch einen Schleier. Patienten sind sehr reizbar, ärgerlich, hypochondrisch, vertragen keinen Widerspruch.
Wärme bessert im Allgemeinen und frische Luft auch. Ruhe allerdings verschlimmert.

**Clematis recta** *(Clematis)*
D 4 Dil.
3 × tägl. 5 Tr.
Am Auge besteht sehr viel Hitze und Trockenheit mit großer Empfindlichkeit gegenüber kühler Luft.
Kalte Luft verschlimmert ganz erheblich. Bewegung allerdings auch.

### Conium maculatum *(Conium)*
D 4 Dil.
3 × tägl. 5 Tr.
Augensymptome mit nur geringer Rötung, auch sonst keine großen Entzündungszeichen, aber ein deutliches Lähmungsgefühl im Auge, mit Schwindel, der besonders beim Niederlegen vorherrscht.
Besserung nur durch Wärme, sonst durch keine Modalitäten.

### Sulfur
D 12 Tabl.
2 × tägl. 1 Tabl.
Gerötete Schleimhautgrenze. Folge von unterdrückten oder abortiv beseitigten Infektionen oder Hautausschlägen. Nachts haben die Patienten heiße Füße und strecken sie aus dem Bett heraus. Sie haben großes Verlangen nach Alkohol und nach Süßigkeiten. Meist sind sie gut genährt und brauchen immer etwas Bewegung.

### Thuja occidentalis *(Thuja)*
D 12 Dil.
2 × tägl. 5 Tr.
Folge einer Impfung; wenn erfolglos, gebietsärztliche Behandlung.
Kälte verschlechtert, Bewegung bessert.

# Ischias

Sorgfältige gebietsärztliche Abklärung zum Ausschluss von Tumoren, Kompressionssyndromen oder destruktiven LWS-Veränderungen ist notwendig.

### Pseudognaphalium obtusifolium *(Gnaphalium polycephalum)*
D 3, D 6 Dil.
5 × tägl. 5 Tr.
Neben den heftigen Schmerzen ist dieses Mittel charakterisiert durch ein deutliches Taubheitsgefühl (als ob das Bein eingeschlafen sei). Sitzen bessert deutlich, Hinlegen bringt Erleichterung.

**Strychnos nux vomica *(Nux vomica)***
D 4 – D 12 Dil.
2 – 6 × tägl. 5 Tr.
Große Reizbarkeit.
Verschlimmerung am Morgen.
Neigung zu Magen-Darm-Erkrankungen.
Die Konstitution ist hier sehr wichtig; es sind lebhafte bacchanale Typen, die beim Essen und Trinken keine Grenzen kennen und sich durch medikamentöse Gaben sedieren oder aufputschen.

**Thuja occidentalis *(Thuja)***
D 6 – D 12
3 × tägl. 5 Tr.
Rheumatische Konstitution mit starker Empfindlichkeit für Feuchtigkeit, Nässe und Kälte. Reißende Schmerzen mit Lähmungsgefühl und Ermüdung beim Stehen.
Verschlimmerung durch Rumpfbeugen sowie bei den ersten Bewegungen nach dem Aufstehen.

**Zincum metallicum**
D 12 Tabl.
2 × tägl. 1 Tabl.
Bei chronischen Prozessen, besonders nach einer Grippe, wenn ruckende, zuckende Schmerzen mit Taubheitsgefühl, Kribbeln, Lähmigkeit, Unruhe in den Beinen, auftreten. Verlangen, sich immer zu bewegen.

# Karies

▷ **Kinder**
Das wichtigste ist die Prophylaxe. Vom homöopathischen Standpunkt aus wird dringend empfohlen, allen Neugeborenen in den ersten Lebenswochen fünf Globuli oder eine Messerspitze von Trituration

**Calcium carbonicum Hahnemanni**
D 200 zu geben. Damit verhindern wir einmal die Karies, zum zweiten eine Dysgnathie. Zum dritten ist diese Prophylaxe zusammen mit *Calcium fluoratum* D 30 die homöopathisch mögliche Prophylaxe für Rachitis. Hat man im frühen Lebensalter versäumt, diese Mittel zu geben, kann man in späteren Lebensmonaten und Jahren diese Gaben noch nachholen.

**Calcium fluoratum**
D 6 – D 12 – D 30
1 – 2 × tägl. 1 Gabe
Bindegewebsschwache Kinder mit überstreckbaren Gelenken, die häufig Nasenkatarrhe haben, sehr lebhaft sind und schon früh eine Karies haben.
Häufig Zahnfisteln und Drüsenschwellungen.

**Kreosotum**
D 6 Trit.
3 × tägl. 1 Gabe
Bei Karies, die am Zahnhals beginnt, mit verdicktem Zahnfleisch und Foetor ex ore.

**Acidum silicicum** *(Silicea)*
D 6 – D 12
1 × tägl. 1 Gabe
Schwächliche, fröstelnde Kinder, immer wieder erkältet, mit Verstopfung und verspätetem Zahndurchtritt. Häufig Zahnfisteln.

**Delphinium staphisagria** *(Staphisagria)*
D 4 Trit.
3 × tägl. 1 Gabe
D 30 Trit.
1 × wöchentl. 1 Gabe
In frühem Kindesalter, wenn bereits kurz nach der ersten Zahnung die Zähne schwarze bröckelige, kariöse Stellen zeigen, Zahnfleisch ist schwammig.

**Thuja occidentalis**
D 6 – D 12
3 × tägl. 1 Gabe
Zahnkronen intakt, Zahnhals und -wurzeln kariös.

# Katarakt

*Waterloh*, Bonn, gab als erster eine Kur an, die von *Stübler* und anderen (auch v. Verf.), mit günstigem Erfolg durchgeführt wurde. Möglichst früher Beginn!

**Kurplan**

**Calcium fluoratum**
D 12 Tabl
14 Tage lang morgens 1 Tabl.,
danach

**Magnesium fluoratum**
D 6 Tabl
14 Tage lang morgens 1 Tabl.,
danach

**Magnesium carbonicum**
D 8 Dil.
4 Wochen lang morgens 5 Tr.
Dieser Rhythmus wird in viermaliger Kur durchgeführt und nach einem Jahr wiederholt.
Andere Autoren nehmen vor Beginn dieser Kur **Phosphorus** Dil.
D 6
3 × tägl. 10 Tr., ca. 2 Wochen lang

– Bei vorhandenem Leberleiden zwischen den Kuren
**Chelidonium majus**
Dil. D 3
3 × tägl. 5 Tr.

– Bei vorhandener Gicht oder harnsaurer Diathese
**Colchicum autumnale**
Dil. D 4
3 × tägl. 5 Tr.
in den Intervallen zwischen den einzelnen Kuren

– Bei Diabetes mellitus als Grundkrankheit
**Kreosotum**
D 6
3 × tägl. 5 Tr., 1 Woche lang

# Kinderkrankheiten, Anamnese

Die Anamnese bei einem kranken Kind hat in der Praxis Besonderheiten. Nicht beim Patienten werden die Fakten erhoben, es sind die Beobachtungen der Umgebung, insbesondere der Mutter, die durch den engen Kontakt mit dem Kind ihre Beobachtungen berichten kann. So entfallen die sonst für die homöopathische Simile-Findung wichtigen subjektiven Empfindungen.

Insbesondere sollte man darauf achten, dass die Zuverlässigkeit der Aussage der Eltern bei der Beurteilung charakterlicher Veranlagung und geistiger Fähigkeiten sehr kritisch zu behandeln sind. Man denke nur an die Beurteilung der Eltern bei schlechten Schulleistungen usw.
Die im Folgenden erfragten Faktoren sind gerade bei der homöopathischen Anamnese eines kranken Kindes von größter Wichtigkeit.

## Homöopathische Standardanamnese

- [ ] Normale Geburt, Geburtsdauer?
- [ ] War die Entwicklung verlangsamt, beschleunigt, normal?
- [ ] Welche Schutzimpfungen?
- [ ] Welche Krankheiten?
- [ ] Unverträglichkeit von Nahrungsmitteln und Arzneimitteln?
- [ ] Anfälligkeit für bestimmte Krankheiten?
- [ ] Ist es ein ruhiges oder unruhiges Kind?
- [ ] Friert das Kind immer oder ist es ihm immer zu warm?
- [ ] Ist das Kind leicht erschöpft?
- [ ] Wie ist die Haut?
- [ ] Wie ist der Schlaf?
- [ ] Wie ist der Appetit? Abneigung und Verlangen nach bestimmten Speisen.
- [ ] Neigung zu Erbrechen?
- [ ] Neigung zu Durchfall oder Verstopfung?

Bei der Behandlung von Kindern brauchen wir mangels der subjektiven Symptomatik die **Zeit (wann?)** der Beschwerden als eine wichtige Modalität.

## Zeiten der Arzneimittel

| | |
|---|---|
| 23.00 Uhr – 2.00 Uhr | Aconitum napellus, Acidum arsenicosum, Drosera |
| 2.00 Uhr | Lycopus virginicus |
| 2.00 Uhr – 3.00 Uhr | Ammonium carbonicum |
| 3.00 Uhr – 4.00 Uhr | Kalium stibyltartaricum |
| 3.00 Uhr – 5.00 Uhr | Kalium carbonatum, Natrium sulfuricum |
| 9.00 Uhr – 11.00 Uhr | Strychnos nux vomica |
| 11.00 Uhr | Sulfur |
| 16.00 Uhr – 20.00 Uhr | Natrium chloratum, Lycopodium clavatum |
| 17.00 Uhr – 22.00 Uhr | Kalium bromatum |
| 18.00 Uhr – 23.00 Uhr | Atropa belladonna |
| Während des Tages | Medorrhinum-Nosode |
| Während der Nacht | Luesinum |

| | | |
|---|---|---|
| Das passive Kind | Kein Widerstand, Interesselosigkeit, freundlich | Calcium carbonicum |
| Das liebebedürftige Kind | Hält dauernd die Hand der Mutter oder schmiegt sich an sie an | Strychnos ignatia, Phosphor, Pulsatilla patens |
| Das unruhige Kind | Kann nicht ruhig sitzen, will auf den Stuhl und wieder hinunter, jagt im Sprechzimmer herum, man braucht viel Geduld. Bei verzögerter geistiger Entwicklung | Calcium phosphoricum, Chamomilla recutita, Kalium bromatum, Zincum valerianicum, Amanita muscaria |
| Das ängstliche Kind | Kommt schon brüllend ins Sprechzimmer, zeigt ängstliche Unruhe. Erfolglose Beschwichtigungsversuche | Aconitum napellus, Acidum arsenicosum |
| Das schüchterne Kind | Klammert sich an die Mutter, leise vor sich hinweinend | Pulsatilla patens, Phosphorus Strychnos nux vomica |
| Das leicht beleidigte Kind | Verträgt keinen Tadel. Bei Zurechtweisung Aggression oder Weinen | Strychnos ignatia, Lycopodium clavatum Delphinium staphisagria, Sulfur |

| | | |
|---|---|---|
| Das abweisende Kind | Lehnt jeden Bericht über seinen Zustand ab und unterbricht die Mutter mit Wutausbrüchen | Natrium chloratum (lässt sich aber leicht untersuchen) Stibium sulfuratum nigrum (lässt sich aber nicht untersuchen) |
| Das aggressive und freche Kind | schreit, schlägt um sich und tritt. »Kleiner, aber starker Chaot« | Bryonia cretica, Chamomilla recutita, Strychnos nux vomica, Hepar sulf. |

Wichtig ist, die psychische Verfassung des Kindes zu beobachten: ob das Kind nervös oder freundlich und zugänglich ist, ob es ängstlich, schüchtern oder abweisend ist, oder vielleicht frech und dickköpfig.

Siehe auch → *Hinweise zur Arzneimittelgabe*

# Kolitis, akute und chronische

Schwere Colitis ulcerosa und toxisches Megakolon gehören dringend in klinische Behandlung.

**Hydrargyrum stibiato sulfuratum** *(Aethiops antimonialis)*
D 3 – D 4 Tabl.
4 – 6 × tägl. 1 Tabl. vor dem Essen
Passt für die chronische Phase bei Colitis ulcerosa, besonders bei reichlicher Schleimabsonderung, bei Verschlimmerung durch zu große Wärme und Kälte und durch Bewegung.

### Aloe
D 4 – D 6 Dil.
2-stündl. 5 Tr.
nach Besserung 4 × tägl. 5 Tr.
Kolitis mit erheblichen Tenesmen während und nach dem Stuhlgang. Plötzlicher Stuhldrang. Jede Bewegung bringt etwas Stuhl mit.
Verschlimmerung in den Morgenstunden.
Kälte bessert.

### Acidum arsenicosum *(Arsenicum album)*
D 6 Dil.
2-stündl. 5 Tr.
nach Besserung 4 × tägl. 5 Tr.
Das Mittel für akute Kolitis mit brennenden Schmerzen, heftiger Erschöpfung, großem Durst. Angst und Unruhe.
Wärme bessert, Kälte verschlimmert, Bewegung bessert.

### Carbo vegetabilis
D 6 Tabl.
2-stündl. 1 Tabl.
nach Besserung tägl. 1 Tabl. D 12
Kolitis mit riesiger Blähungsneigung, viel Aufstoßen, Abgang von Luft bessert die Bauchschmerzen. Kalte Hände und Füße, kalte Schweiße mit Erschöpfung.
Wärme verschlimmert, Kälte bessert.

### Mercurius solubilis Hahnemanni
D 12 Tabl.
4 × tägl. 1 Tabl.
Colitis ulcerosa mit heftigen Tenesmen vor, während und nach dem Stuhlgang. Tenesmen halten auch während des Intervalls an. Stühle blutig, schleimig, stinkend. Nächtliches Schwitzen.

▷ **Außerdem bewährt**

### Sulfur
D 6 Dil.,
3 × tägl. 5 Tr.
Durchfälle treiben aus dem Bett.

# Konjunktivitis

### Aconitum napellus *(Aconitum)*
D 4 Dil.
3 × tägl. 5 Tr.
Hauptmittel im 1. Stadium einer Entzündung mit Fremdkörpergefühl und Brennschmerzen, besonders, wenn trockene Kälte oder hohes Fieber ursächlich sind. Außerdem Trockenheitsgefühl im Auge und Hitzegefühl im ganzen Körper. Die Schmerzen sind sehr heftig.
Bewegung verschlimmert. Ruhe bessert. Berührung verschlimmert deutlich.

### Allium cepa
D 4 Dil.
3 × tägl. 5 Tr.
Scharfes Nasensekret, aber mildes Tränensekret bei entzündlichen Konjunktivitiden. Deutliche Besserung im Freien. Im geschlossenen Raum kommt es sehr schnell zu Kopfschmerzen. Wärmeanwendungen verschlimmern deutlich.

### Apis mellifica
D 3, D 4 Dil.
3 × tägl. 5 Tr.
Entzündungen mit glasiger, ödematöser Schwellung der Augenlider. Starkes Fremdkörpergefühl. Durstlosigkeit. Die Schmerzen haben einen stechenden und brennenden Charakter.
Kühle Umschläge erleichtern ganz erheblich, während Wärme verschlimmert.

### Argentum nitricum
D 6 Dil.
3 × tägl. 5 Tr.
Besonders bei chronischen Konjunktivitiden deutlich hilfreich. Schleimhautentzündung. Verlangen nach süßen Speisen, die aber nicht immer vertragen werden. Starkes Brennen und vor allem Splittergefühl in den Augen; dabei profuse Eiterung und Verklebung in den Morgenstunden.

Wärme verschlimmert und Kälte bessert dabei; frische Luft bessert außerdem.

### Atropa belladonna *(Belladonna)*
D 3 – D 6 Dil.
im akuten Stadium 2-stündl. 5 Tr.
später 3 × tägl. 5 Tr.
Akute Bindehautentzündung mit Lichtscheu und Kopfschmerzen, besonders als Folge von Sonnenbestrahlung (Gletscher). Folge von anstrengender Arbeit bei künstlichem Licht (Schweißer). Sinne sind übererregbar.

### Euphrasia officinalis *(Euphrasia)*
D 2 – D 3 Dil.
3 – 5 × tägl. 5 Tr.
Die Schleimhaut der Augen ist deutlich gerötet, äußerst scharfes und in der Umgebung wund machendes Tränensekret (Gegensatz zu Allium sativa, bei dem das Nasensekret sehr ätzend und das Augensekret mild ist).

### Acidum arsenicosum *(Arsenicum album)*
D 12 Dil.
2 × tägl. 5 Tr.
Konjunktividen, besonders bei alten, schwachen Patienten, die chronisch erkrankt sind. Erhebliche nächtliche Unruhe, sehr starker Durst.
Die Schmerzen sind brennend. Tränenabsonderung ist heiß und scharf. Lider und Wangen können dabei sehr wund werden. Großes Verlangen nach warmen Auflagen.

### Aluminium oxydatum *(Alumina)*
D 12 Tabl.
2 × tägl. 1 Tabl.
Magere, trockene und geschwächte Patienten mit chronischen Krankheiten. Konjunktividen chronischer Art, bei denen die geringste Anstrengung der Augen alle Beschwerden sofort verschlimmert: Ein jeder Blick nach einer anderen Seite oder der Versuch zu lesen führt zur Verschlimmerung. Es besteht in den Lidern deutliches Schweregefühl und Trockenheitsgefühl in den Augen.

▷ **Außerdem bewährt**

**Bryonia cretica**
D 2 Dil.
3 × tägl. 5 Tr.
Bewegung der Augäpfel verschlimmert, lokale Kälte bessert.

# Konzentrationsmangel

**Myristica fragrans**
D 4 Dil.
3 × tägl. 5 Tr.
»Ich wollte doch noch etwas erledigen? Wer denn? Was denn? Wo denn?«

# Kopfschmerz

Die Kopfschmerzen als ein besonderes Symptom erfordern eine gewissenhafte, auch gebietsärztlich durchgeführte, neurologische und internistische Untersuchung und Diagnose. Auch eine biographische Anamnese ist notwendig sowie die Beachtung eventueller Leitsymptome.

Die Therapie richtet sich nach der Causa: geistige Überforderung, Überanstrengung der Augen, Folgen von Traumata, Erkrankung der ableitenden Wege, Rheumaerkrankungen. Auch der bei Neurasthenikern und überempfindlichen Individuen auftretender Kopfschmerz wird entsprechend der Symptomatik behandelt.

▷ **Nach Verletzungen oder Gehirnerschütterung**

**Arnica montana**
D 12 Dil.
1 × tägl. 5 Tr.

**Hypericum perforatum**
D 12 Dil.
1 × tägl. 5 Tr.

**Ruta graveolens**
D 12 Dil.
1 × tägl. 5 Tr.

**Natrium sulfuricum**
D 12 Dil.
1 × tägl. 5 Tr.

▷ **Durch nervöse Störung oder unbekannter Genese**

**Cimicifuga racemosa** *(Cimicifuga)*
D 1 – D 3
3 × tägl. 5 Tr.
Drückender Kopfschmerz im Hinterkopf, melancholische, hypochondrische Stimmung. Abendliche Verschlimmerung. Im Freien und bei Bewegung besser.

**Chamomilla recutita** *(Chamomilla)*
D 3 – D 6 Dil.
3 × tägl. 5 Tr.
D 12 Dil.
1 × tägl. 5 Tr.
C 30 Dil.
1 × wöchentl. 5 Tr.
Überempfindliche Kinder und Frauen mit heftigsten Schmerzen, großer allgemeiner und natürlicher Unruhe. Kopfschweiß. Eine Wange rot, die andere blass, Schmerzen strahlen aus bis in die Zähne und Ohren.

### Coffea arabica *(Coffea)*
D 6 Dil.
3 × tägl. 5 Tr.
D 12 Dil.
1 × tägl. 5 Tr.
C 30 Dil.
1 × wöchentl. 5 Tr.
Äußerst empfindliche Sinne, Schmerzen sind unerträglich; große Reizbarkeit, Jammern und Klagen. Schlaflosigkeit, Herzklopfen, Ruhelosigkeit. Ein Nagel scheint in den Scheitel eingetrieben zu sein.

### Anamirta cocculus *(Cocculus)*
D 6 Dil.
3 × tägl. 5 Tr.
D 12 Dil.
1 × tägl. 5 Tr.
Hinterkopfschmerz mit Spinalirritation. Gefühl, als schließe und öffne sich der Kopf, aber auch Schweregefühl des Kopfes. Nach Nachtwachen. Wichtigstes Mittel bei Schlafdefizit.

### Acidum silicicum *(Silicea)*
D 6 Dil.
3 × tägl. 5 Tr.
D 12 Dil.
1 × tägl. 5 Tr.
C 30 Dil.
1 × wöchentl. 5 Tr.
Die Schmerzen ziehen scharf vom Nacken her über den Scheitel zum rechten Auge hin und treten periodisch auf. Die eigene Stimme wird als schmerzhaft empfunden. Besserung in Ruhe und im Liegen; warmes Einölen des Kopfes wird als angenehm empfunden. Alles schlimmer durch Kälte, Bewegung und Lärm, besonders in der Nacht. Häufig Kopfschmerzen als Folge geistiger Überanstrengung mit unterdrücktem Schweiß.

**Delphinium straphisagria *(Staphisagria)***
D 6 Dil.
3 × tägl. 5 Tr.
D 12 Dil.
1 × tägl. 5 Tr.
Hauptmittel, wenn die Kopfschmerzen nach heftigem Ärger oder sexuellen Exzessen auftreten. Das Gehirn ist wie zerrissen, besonders früh beim Aufstehen. Bewegung verschlimmert, Besserung in Ruhe und Wärme.
Die Kopfschmerzen vergehen nach starkem Gähnen.

# Krämpfe, organisch bedingte

Zur Behandlung der Folgen von *Geburtsschäden* steht

**Cuprum metallicum**
C 30
1 × tägl.
nach Besserung später
C 200
1 × im Monat
in Hochpotenzen an erster Stelle
Wenn es sich um Schädigungen nach Infektionen oder nach Kinderkrankheiten mit Krampferscheinungen handelt, ist es richtig, eine Nosode in Hochpotenz zu geben, die der vorausgehenden auslösenden Erkrankung entspricht, und anschließend Eigenblut-Nosoden.
Nach Impfungen gegen Kinderlähmung sieht man, wenn auch selten, in der Praxis abortive Formen von Poliomyelitis. Die Symptomatik findet meist nach der zweiten Impfung ihre Manifestation. Das Kind wird verdrießlich, wird plötzlich ungeschickt beim Laufen, stolpert häufig und fällt auch hin. Eine Gabe Poliomyelitis-Nosode C 200 reicht aus, um nach einigen Tagen eine wesentliche Besserung zu erreichen.

# Lähmungen, periphere

Die exakte neurologische Diagnostik ist unabdingbar.

Gingen den peripheren Lähmungen Erkältungen voraus oder rheumatische Zustände, stehen die folgenden Mittel zur Wahl.

**Aconitum napellus *(Aconitum)***
D 12 – D 30 Dil.
2 × tägl. 5 Tr.
Bei akut aufgetretenen Lähmungen durch Einwirkung kalter trockener Winde.

**Rhus toxicodendron**
D 4 – D 12
2 – 3 × tägl. 5 Tr.
Nach Durchnässung, Unterkühlung und Anstrengung aufgetretene Lähmung.

**Causticum Hahnemanni**
D 12 – D 30 Dil.
2 × tägl. 5 Tr.
Nach kaltem Luftzug aufgetretene plötzliche Lähmung.

**Solanum dulcamara *(Dulcamara)***
D 12 – D 30 Dil.
2 × tägl. 5 Tr.
Lähmungen nach Durchnässung und Unterkühlung

**Atropa belladonna *(Belladonna)***
D 12 Dil.
3 × tägl. 5 Tr.
Die Lähmung ist begleitet von heftigsten, plötzlich auftretenden und ebenso plötzlich wieder verschwindenden Schmerzen der beteiligten Extremitäten.

# Lähmungen, periphere, nach Traumen

### Arnica montana *(Arnica)*
D 12 Dil.
2 – 4 × tägl. 5 Tr.
Stumpfe Traumen mit großen Blutergüssen; heftige Schmerzen.

### Ruta graveolens *(Ruta)*
D 4 – D 12 Dil.
3 × tägl. 5 Tr.
Nach Knochen- und Knorpeltraumen mit Nervenbeteiligung und vorübergehenden Lähmungen.

### Hypericum perforatum *(Hypericum)*
D 4 – D 12 Dil.
2-stündl. 5 Tr.
Bei Verletzungen von Nerven. Langdauernde Lagerungskompression bei Operationen.

### Strychnos nux vomica *(Nux vomica)*
D 4 – D 12 Dil.
2 – 4 × tägl. 5 Tr.
Nach Genussmittel- und Medikamentenabusus.

# Laktoseintoleranz

### Myrtillus Oplx
4 × tägl. 15 Tr.
in warmem Wasser einnehmen.

> Bei Laktose-Intoleranz homöopathisch **keine** Tabletten und **keine** Trituratio (aus Laktose hergestellt).
> **Dafür: Globuli aus Rohrzucker!**

# Lampenfieber

▷ **Vor dem Wettkampf**

### Strophanthus gratus *(Strophanthus)*
D 2 – D 3 Dil.
alle 2 Stunden 5 Tr.
Führt zu einem Gefühl, das jegliche Spannung wegnimmt, trotzdem aber die Leistungsfähigkeit nicht beeinträchtigt.

### Piper methysticum
D 4 Dil.
2-stündl. 5 Tr., evtl. im Wechsel mit Strophanthus
Es beruhigt das vegetative Nervensystem, ohne müde zu machen und reizt zur Leistungssteigerung, ohne aufzuputschen.
Weiß alles! Im Augenblick der Prüfung Blackout.

### Coffea arabica *(Coffea)*
D 6, D 12 Dil.
2-stündl. 1, 2 – 3 Tr.
Wenn in ängstlicher Erwartung Schweißausbrüche, Herzklopfen, Extrasystolen und zittrige Hände auftreten.

▷ **Vor dem Wettkampf am Tage vorher**

### Gelsemium sempervirens *(Gelsemium)*
D 6 Dil./Tabl./Glob.
mehrere Tage vor dem Termin 1 – 2 × tägl. 5 Tr.
Das wichtigste Mittel für Beschwerden nervlicher Art in Erwartung einer unüblichen Belastung, also Lampenfieber vor Wettkämpfen, schon Tage im Voraus. Auch vor Prüfungen.
Vegetative Störungen und Kopfschmerzen.

**Argentum nitricum**
D 12 Tabl./Glob.
mehrere Tage vor dem Wettkampf 2 × tägl. 1 Gabe,
auch vor Examina
Das wichtigste Mittel bei Erwartungsangst bei Menschen, die extrem aufgeregt sind in der Vorstellung, dass sie auch wirklich bei dem Wettkampf fit sind. Sie sind sehr impulsiv, machen alles in großer Hast und lassen dabei auch manchmal etwas fallen, sie hetzen sich selber ungemein und haben meist dabei auch noch Magenbeschwerden mit Aufstoßen, Appetitlosigkeit oder Heißhunger sind möglich. Sie sind sehr frostig und glauben zu frieren.

**Aconitum napellus** *(Aconitum)*
D 12 Dil./Tabl.
1 Tabl. oder 5 Tr.
1 Stunde vor dem Start
Wenn Lampenfieber direkt vor dem Start auftritt: mit Piper methysticum D 4 geben.

# Laryngitis

**Aconitum napellus** *(Aconitum)*
D 4 – D 6 Dil./Tabl.
3 × tägl. bei akuten Zuständen
stündl. eine Gabe
Causa: trockene Kälte mit Schreck, dabei hohes Fieber. Im Beginn Schüttelfrost, der Puls ist schnell, die Heiserkeit kommt ganz plötzlich, der Hals ist dabei manchmal wie zusammengeschnürt. Besserung tritt ein durch Schweißausbruch. Kälte, Wind, Bewegung verschlimmern, Ruhe bessert.
Es besteht immer große Angst.

**Ammonium carbonicum**
D 3 – D 12 Dil.
3 × tägl. 1 Tabl.
Der Hals und die Schleimhäute sind trocken, mit brennenden Schmerzen und quälendem Reizhusten bis Erstickungsgefühl. Mitunter Schleimrasseln im Bereich des Larynx. Morgens beim Aufwa-

chen völlige Heiserkeit, Besserung durch Abhusten von wenig Schleim.
Besserung durch Wärme und Ruhe. Kälte, Nässe und Schlaf bringen Verschlimmerung. Häufig Nasenbluten.

### Arisaema triphyllum *(Arum triphyllum)*
D 3 – D 6 Tabl
2-stündl. 1 Tabl.
Plötzlich auftretende Heiserkeit mit Kratzgefühl im Hals, besonders nach stimmlicher Überanstrengung (Redner und Sänger). Die Heiserkeit führt bis zur Aphonie. Die Stimme schlägt zunächst einmal ständig um. Eine Verschlimmerung durch warme Räume, aber eine Besserung durch warme Getränke.

### Atropa belladonna *(Belladonna)*
D 3 – D 6 Dil.
im akuten Zustand 2-stündl.,
sonst 3 × tägl. 5 Tr.
Causa: plötzliche Abkühlung oder zu starke Sonneneinstrahlung. Sehr hohes Fieber, alle Sinne übererregbar. Brennen der Schleimhäute, Lymphdrüsenbeteiligung. Schlucken ist erschwert. Husten krampfartig und trocken. Symptome kommen und gehen plötzlich.
Verschlimmerung durch Wärme, nach Mitternacht aber auch durch Bewegung. Ruhe bessert.

### Euspongia officinalis *(Spongia)*
D 2 – D 3 Tabl.
3 × tägl. 1 Tabl.
Anfallsweiser trockener Husten mit Heiserkeit und Schmerzen beim Schlucken. Dauernder Räusperzwang.
Überempfindlichkeit des Halses gegen Berührung. Lymphdrüsenschwellung.
Wärme verschlimmert, aber Kälte bessert, Bewegung verschlimmert, Essen bessert.

### Hepar sulfuris
D 3 – D 6 Tabl.
3-stündl. 1 Tabl.
Anfallsweise schmerzhafter Husten, heftige Atemnot, äußerst kälteempfindlich, Lymphdrüsenschwellung mit Berührungsempfindlichkeit.
Verschlimmerung durch Kälte, Besserung durch Wärme. Feuchtigkeit bessert.

### Phosphorus
D 6 Dil.
3 × tägl. 5 Tr.
D 30 Dil.
1 × tägl. 5 Tr.
Trockener, hohler Husten, mit Heiserkeit und brennenden Schmerzen, besonders beim Husten und Schlucken.
Blutungsneigung beim Husten. Verlangen nach kalten Säften.
Das Mittel hat sich bewährt bei Heiserkeit und Husten von Sängern, die berichten, dass eine deutliche Besserung durch kalte Getränke auftritt. Kälte von außen verschlimmert.
Angst vor Gewittern.

## ▷ Kinder

### Aconitum napellus *(Aconitum)*
D 4 Trit., Tabl.
3 × tägl. 1 Gabe
Ausgelöst durch kalten Wind, meist in der Nacht auftretend. Große Angst und Unruhe, trockene Haut, äußerst schmerzhafter Husten.
Verschlimmerung um Mitternacht, durch Berührung des Halses.

### Ammonium causticum
D 6 Trit., Tabl.
3 × tägl. 1 Msp.
Pastöse, schwächliche Kinder mit Heiserkeit und nicht enden wollendem Husten.
Bei Säuglingen der Eindruck, als ob sie erstickten.

**Atropa belladonna** *(Belladonna)*
D 12 Trit. oder Tabl.
2 – 3 × tägl. 1 Gabe
Plötzlicher Beginn mit sehr hohem Fieber, hochrotem Gesicht. Feuchte Haut und trockene Schleimhäute. Verschlimmerung gegen Abend und durch Wärme.

**Hepar sulfuris**
D 6 Trit., Tabl.
3 × tägl. 1 Gabe
Husten ist rau, bellend, sehr schmerzhaft.
Verschlimmerung in den frühen Morgenstunden und durch kaltes Trinken.

**Phosphorus**
D 8 Dil.
3 × tägl. 1 Gabe
Der Husten ist bellend, sehr schmerzhaft, wiederholt sich abends um die gleiche Stunde.
Verschlimmerung durch Sprechen und Schreien.
Besserung durch warmes Trinken.

**Rumex crispus** *(Rumex)*
D 4 Trit.
5 × tägl. 1 Gabe
Verschlimmerung durch Kälte, Besserung durch Wärme.
Hält Tuch vor den Mund.

**Euspongia officinalis** *(Spongia)*
D 2 – D 6
Verschlimmerung durch kalten Wind. Besser durch Essen.

# Larynxverätzung und -verletzung

In jedem Fall ist eine sofortige klinische Behandlung nötig:

*Bei stumpfen Verletzungen* können, falls die Atmung unbehindert und die Schleimhaut überall intakt ist und kein Auswurf, keine Heiserkeit und keine Dysphagie bestehen, homöopathische Mittel angewendet werden:

**Arnica montana, C 30**
Hypericum perforatum, D 12
Symphytum officinalis, D 12
Siehe → *Traumen, Verletzungen*

# Leberzirrhose

Die Therapie mit homöopathischen Arzneimitteln kann nicht als eine spezifische Therapie angesehen werden, doch gibt es homöopathische Arzneimittel, die entsprechend dem Symptomenbild und dem Ähnlichkeitsprinzip eingesetzt werden können und in vielen Fällen nicht nur eine Besserung der Beschwerden herbeiführen, sondern auch einen Stillstand der Progression des Krankheitsbildes.

**Silybum marianum** *(Carduus marianus)*
D 1 – D 2 Dil.
3 × tägl. 10 Tr.
Es ist ein Arzneimittel, das entstauend auf das Pfortadersystem wirkt und als sanftes Diuretikum.
Entsprechende Tierversuche zeigen eine deutliche Schutzwirkung auf das Leberparenchym vor Giften. Eine Besserung der Beschwerden wird erreicht, besonders bei heftigen Schmerzen im rechten Oberbauch, bei Übelkeit, Brechreiz. Die Leber ist vergrößert, schmerzhaft. Der Stuhl hart, hellgelb und trocken. Häufig bestehen ausstrahlende Schmerzen zum rechten Schulterblatt und zur rechten Schulter.

Krankheitsbilder von A – Z

Flatulenz ist groß. Besserung durch Zusammenkrümmen und Wärme. Warme Anwendungen lokal an der Leber werden nicht vertragen.

**Phosphorus**
D 12 Dil.
3 × tägl. 5 Tr.
C 30 Dil.
1 × wöchentl. 5 Tr.
Das genaue Arzneimittelbild von Phosphorus ist unter *Hepatitis, chronische* nachzulesen.
Zusätzlich, als klinische Indikation, Leberzirrhose mit Aszites.

**Aqua quassiae**
Aqua nucis vomicae aa
3 – 6 × tägl. 10 Tr. in etwas Wasser
Ein bewährtes Arzneimittel bei Leberzirrhose mit Aszites und Ödemen. Wirkt mitunter erstaunlich gut.
(Das Arzneimittel muss nach entsprechenden Vorschriften vom Apotheker selbst hergestellt werden.)

# Leistungssteigerung

Bei der Gabe der folgenden Arzneimittel müssen Blutdruck und Blutungsbereitschaft kontrolliert werden, es muss der Allgemeinzustand der Persönlichkeit von einem homöopathischen Arzt sorgfältig betrachtet werden.

**Arnica montana**
in tieferen Potenzen D 6 – D 12
1 – 2 Gaben vor dem Start
Cave: hoher Blutdruck!

**Gelsemium sempervirens *(Gelsemium)***
D 12
1 Gabe
Besonders dann, wenn von nervlicher Seite Einschränkungen da sind, an denen die Höchstleistungen scheitern.

**Aconitum napellus *(Aconitum)***
D 12
1 Gabe
Besonders, wenn Herz- und Kreislauferscheinungen nervöser Art auftreten (Extrasystolen, Tachykardien und Angstzustände). Ein wichtiges Mittel,

**Carlina acaulis**
D 1
geben wir vorher 2 – 3 × tägl. 3 – 4 Tr., vier Tage lang
Das führt zu einer Leistungssteigerung, sowohl im motorischen, als auch im sensiblen und sensorischen Bereich bei einer unglaublich starken Beruhigung des Nervensystems ohne Ermüdungserscheinungen.

# Lichtdermatosen

**Atropa belladonna *(Belladonna)***
D 3 Dil.
3 × tägl. 5 Tr.
Hauptmittel bei Sonneneinflüssen.

**Euphrasia officinalis *(Euphrasia)***
D 2 – D 4 Dil.
3 × tägl. 5 Tr.
Bei Konjunktivitis durch Sonneneinfluss. Die gleiche Behandlung gilt auch bei Schäden durch Lichteinwirkung, z. B. beim Schweißen.

**Natrium chloratum *(Natrium muriaticum)***
D 12 – D 30 Dil.
1 × tägl. – 1 × wöchentl. 5 Tr.
Das beste Mittel bei Sonnenallergie.

### Nitroglycerinum *(Glonoinum)*
D 4 – D 6 Dil.
2-stündl. 5 Tr.
Bei Sonneneinstrahlung mit starker Rötung der Haut und Pulsieren unter der Haut. Ist immer dann angezeigt, wenn neben den Hauterscheinungen auch geringe meningeale Reizerscheinungen vorhanden sind, wie Kopfschmerzen, Übelkeit, Erbrechen.
Lokal hat sich Populus-cp-Salbe (ISO) sehr gut bewährt.

### Rhus toxicodendron
D 4 – D 6 Dil.
2-stündl. 5 Tr.
Starke Rötung und Blasenbildung mit Brennen und Juckreiz. Durch Ruhe und nachts erhebliche Verschlimmerung.

### Acidum arsenicosum *(Arsenicum album)*
D 6 Dil.
5 × tägl. 5 Tr.
Starke Rötung mit heftigem Brennen und Jucken. Geplatzte Blasen mit heftigem Nässen. Große Angst und großer Durst. Nächtliche Verschlimmerung.

# Lidptosis

### Gelsemium sempervirens *(Gelsemium)*
D 4 Dil.
3 × tägl. 5 Tr.
Sehschwäche als Folge von Infektionskrankheiten, als **Folge von Grippe** und auch **nach Impfungen.** Lähmung der Augenlider, besonders nach Infektion, aber auch nach Impfung. Jede Form von Wärme verschlimmert.

### Aluminium oxydatum *(Alumina)*
D 12 Tabl.
2 × tägl. 1 Tabl.
Magere, geschwächte und trockene Patienten; chronische Fälle; geringste Anstrengung der Augen verschlimmert. Das Schwerege-

fühl der Lider ist so groß, dass der Patient sie kaum öffnen kann. Lidptosis meist links stärker als rechts.

### Causticum Hahnemanni
D 12 Tabl.
2 × tägl. 1 Tabl.
Hauptmittel bei der Causa Kälteeinwirkung nach Erkältung, bei rheumatischen Ursachen; aber auch das Mittel *nach apoplektischen Insulten.*
C 30
1 × tägl. oder alle 2 Tage
Wärme bessert den Allgemeinzustand; frische Luft verschlimmert.

### Solanum dulcamara *(Dulcamara)*
D 3 Dil.
3 × tägl. 5 Tr.
Causa: Durchnässung und Unterkühlung. Dabei besteht Steifigkeit und das Gefühl, als ob die Lider gar nie mehr aufgehen würden. Wetterveränderung verschlimmert den Zustand. Wärme bessert, während Kälte verschlimmert.

### Stannum metallicum
D 12 Tabl.
2 × tägl. 1 Tabl.
Lidptosis mit Jucken und heftigen Schmerzen im inneren Augenwinkel, besonders nachts. Tränensack ist mit gelblich-weißer Absonderung häufig gefüllt.
Kälte verschlimmert den Allgemeinzustand. Besonders nachts besteht Verschlimmerung. Allgemeine Bewegung bessert deutlich. Verschlimmerung hier durch *warme Getränke!*

## Lippen, Fissuren

### Acidum nitricum
D 4 Dil.
3 × tägl. 5 Tr. im Mund halten
Splittergefühl.

**Graphites**
D 4 Tabl
3 × tägl. 1 Tabl.
5 %ige Graphitsalbe lokal.
Lymphatisch-pastöser Habitus.

**Chamomilla recutita**
D 3 Dil.
alle 2 h 5 Tr.
Fissuren in der Mitte der Unterlippe und in den Mundwinkeln.

**Acidum silicicum**
D 6 Tabl.
3 × tägl. 1 Tabl.
Immer fröstelnd. Raue, trockene Lippen, besonders im Winter.

# Lumbago, akute

**Bryonia cretica** *(Bryonia)*
D 2 Dil.
stündl. im Wechsel mit

**Strychnos nux vomica** *(Nux vomica)*
D 2 Dil.
stündl. im Wechsel mit Bryonia
Behandlung muss früh genug begonnen werden, dann sind schwere Geschütze zu vermeiden. Wärme- oder Kälteanwendungen nach Wunsch und Verträglichkeit.
Trotz der verschiedenen Kältemodalitäten im Wechsel empirisch hilfreich!

# Luxationsfolgen

### Rhus toxicodendron
D 4 – C 30 Dil./Tabl./Glob.
akut: 1 – 2-stündl. D 4, 1 Gabe,
nach 1 Woche 1 × tägl. 1 Gabe
Folge von Luxation, Distorsion, Anstrengungen, Durchnässungen und Unterkühlungen. Ausgesprochene Ruheverschlimmerung, dafür aber bei Bewegung Besserung. Selbst durch Bewegung der nicht verletzten Extremitäten tritt eine Besserung ein. Unbedingtes Wärmebedürfnis. Der Patient friert sehr leicht.

### Ruta graveolens *(Ruta)*
D 3 – D 6 Dil./Tabl./Glob.
akut: 2-stündl. D 3, 1 Gabe
nach Besserung 1 – 2 tägl. 1 Gabe
Hier besonders bei Luxationen im Bereich der Hand und der Finger heftige Schmerzen, auch in der Folge, Bewegungsbeeinträchtigung.

### Kreosotum
D 6 – D 12 Dil./Tabl./Glob.
sofort 2-stündl. D 6, 1 Gabe,
nach 3 Tagen 2 × tägl. D 12, 1 Gabe
Das Mittel wird gezielt nach Daumenluxation eingesetzt. Die nach der Reposition auftretenden Blutergüsse und heftigen Schmerzen bessern sich nach Kreosotum erheblich.

### Ledum palustre *(Ledum)*
D 4 – D 12 Dil./Tabl./Glob.
akut: 2-stündl. D 4, 1 Gabe,
nach Besserung 1 × tägl. D 12, 1 Gabe
Dieser Patient hat im Gegensatz zu Rhus toxicodendron zwar ein frostiges Gefühl, aber verlangt unbedingt kalte Umschläge auf die betroffene Region.
Wärme verschlimmert den Zustand, besonders nächtliche Bettwärme.

**Strychnos ignatii** *(Ignatia)*
D 6 – C 30 Dil./Tabl./Glob.
akut: 2-stündl. D 6, 1 Gabe,
nach Schmerzberuhigung 1 × tägl. C 30, 1 Gabe
Besonders bei Folgen von Hüftgelenksluxationen mit einhergehenden Schmerzen. Allgemeine Besserung durch Ruhe und durch Fernhalten aller starken Sinneseindrücke. Verträgt Tabakrauch überhaupt nicht. Stark wechselhaftes Verhalten und wechselhafte Schmerzwahrnehmung.

**Pulsatilla patens** *(Pulsatilla)*
D 6 – C 30 Dil./Tabl./Glob.
akut: 3-stündl. 1 Gabe,
später 1 × tägl. C 30
Pulsatilla ist ein Mittel, das insbesondere bei Rezidiven von Luxationen vorkommt, bei ausgesprochen schlaffem Gewebe mit einer deutlichen Besserung an der frischen Luft. Patient verträgt kein warmes Zimmer, verträgt keine fetten Speisen und ist morgens sehr schwer ansprechbar.
Die Schmerzen im betroffenen Gelenk sind deutlich besser, wenn das Gelenk wieder bewegt werden kann; in Ruhe und bei lokaler Wärmeanwendung Verschlimmerung. Wohl mögen die Patienten ein warmes Zimmer, aber keine lokale Wärme.

**Symphytum officinalis**
D 4 – D 6, C 30 Dil./Tabl./Glob.
akut: 2-stündl. 1 Gabe
später 1 × tägl. 1 Gabe C 30
Alle Traumen der Knochen und Gelenke und deren Folgeerscheinungen sind die Indikationen für Symphytum. Das Mittel hat sich optimal bewährt als Adjuvans bei Frakturen, es bessert die Schmerzen schnell und beschleunigt zugleich die Heilungstendenz des Knochens (Kallusbildung) wesentlich. (Röntgenologisch nachweisbar).

# Lymphangitis

### Hepar sulfuris
D 3 – D 6 Tabl.
3 × tägl. 1 Tabl.
D 12 Tabl.
2 × tägl. 1 Tabl.
Entzündliche Veränderungen der Lymphbahnen mit Schwellung, Ödem, Rötung.
Überempfindlichkeit gegen Schmerzen, Kälte und Berührung (mag keinen kalten Umschlag).
Besserung durch Wärme, besonders durch feuchte Wärme.

### Mercurius solubilis Hahnemanni
D 6 Dil.
3 × tägl. 5 Tr.
Entzündliche, gerötete und geschwollene, dabei druckschmerzhafte Schwellungen der Lymphbahnen mit Drüsenschwellungen. Lymphknoten druckschmerzhaft.
Verschlimmerung bei Bewegung, Verschlimmerung außerdem bei Bettwärme und in der Nacht. Besserung durch Ruhigstellung.
Profuse Nachtschweiße mit üblem Geruch des gesamten Körpers.

### Vipera berus
D 12 Dil.
2 × tägl. 5 Tr.
Plötzlich auftretende, sehr heftige Entzündungen von Lymphbahnen der Extremitäten, besonders nach Verletzungen, die stark verschmutzt sind. Die Umgebung der Verletzung zeigt schon kurz danach erysipelartige Veränderungen. Patient ist sehr ruhelos, hat Schüttelfrost und Fieber und unerträgliche Angst.
Heftige Schmerzen und Krämpfe in der befallenen Extremität beim Herabhängen.
Die Haut ist kalt, mit kaltem Schweiß bedeckt.

# Lymphödem

### Apis mellifica
D 3 – D 6 Dil.
2-stündl. 5 Tr.
Sehr lebhafte, geschäftige, bewegliche Patienten, die sehr schnell weinen können. Ödeme mit Brennen und Hitzegefühl und dem Verlangen nach kalten Umschlägen und Kälte.
Wärme, Druck und Berührung werden überhaupt nicht vertragen. Trotz Ödem besteht Durstlosigkeit. Die Beschwerden treten verhältnismäßig rasch auf.

### Hydrastis canadensis *(Hydrastis)*
D 3 – D 4 Dil.
3 × tägl. 5 Tr.
Wirkungsrichtung des Mittels zielt auf Anregung der Sekretion aller Drüsen der Haut und Schleimhaut.
Ödembildung mit Besserung durch Ruhe und Druck.
Verschlimmerung durch Wärme und Bewegung.

### Silybum marianum *(Carduus marianus)*
D 1 – D 3 Dil.
5 × tägl. 5 Tr.
Allgemeine Leberbelastung mit Stauung im Pfortadergebiet, häufig Hämorrhoiden, Ödeme der unteren Extremitäten. Übelkeit, Brechreiz, Unverträglichkeit von fetten Speisen. Leber geschwollen.

### Apocynum cannabinum *(Apocynum)*
D 1 – D 2 Dil.
3 – 6 × tägl. 5 Tr.
Digitalis-Glykosid mit betonter diuretischer Wirkung bei Ödemen der Extremitäten und bei Anasarka.
Patienten sind sehr durstig, das Mittel wirkt deutlich besser bei natriumarmer Kost.

**Quassia amara *(Quassia)***
D1 – D2 Dil.
3 × tägl. 10 Tr.
Mittel wirkt besonders gut bei Pfortaderstauungen, Aszites mit Leberschwellung, Ödemen der unteren Extremitäten. Weniger erfolgreich bei Ödemen als Folge von Traumen und Entzündungen.

**Urginea maritima alba *(Scilla)***
C 200 Glob.
1 × wöchentl. 5 Kügelchen
Rechtsinsuffizienz – Meteorismus. Husten beim Hinlegen. Stauungsbronchistis.

# Magenfunktionsstörungen, stressbedingte

Bei der Arzneimittelfindung spielen die Essensgewohnheiten und die damit verbundenen Modalitäten, wie Abneigung, Unverträglichkeit oder Verlangen nach bestimmten Speisen, eine große Rolle. Sie können in vielen Fällen als Leitsymptom dienen.

Zu den homöopathischen Mitteln vgl. *Ulcus* ventriculi et duodeni. Sie werden hier im psychosomatischen Zusammenhang aufgeführt.

**Strychnos nux vomica *(Nux vomica)***
D 2 – D 6 Dil.
5 – 7 × 5 – 7 Tr.
Sehr sensible und ängstliche Naturen, die unter Folgen von Leid und Kummer (Liebeskummer) leiden, leicht gekränkt sind und widersprüchlich reagieren. Temperament cholerisch. Im Beruf gestresst.

**Argentum nitricum**
D 6 Dil.
6 × tägl. 5 Tr.
Überfordert und vorgealtert wirkende Patienten mit sehr hohen und ehrgeizigen Zielen, für die die geistige und körperliche Qualifikation trotz hoher Intelligenz im Allgemeinen nicht ausreicht. Sie sind ängstlich, leicht reizbar und leiden unter Erwartungsspannungen. Splittergefühl im Magen.

**Acidum arsenicosum *(Arsenicum album)***
D 6 Dil.
5 × tägl. 5 Tr.
Völlig überarbeitete, hinfällige Patienten mit allgemeiner großer Schwäche, Unruhe und Angst, kalten Schweißen auf der Stirn mit trockenen Schleimhäuten. Sehr korrekt, genau, hoher Intellekt. Alle Beschwerden gehen mit Brennen einher; großer Durst. Hauptbeschwerdezeiten liegen um Mitternacht und bei Kälte. Besserung durch Wärme.

## Semecarpus anacardium *(Anacardium)*
D 3 – D 6 Dil.
4 × tägl. 5 Tr.
Ehrgeizige, ausfällig fluchende Patienten, die immer unzufrieden sind. Nüchternschmerzen, die schon während kleiner Speisen vergehen. Patienten muten sich zu viel zu, beim Nachlassen ihrer Kräfte reagieren sie cholerisch. Ständiger Stuhldrang, manchmal frustriert.

Abneigung gegen ...

*Getränke*

| | | |
|---|---|---|
| Tee: | Phosphorus | D 12 |
| Wein: | Zincum metallicum | D 12 |
| Küchengeruch: | Colchicum autumnale | D 4 – D 6 |
| Tabakgeruch: | Strychnos ignatia | D 4 – D 6 |

Unverträglichkeit von ...

| | | |
|---|---|---|
| Eier: | Sulfur | D 12 |
| Fleisch: | Thuja occidentalis | D 6 |
| Fisch (Durchfall): | Veratrum album | D 3 – D 6 |
| Fisch (Blähungen): | Lycopodium clavatum | D 6 |
| Fleisch (Blähungen): | Allium sativum | D 3 – D 6 |
| Kaviar: | Carbo vegetabilis | D 8 |
| Austern: | Carbo vegetabilis | D 8 |

*Kohlenhydrate*

| | | |
|---|---|---|
| frisches Brot u. Schwarzbrot: | Natrium chloratum | D 6 – D 12 |
| frisches Brot (Sodbrennen): | Robinia pseudoacacia | D 2 – D 3 |

Unverträglichkeit von ...

| | | |
|---|---|---|
| Kuchen: | Lycopodium clavatum | D 6 – D 12 |
| Zucker: | Argentum nitricum | D 6 |

*Fette*

| | | |
|---|---|---|
| Milch: | Lac vaccinum | D 12 |

| | | |
|---|---|---|
| Fett, warm: | Carbo vegetabilis | D 8 |
| Fett, kalt: | Pulsatilla patens | D 4 – D 6 |
| Butter, warm: | Carbo vegetabilis | D 8 |
| Butter, kalt: | Pulsatilla patens | D 8 |
| Schlagrahm (Durchfall): | Acidum arsenicosum | D 8 |

*Obst*

| | | |
|---|---|---|
| Birnen: | Veratrum album | D 3 – D 6 |
| Melonen: | Acidum arsenicosum | D 8 |
| Pflaumen: | Rheum | D 2 – D 4 |
| Pfirsiche: | Allium cepa | D 3 – D 4 |

*Getränke*

| | | |
|---|---|---|
| Bier: | Kalium bichromicum | D 4 |
| Kaffee: | Strychnos nux vomica | D 4 |
| Mineralwasser: | Kalium carbonicum | D 8 |
| Tee: | Strychnos nux vomica | D 4 |
| | Phosphor | D 12 |
| Wein: | Stibium sulfuratum rubrum | D 4 |
| Nikotin: | Strychnos ignatia | D 4 – D 6 |
| Speiseeis: | Pulsatilla patens | D 4 – D 6 |
| Gefräßigkeit und Unverträglichkeit: | Strychnos nux vomica | D 4 |
| | Stibium sulfuratum rubrum | D 4 |
| | Graphites | D 8 |

Verlangen nach ...

| | | |
|---|---|---|
| Fett, das nicht vertragen wird: | Acidum nitricum | D 6 |

*Eiweiß*

| | | |
|---|---|---|
| Fisch: | Natrium chloratum | D 6 |
| Fleisch, geräuchert: | Calcium carbonicum Hahnemanni | D 6 |
| | Causticum Hahnemanni | D 6 |
| Käse: | Argentum nitricum | D 6 |
| Milch: | Acidum phosphoricum | D 3 |
| Milch, warm: | Acidum arsenicosum | D 8 |
| Milch, eiskalt: | Bryonia cretica | D 6 |
| Fett allgemein: | Acidum nitricum | D 6 |

| Süßigkeiten, die aber nicht vertragen werden: | Argentum nitricum | D 6 |

Siehe auch → *Gastritis*

# Meteorismus

Siehe → *Flatulenz*

# Migräne

Bei schweren Attacken sind Aneurysmen, Tumoren, arteriovenöse Angiome auszuschließen (fachärztlich).

Im Intervall empfiehlt sich die Konstitutionsbehandlung. Im Anfall wird nach dem Simile-Prinzip ausgewählt.
Als Abortivkur werden

### Aconitum napellus *(Aconitum)*
D 6 Dil.
5 Tr.
und

### Atropa belladonna *(Belladonna)*
D 4 Dil.
5 Tr.
in viertelstündlichem Wechsel gegeben. Wenn nach einer Stunde kein Erfolg eingetreten ist, wird abgebrochen.

### Spigelia anthelmia *(Spigelia)*
D 3 Dil.
3 × tägl. 5 Tr.
D 12 Dil.
1 × tägl. 5 Tr.

Schmerzen über dem linken Auge. Lanzierender, reißender Schmerz, ausstrahlend.
Herzklopfen, Galleerbrechen.
Schmerzen steigen und fallen mit der Sonne.

### Chelidonium majus *(Chelidonium)*
D 4 Dil.
3 × tägl. 5 Tr.
Schmerzen im und über dem rechten Auge, reißend. Immer vereint mit Gallen- und Lebererkrankungen und Diätfehlern.

### Iris versicolor *(Iris)*
D 6 Dil.
3 × tägl. 5 Tr.
D 12 Dil.
1 × tägl. 5 Tr.
Meist rechtsseitig periodisch auftretende Schmerzen. Immer an Ruhetagen nach beruflicher Arbeit (Wochenendmigräne). Nach schweren geistigen Arbeiten aber auch unter der Woche. Die Schmerzen liegen über den Augen und haben klopfenden Charakter. Das Erbrochene ist bitter und sauer. Durchfälle. Visusstörungen.

### Gelsemium sempervirens *(Gelsemium)*
D 6 Dil.
3 × tägl. 5 Tr.
D 12 Dil.
1 × tägl. 5 Tr.
C 30 Dil.
1 × wöchentl. 5 Tr.
Sehstörungen (Flimmern, Halbsichtigkeit, Blindsein). Die Schmerzen ziehen vom Nacken zu einem Auge hin und schlagen sich krampfartig wie ein Band um den Kopf. Am Ende des Anfalls steht immer eine starke Polyurie.
Alle anderen Mittel haben meist Konstitutionsmittel-Charakter und sind von diesen Gesichtspunkten aus zu suchen. Hierzu zählen:

- Calcium carbonicum
- Sepia
- Platinum metallicum
- Pulsatilla
- Cocculus
- Natrium chloratum
- Zincum metallicum
- Stannum metallicum
- Sulfur
- Kalium carbonicum

} entsprechend der Persönlichkeit (große Anamnese)

# Muskelerkrankungen

Bei der nach entsprechender Diagnose möglichst homöopathischen Therapie wird nicht die Diagnose, sondern das exakte Symptombild des Kranken als Richtschnur genommen, wobei die Modalität und die Causa die wichtigsten Hinweise für das Arzneimittel sind.

### Arnica montana *(Arnica)*
D 2 – D 6 Dil.
3 × tägl. 5 Tr.
im akuten Fall 2-stündl. 5 Tr.
Folge von körperlichen und seelischen Traumen, Folge von Anstrengung.
Die Muskeln schmerzen, als wenn sie geprügelt wären. Der ganze Körper ist wie zerschlagen, das Bett ist zu hart, Wärme bessert, Kälte verschlechtert, Ruhe bessert, Bewegung verschlimmert. Erschütterung und Berührung verschlimmern.

### Berberis vulgaris *(Berberis)*
D 3 – D 6 Dil.
3 × tägl. 5 Tr.
im akuten Zustand 2-stündl. 5 Tr.
Schmerzen der Muskulatur wechseln ständig, sowohl nach ihrer Art als auch nach ihrem Charakter. Die Extremitäten sind wie lahm und steif.
Lokalisation besonders im Rücken, in den Lenden und in den Fingern. Wichtig: Im Urin roter Satz in der Kälte.

### Bryonia cretica *(Bryonia)*
D 2 – D 6 Dil.
3 × tägl. 5 Tr.
Ursache ist feuchte Kälte nach Erhitzen, besonders im Sommer. Alle Muskeln sind beteiligt, aber auch die Gelenke, besonders die großen Gelenke. Größte Beschwerden am Rücken. Auch die Muskulatur ist sehr schmerzhaft.
Starker Druck bessert aber den Schmerz. Lokale Kälte bessert, lokale Wärme verschlimmert.

### Rhododendron
D 2 – D 6 Dil.
3 × tägl. 5 Tr.
Lokalisation besonders an Unterarmen, den Fingern und Unterschenkeln bis zu den Zehen. Schmerzen haben ziehenden und stechenden Charakter.
Wärme bessert, Kälte verschlimmert. Vor Gewitter schlimmer.

### Rhus toxicodendron
D 4 – D 12 Dil.
3 × tägl. 5 Tr.
im akuten Zustand 2-stündl. 5 Tr.
Lokalisation in allen überanstrengten Muskeln. Schmerzcharakter wie verrenkt, wie heftiger Muskelkater. Große Ruhelosigkeit und Bewegungsdrang. Sehr empfindlich gegen kalte Luft.
Wärme bessert, Kälte und Ruhe verschlimmern.
Causa: Durchnässung und Anstrengung, mitunter auch Trauma.

### Solanum dulcamara *(Dulcamara)*
D 2 – D 6 Dil.
3 × tägl. 5 Tr.
in akuten Fällen 2-stündl. 5 Tr.
Causa: Unterkühlung und zugleich Durchnässung.
Lokalisation besonders Oberarm und Oberschenkel, Nacken und Rücken. Alle Schmerzen gehen einher mit Kältegefühl. Extremitäten sind kalt, Patient hat die Empfindung, als wären sie eiskalt. Wärme bessert, Kälte verschlechtert, Bewegung bessert und Ruhe verschlechtert.

### Plumbum metallicum
Langsam steigende Q-Potenzen (Karpaltunnelsyndrom).
Bei Muskelatrophien lokaler Art hilfreich (exakte klinische Diagnose!).

# Muskelkater

### Arnica montana *(Arnica)*
D 6 – C 30 Dil./Tabl./Glob.
3 – 6 × tägl. 1 Gabe
Arnica ist das wichtigste Mittel nach Überanstrengung, dabei Zerschlagenheit am gesamten Körper, der Ort, wo der Körper liegt, ist dem Patient zu hart. Ruhe bessert seinen Zustand, Erschütterungsschmerzhaftigkeit bei Berührung der Bettstatt ist sehr groß.

### Rhus toxicodendron
D 4 – C 30 Dil./Tabl./Glob.
im Beginn 2-stündl.,
später 3 × tägl. 1 Gabe
Rhus tox. wird besonders angewendet bei Muskelkater infolge von Überanstrengungen untrainierter Muskulatur, Unterkühlungen und Durchnässungsfolgen, also dann, wenn der Patient in den Regen gekommen ist oder völlig durchgeschwitzt auf Bergeshöhen dem kalten Wind ausgesetzt ist. Dann wird Rhus tox. zunächst in der D 4 zweistündlich, später in der D 6 innerhalb von wenigen Stunden Abhilfe schaffen.

### Hamamelis virginiana *(Hamamelis)*
D 2 – D 6 Dil./Tabl./Glob.
2-stündl. 1 Gabe
Hamamelis ist das Mittel, das bei venösen Stasen und körperlicher zu starker Belastung schließlich zu Muskelkater in den Waden und unteren Extremitäten führt. Dabei häufig Muskelkrämpfe und Schwellungen der Beine. Hier wird Hamamelis, besonders dann, wenn keine Ekchymosen bestehen, sehr schnell Abhilfe schaffen.

# Muskelkrämpfe

### Arnica montana *(Arnica)*
D 6 – C 30 Dil./Tabl./Glob.
2-stündl. – 3 × tägl. 1 Gabe
Bei Krämpfen der Skelettmuskulatur, besonders an den Stellen, die überanstrengt sind: an den Beinen bei Lauftätigkeit, an den Armen bei Klettertätigkeit oder anderen Sportarten. Dann ist Arnica bei Überanstrengung das Mittel der Wahl.

### Cuprum aceticum
D 6 – D 12 Dil./Tabl./Glob.
2-stündl. 1 Gabe oder
lokal Unguentum cupri pp. 0,4 %ig am Abend und am Morgen ein erbsgroßes Stück in die befallene Region einreiben.
Cuprum ist das Hauptkrampfmittel der Homöopathie und im Allgemeinen sehr gut wirksam. Es handelt sich dabei um Krämpfe, besonders in der Nacht nach großen Anstrengungen und bei falscher Körperhaltung. Nach Gabe von Aquaretika zuerst Substitution von Kalium und Magnesium.

### Chamomilla recutita *(Chamomilla)*
D 3 – C 30 Dil. Tabl./Glob.
Nervöse, reizbare, missgelaunte Menschen mit einer ungeheuren Überempfindlichkeit gegenüber Schmerzen. Sie sind unerträglich garstig. Es sind Patienten, die sich sehr angestrengt haben, dabei aufgrund ihrer doch sehr heftigen, manchmal sogar wütenden Reaktion plötzlich in den befallenen Körperregionen krampfartige

Schmerzen bekommen. Besonders kurz vor Mitternacht wird es schlimmer, aber auch bei zusätzlichem Ärger. Die Wärme, Bewegung im Zimmer bessert. Kann Trost überhaupt nicht vertragen, ist abgeneigt zu antworten und wenn, dann überhaupt nur mürrisch.
Empfindlichkeit gegen Wind ist sehr groß.

## Muskelzuckungen

**Cuprum aceticum**
D 4 Dil.
3 × tägl. 5 Tr.
Muskelzuckungen in großen gestreiften Muskeln.

**Zincum metallicum**
D 6 Tabl.
3 × tägl. 1 Tbl.
Fibrilläre Zuckungen in kleinen Muskeln der mimischen Muskulatur.

## Mykosen

Die Therapie mit einem Mittel sollte zeitlich begrenzt bleiben, da bei dem richtigen Mittel sehr schnell das Terrain verändert wird und die Mykose verschwindet. Die wichtigsten Mittel sind Konstitutionsmittel.

**Konstitutionsmittel**

**Sulfur**
C 30 Tabl.
1 × wöchentl. 1 Tabl.

**Psorinum-Nosode**
C 30 Tabl.
1 × wöchentl. 1 Tabl.

**Calcium carbonicum**
Hahnemanni C 30 Tabl.
1 × wöchentl. 1 Tabl.

**Tuberculinum GI**
C 30, Tabl.
1 × wöchentl. 1 Tabl.

Alle anderen Konstitutionsmittel kommen bei entsprechender Simile-Qualität auch in Frage.
Zur hormonellen Umstellung haben sich bewährt:

**Sepia officinalis**
C 30

**Lachesis muta**
C 30

**Selenium**
C 30

**Cimicifuga racemosa**
C 30

▷ **Bei Terrainveränderung**
**Cina**
D 3 Dil.
3 × tägl. 5 Tr.

▷ **Bei starkem nächtlichem Juckreiz**
**Acidum arsenicosum**
D 6 Dil.
3 × tägl. 5 Tr.

**Acidum hydrofluoricum**
D 6 Dil.
3 × tägl. 5 Tr.

**Helianthemum canadense**
D 3 Dil.
5 × tägl. 5 Tr.

**Cinchona succirubra**
D 12 Dil.
2 × tägl. 5 Tr.
äußerlich: Usneaderm® (Usnea Ø und Echinacea Ø)
2 × tägl. einpinseln

# Myokardinfarkt, akuter

Jeder Angina-pectoris-Anfall, der länger als 20 Minuten anhält, ist infarktverdächtig. Der Patient muss unverzüglich in eine *Klinik* mit *Intensivstation* eingewiesen werden.

Erst in der Rehabilitationsphase können wir mit homöopathischen Mitteln und homöopathischer Erfahrung die klinisch eingestellte Medikation unterstützen: wenn der Patient nicht ganz beschwerdefrei ist, wenn körperliche oder auch seelische Momente die Erholung des Patienten beeinträchtigen. Doch sollte man sich nicht verleiten lassen, die konventionelle Therapie durch die homöopathische Therapie zu ersetzen.
Siehe S. 145 → *Herzkrankheit, koronare.*

# Nagelerkrankungen

### Acidum hydrofluoricum
D 6 Dil.
3 × tägl. 5 Tr.
Große körperliche und geistige Aktivität ohne Durchhaltevermögen. Mag mehr als er kann. Demineralisation. Die Nägel wachsen sehr schnell, reißen aber leicht ein. Nägel sind brüchig, weich und deformiert, viele Streifen in den Nägeln. Besserung durch Kälte, Verschlimmerung durch Wärme.

### Acidum silicicum *(Silicea)*
D 3 – D 6 Tabl.
3 × tägl. 1 Tabl.
Erfolgreiches Mittel.
Magerer Patient mit Mangel an Vitalität. Demineralisation. Nägel brüchig mit vielen weißen Flecken.
Wärme bessert, Kälte verschlimmert.
Alkohol verschlimmert. Häufig bei Trinkern.

### Calcium fluoratum
D 3 – D 6 Tabl.
3 × tägl. 1 Tabl.
Erfolgreiches Mittel.
Körperliche und geistige Schwäche, schnelles Wachstum des Körpers, Demineralisation.
Besserung durch Wärme, aber kalte Anwendungen.
Verschlimmerung durch Kälte, aber warme Anwendungen.

### Natrium chloratum *(Natrium muriaticum)*
D 6 Tabl.
3 × tägl. 1 Tabl.,
später D 12,
1 × tägl. 1 Tabl.
Müder, blasser Patient. Demineralisation. Nagelerkrankungen als Kummerfolge. Großer Durst. Weint leicht, lehnt Zuspruch ab. Frische Luft und Ruhe bessern.

### Selenium
D 4 – D 6 Tabl.
3 × tägl. 1 Tabl.
Erschöpfte und schwache Patienten mit Sexualneurasthenie. Nägel atrophisch, brüchig, unregelmäßiges Wachstum, Längs- und Querrillen.
Verlangen nach Alkohol, der verschlimmernd wirkt.

### Thuja occidentalis *(Thuja)*
D 4 Dil.
3 × tägl. 5 Tr.
Magerer und erschöpfter Patient, häufig Warzen an den Händen. Nägel sind spröde, rissig und brechen leicht ab.
Schweiß an unbedeckten Körperstellen. Erkrankungen des rheumatischen Formenkreises.

### Ustilago zeae *(Ustilago maydis)*
D 4 – D 6 Dil.
3 × tägl. 5 Tr.
Sexuelle Schwäche des Mannes. Klimakterium der Frau. Nägel brüchig und gespalten.
Abbrechen und Ausfallen von Nägeln und Nagelteilen.
Keine Wärme- und Kältemodalitäten.

## Narbenbeschwerden

### Graphites
D 6 Tabl.
3 × tägl. 1 Tabl.
Narbenkontrakturen, täglich 1-mal mit Graphites-Salbe einreiben.

# Narbenkeloid

**Graphites**
D 3 Tabl.
3 × tägl. 1 Tabl.
Je nach akutem oder chronischem Stadium. Hauptmittel, wirksam auch bei Narbenkontrakturen.

**Acidum hydrofluoricum**
D 6 Dil.
3 × tägl. 5 Tr.
Besonders bei destruktiver, rhagadiger Veränderung der Verhornungsschicht.

**Acidum nitricum**
D 6 Dil.
3 × tägl. 5 Tr.
Besonders bei Schmerzen an der Narbe mit Splittercharakter.

# Nephritis, chronische

▷ **Kinder**

**Berberis vulgaris** *(Berberis)*
D 3 Trit., Tabl.
3 – 4 × tägl. 1 Gabe
Ausstrahlende Schmerzen werden von Kindern häufig nicht korrekt angegeben, so dass man sich vor allem auf die charakteristischen Parameter des Urins verlassen muss. Urin wechselt in der Farbe von hellgelb bis rötlich braun. Urin wechselt auch in der Menge von spärlich bis zur Harnflut.

**Calcium arsenicosum**
D 4 Trit., Tabl.
3 × tägl. 1 Gabe

Empfindlichkeit in der Nierengegend, sehr häufige Urinentleerungen, mitunter geringe Mengen.
Große Erschöpfung und blasse Haut, Ödeme. Sehr viel Durst.

**Phosphorus**
D 12 Dil.
2 × tägl. 5 Tr.
Das Mittel der Wahl bei rezidivierender, chronischer Nephritis bei jedem Infekt.

**Eigenblut-Nosode**
C 8
alle 14 Tage 5 Tr.
Zur Behandlung der häufig vorhandenen Infektanfälligkeit mit konsekutiver nephritischer Verschlimmerung.

Bei präurämischen und urämischen Zuständen ist die stationäre Behandlung unbedingt erforderlich!

# Nephrolithiasis

Eine Harnstauung macht die operative Steinentfernung dringend, besonders bei begleitender fieberhafter Infektion.

## Behandlung der akuten Kolik

Ist schwierig, aber homöopathisch möglich. Es empfiehlt sich dabei

**Berberis vulgaris**
D 3 Dil.
und

**Atropa belladonna**
D 3 Dil.
alle 5 Minuten 5 Tr. im Wechsel oder jeweils 1 ccm i.v. oder i.m.

Man kann so in den meisten Fällen eine Kolik unterbrechen und auch den Steinabgang beschleunigen.
Die hier im Weiteren angeführten Mittel sind **im Intervall** wichtig, um weitere Koliken zu vermeiden oder auch um Steine auszutreiben. Bei kleinen, vorhandenen Steinen Austreibung wie folgt:

**Berberis vulgaris *(Berberis)***
C 30
eine Gabe und danach
alle halbe Stunde D 3
mit großen Mengen Flüssigkeit (sollte aber *keine* Kohlensäure enthalten).

**Acidum formicicum**
D 2 – D 6 Dil. Tabl.
3 × tägl. 5 Tr. 1 Tabl.
Besonders bei Rheumatikern geeignet mit starker Kälteempfindlichkeit und mit gichtigen Gelenk- und Muskelschmerzen, die sehr plötzlich auftreten, aber auch wieder verschwinden. Auch bei Schmerzen, die von Nierensteinen verursacht werden und bei Wetterwechsel und Föhn auftreten. Wärme gibt deutliche Besserung, Kälte verschlimmert den Zustand. Bettwärme verschlimmert auch. Der Patient hat das Gefühl, als müsse er die Decke wegnehmen, weil sonst die Beschwerden schlimmer erscheinen.

**Berberis vulgaris *(Berberis)***
D 3, D 6, D 12 Dil.
3 × tägl. 5 Tr. im Intervall
Im Anfall alle 5 – 10 Minuten 5 – 10 Tr. Das Mittel ist bereits oben erwähnt als das wichtigste Mittel bei der Austreibung von Nierensteinen, aber auch bei der Behandlung von akuten Ureter-Koliken. Besserung durch Wärme und Ruhe steht im Vordergrund. Die linke Seite ist bevorzugt.

**Lycopodium clavatum *(Lycopodium)***
D 4 – D 6 Dil.
3 × tägl. 5 Tr.
Ein wichtiges Mittel im Intervall, immer dann, wenn dauernd übelriechende Urine ausgeschieden werden mit einem roten Sediment. Brennen während des Wasserlassens mit Ausstrah-

lung in die Nierengegend. Das sind Menschen, die keinen Widerspruch vertragen, sie sind reizbar, aber auch depressiv, oft Intellektuelle.

Wärme verschlimmert deutlich, und auch Ruhe verschlimmert. Es sind Menschen, die immer in Bewegung sind, die Bewegung tut ihnen gut, eine Abkühlung allgemein bessert den Zustand.

### Lytta vesicatoria *(Cantharis)*
D 4 – D 2 Dil.
3 × tägl. 5 Tr.
Im Intervall wirksam, wenn brennende Schmerzen beim Wasserlassen, starker Harndrang und auch Tenesmen auftreten. Im Urin häufig Schleim und Blut. Großer Durst, aber trinken mögen diese Patienten nicht. Das Mittel soll nicht länger als 3 Wochen angewendet werden, um Reizzustände in der Schleimhaut der ableitenden Harnwege zu vermeiden.

## Nephrose

▷ **Kinder**

Siehe → *Nephritis, chronische*

## Nervenschäden

Neurologe und Radiologe sollten zumindest zur Diagnosesicherung hinzugezogen werden.

### Aconitum napellus *(Aconitum)*
D 4 – D 6 Dil.
bei akuten Zuständen 2 × stündl. 5 Tr.
Indikation bei Entstehung durch trockenen kalten Wind, kommt am besten in Betracht in dem Stadium akuter Reizerscheinung mit Taubheit, Ameisenlaufen und Schmerzen und teilweise auch bei Fieber. Der Körper ist schwitzig, im Verlauf der Nerven besteht ein Brennen wie an heißen Drähten. Angst ist groß.

### Acidum arsenicosum *(Arsenicum album)*
D 12 Dil.
2 × tägl. 5 Tr.
Charakteristisch ist hier die große Abgeschlagenheit, sehr große Angst und Unruhe und erheblicher Durst. Verschlimmerung der Beschwerden besonders um Mitternacht, die Schmerzen haben einen brennenden Charakter.

### Atropa belladonna *(Belladonna)*
D 4 – D 12 Dil.
bei akuten Zuständen 2 × stündl. 5 Tr.
Der Körper ist rot, besonders der Kopf trocken, die Schmerzen treten blitzartig auf, gehen aber auch blitzartig wieder weg, meist als Folge von Schreck und Ärger, aber auch als Folge lokaler Abkühlung (Friseur; auch kalter Flugzeugfensterplatz). Schmerzen bei geringster Berührung.

### Bryonia cretica *(Bryonia)*
D 3 – D 6 Dil.
akut 2-stündl., später 3 × tägl. 5 Tr.
Die Schmerzen haben stechenden Charakter.
Verschlimmerung durch die geringste Bewegung. Sehr großer Durst.

### Citrullus colocynthis *(Colocynthis)*
D 6 Dil.
3 – 6 × tägl. 5 Tr.
Schmerzen haben krampfartigen Charakter, mit Taubheitsgefühl; Gegendruck und Bewegung bessert etwas, ebenso Wärme, meist ein ins Chronische übergehender Prozess.

### Datura stramonium *(Stramonium)*
D 6 – D 12 Dil.
2 – 3 × tägl. 5 Tr.
Neben den Schmerzen bestehen Zuckungen im befallenen Gebiet, besonders die Nächte sind sehr schlimm.

### Gelsemium sempervirens *(Gelsemium)*
D 6 – D 12 Dil.
3 – 4 × tägl. 5 Tr.
Zucken und Schmerzen besonders in der Gesichtsmuskulatur, dabei Zittern, allgemein große Erschöpfung, besonders auch bei Schmerzen im Gesicht mit gleichzeitiger Hirnnervenlähmung, z. B. der Augenmuskeln und Schlingmuskeln.

### Hypericum perforatum *(Hypericum)*
D 4 – D 6 Dil.
2 – 4 × tägl. 5 Tr.
Besonders bei direkter traumatischer Schädigung von Nervenfasern und gegen Folgen von Traumata an Körperstellen, die reich mit Empfindungsnerven versorgt sind. Lagerungskompression bei Operation. Quetschungen.

### Chamomilla recutita *(Chamomilla)*
D 3 – D 6 Dil.
3 – 6 × tägl. 5 Tr.
Bei besonders plötzlich auftretenden und genauso schnell wieder verschwindenden Schmerzen, die wie elektrische Schläge zu spüren sind.

### Solanum dulcamara *(Dulcamara)*
D 3 – D 6 Dil.
2-stündl. 5 Tr.
Besonders nach Durchnässung und Unterkühlung auftretende Schmerzen, die sehr heftig sein können.

### Rhus toxicodendron
D 4 – D 12 Dil.
2 – 6 × tägl. 5 Tr.
Heftige Schmerzen infolge von Nässe und Kälte, besonders nach Überanstrengung; sowohl Extremitäten, als auch Rumpf und Hirnnerven sind befallen. Neben den Schmerzen besteht häufig Taubheitsgefühl und Ameisenlaufen.
Verschlimmerung in Ruhe, besonders nachts.

# Nervöse Störungen

## ▷ Kinder

Man wird in der Behandlung dieser Erkrankungen am meisten erreichen, wenn man eine sorgfältige Konstitutionstherapie durchführt, die aber auch ohne pädagogische Maßnahmen bei den Eltern erfolglos bleiben wird.

▷ **Nervöses Erbrechen und Inappetenz**

### Strychnos ignatia *(Ignatia)*
C 30 Tabl., Trit.
alle 2 – 3 Tage 1 Gabe; Tabl. lutschen
Äußerst schwierige und launenhafte Kinder, die ihre Eltern gern zur Verzweiflung bringen. Jeden Tag haben sie neue Gelüste, lehnen morgen ihre Lieblingsspeise von gestern ab, wollen an einem Tag nur trinken, am nächsten Tag verweigern sie jede Nahrung. Schwer verdauliche Speisen werden häufiger verlangt als leicht verdauliche. Werden sie zum Essen gezwungen, erbrechen sie ostentativ.

### Gelsemium sempervirens *(Gelsemium)*
D 12 Tabl.
1 × tägl. 1 Tabl., mehrere Tage lang
Erbrechen und auch Durchfälle bei Erwartungssituationen wie Klassenarbeiten oder Prüfungen.

### Opium
D 30 Glob.
wöchentl. 1 Gabe
Erbrechen nach Schreck.

▷ **Nabelkoliken**

Bei den zur Verfügung stehenden Mitteln zählen wir nur die Leitsymptome auf; alle Mittel haben die plötzlich auftretenden heftigen Schmerzen und Beziehungen zum Bauch (aber auch zum schlechten Gewissen) gemeinsam.

**Atropa belladonna** *(Belladonna)*
D 6 Tabl.
2-stündl. 1 Tabl.
Bauch empfindlich gegen Berührung.
Besserung durch Nach-hinten-Strecken.

**Calcium phosphoricum**
D 6 Tabl.
2-stündl. 1 Tabl.
Bauchschmerzen und Kopfschmerzen.
Kein Appetit, will aber Geräuchertes.

**Chamomilla recutita** *(Chamomilla)*
D 6 Tabl.
2-stündl. 1 Tabl.
Unruhe und wütendes Schreien. Auslösende Ursache Ärger.

**Citrullus colocynthis** *(Colocynthis)*
D 4 – D 6 Tabl.
2-stündl. 1 Tabl.
Besserung durch Druck, Zusammenkrümmen und Wärme.

**Magnesium phosphoricum**
D 6 Tabl.
2-stündl. 1 Tabl.
Das Mittel der Wahl, wenn kein anderes Mittel passt. Besser durch Wärme und Zusammenkrümmen.

**Veratrum album**
D 4 – D 6 Tabl.
2-stündl. 1 Tabl.
Leichenblässe, kalte Extremitäten, kalter Stirnschweiß, Erbrechen.

▷ **Der respiratorische Affektkrampf**
Es handelt sich hier um das so genannte Wegbleiben der Kinder, meist infolge einer Erregung oder eines besonderen Schreckens. Bekommt das Kind beispielsweise seinen Willen nicht erfüllt, kommt es zu einem Atemstillstand, das Kind wird blass, verdreht die Augen und wird bewusstlos. Ein Augenblick, der für die Mut-

ter meist erschreckend ist, doch plötzlich, nach einem tiefen Atemzug, ist alles wieder gut und vorbei. Treten diese Situationen öfter auf, haben sich folgende zwei homöopathischen Mittel bewährt:

**Strychnos ignatia *(Ignatia)***
C 30 Tabl.
2 × wöchentl. 1 Tabl.
Dann treten diese Affektkrämpfe meist nicht mehr auf, und die gleiche Serie braucht nicht mehr wiederholt zu werden.

**Opium**
C 30 Tabl.,
1 × tägl. 1 Tabl.
Dieses Mittel ist angezeigt, wenn die Ursache der Affektkrämpfe eindeutig ein großer Schreck war.
Eine Gabe genügt meist.

▷ **Wutanfälle**

**Acidum nitricum**
C 30 Tabl.
alle 2 Tage 1 Tabl.
Keine Freude am Spiel, keine Freude an Schularbeiten, wirft Schultascheninhalt in der Gegend umher, räumt in der Wut den Schreibtisch ab.

**Semecarpus anacardium *(Anacardium)***
C 30
alle 2 Tage 1 Gabe
Unverträgliche Kinder mit Zerstörungswut. Jähzornig wegen Kleinigkeiten. Schlägt auf seine Umgebung ein.

**Chamomilla recutita *(Chamomilla)***
C 30 Tabl.
alle 2 Tage 1 Tabl.
Wut über Kleinigkeiten, schlägt um sich, wirft sich auf den Boden und strampelt mit Händen und Füßen.

### Cuprum metallicum
C 30 Tabl.
alle 2 Tage 1 Tabl.
Brüllt und schreit bis zur Atemlosigkeit mit Krämpfen. Aussehen blau-rot.

### Lycopodium clavatum *(Lycopodium)*
C 30 Tabl.
alle 2 Tage 1 Tabl.
Sehr intelligente Kinder, denen aber in diesem Fall mit logischem Zureden keine Einsicht beizubringen ist. Ist unleidlich und verträgt keinen Widerspruch.

### Datura stramonium *(Stramonium)*
C 30 Tabl.
alle 2 Tage 1 Tabl.
Es ist dies das wichtigste und am häufigsten angezeigte Mittel bei Wutanfällen. Dauernder Stimmungswechsel. Rote Wangen und Ohren, glänzende Augen. Der Anblick von Wasser und glänzenden Gegenständen regt es auf. Zerstörungswütig, gewalttätig, Angst vor Dunkelheit.

▷ **Kopfschmerzen**

### Acidum phosphoricum
D 3 Tabl.
3 × tägl. 1 Tabl.
Leicht ermüdbare, schwächliche Kinder, die schon während der ersten Stunde in der Schule Kopfschmerzen bekommen.

### Calcium phosphoricum
D 6 Tabl.
3 × tägl. 1 Tabl.
Lebhafte, durstige Kinder, die am Ende der Schulstunden Kopfschmerzen bekommen und vor dem Mittagessen eine kleine Liegepause einlegen.

**Gelsemium sempervirens *(Gelsemium)***
D 12 Tabl.
1 × tägl. 1 Tabl.
Migräneartige Kopfschmerzen mit Sehstörungen, bei Beendigung der Schmerzen reichlicher Urinabgang. Die Schmerzen treten meist vor Prüfungen oder Klassenarbeiten auf.

**Natrium chloratum *(Natrium muriat.)***
D 12 Tabl.
2 × tägl. 1 Tabl.
Schwächliche, aber sehr ehrgeizige Kinder mit Salzhunger und Sonnenunverträglichkeit. Kopfschmerzen nach der Schule und durch langandauernde geistige Arbeit.

**Ruta graveolens *(Ruta)***
D 4 Tabl.
3 × tägl. 1 Tabl.
Kopfschmerzen nach langem Lesen und Schreiben mit Brennen in den Augen, auch nach langem Fernsehen und langer Arbeit am PC.

**Tuberculinum**
D 18 Tabl.
alle 2 Tage 1 Tabl.
Immer müde Kinder mit schlaffem Habitus, aber sehr unruhig. Unüberwindliche Abneigung gegen die Schule. Verreist gern.

**Zincum metallicum**
C 30 Glob.
1 × wöchtl. 5 Glob.
Schulkopfschmerz. Kind legt sich flach und lässt den Kopf herunterhängen.

▷ **Stottern**

Auf jeden Fall sollte fachärztlicher Rat eingeholt werden und notfalls logopädische Behandlung.
*Unterstützend* kommen folgende *homöopathische Mittel* in Frage:

### Amanita muscaria *(Agaricus)*
C 30 Tabl.
alle 2 Tage 1 Tabl.
Neben dem Stottern bestehen Muskelzuckungen, tic-artig.

### Calcium phosphoricum
C 30 Tabl.
alle 2 Tage 1 Tabl.
Scheue, ängstliche oder auch draufgängerische, unruhige, appetitlose Kinder mit großem Durst, Schulkopfschmerzen, Nägelbeißen und Herumspielen an den Fingernägeln.

### Cuprum metallicum
C 30 Tabl.
2 × in der Woche 1 Tabl.
Unruhige Kinder mit unklarer Geburtsschädigung (Zange) und mit Krampfbereitschaft der gestreiften Muskulatur.

### Gelsemium sempervirens *(Gelsemium)*
D 12 Tabl.
tägl. 1 Tabl.
Folge von Aufregung und Schreck.

▷ **Folge von Schreck**

### Kalium bromatum
D 12 Tabl.
1 × tägl. 1 Tabl.
Sehr unruhige Kinder, Hände und Füße ständig in Bewegung, Stottern verschlimmert in den Abendstunden.

### Datura stramonium *(Stramonium)*
C 30 Tabl.
1 × tägl. 1 Tabl.
Starker Stimmungswechsel.

### Opium
C 30 Tabl.
2 × wöchentl. 1 Tabl.
Stottern nach Schreck und bei Erwartungsangst.

# Neugeborenen-Periode, Erkrankungen

▷ **Zyanose und Krämpfe**

Folge zerebraler Läsionen. Herz- und Lungenmissbildungen sind auszuschließen.

**Cuprum metallicum**
C 30 od. C 200 Trit., Glob.
1 × 1 Gabe, evtl. nach 24 h wiederholen

**Helleborus niger**
D 6
3 × tägl. 1 Gabe
Krämpfe, Schwindel, Zuckungen, Kollaps, Speichelfluss, wilde Träume.

▷ **Pylorospasmus**

**Cuprum metallicum**
C 200 Trit., Glob.
alle 24 h eine Gabe

**Aethusa cynapium**
C 9 Trit., Glob.
1 Gabe früh und abends
Heftiges Erbrechen sofort nach dem Trinken, danach wieder Hunger.

**Apomorphinum hydrochloricum**
D 12 Trit., Glob.
1 Gabe früh und abends
Wärme verschlimmert, Kälte bessert.

▷ **Zyanose der Extremitäten** (zentralnervöse Störung, mit Krämpfen einhergehend)

**Cuprum metallicum**
C 200 Trit., Glob.
eine Gabe, evtl. nach 1 – 2 Wochen wiederholen
Erkrankungen der Neugeborenen-Periode erfordern, wenn sie mit Krämpfen einhergehen, immer *Cuprum metallicum* D 200 Trit oder Glob.

# Neuralgie

Siehe → *Interkostalneuralgie;* → *Trigeminusneuralgie*

# Neurodermitis

Die Homöotherapie richtet sich neben den konstitutionellen Betrachtungen im homöopathischen Sinn vor allem nach den kausalen Modalitäten. Daneben ist die Symptomatik der lokalen Hauterscheinungen und die gesamte Symptomatik von Soma und Psyche zu erfassen.

Bei den Hauterscheinungen beachten wir die lokalen Veränderungen (Effloreszenzen) und die Modalitäten:
- Kratzen bessert den Juckreiz
- Kratzen verschlimmert den Juckreiz.

Die Modalitäten sind ein ganz wichtiger, in der Hierarchie vordergründiger Punkt zur Entscheidung über das Arzneimittel.

**Calcium carbonicum Hahnemanni**
D 12 Tabl.
2 × tägl. 1 Tabl.
Hauptmittel bei der Behandlung der Neurodermitis, besonders, wenn es sich um Calcium-carbonicum-Konstitutionen handelt bei lymphatischer Diathese. In der Kindheit immer Milchschorf. Starke Schweißneigung bei geringster Anstrengung und nachts.

Hautausschläge stark brennend, zur Eiterung neigend (Akne).
Feuchte, kalte Hände und Füße bei nicht selten heißem Kopf.
Besserung durch trockenes Wetter.
Verschlimmerung durch Kälte, Feuchtigkeit, durch Arbeit und bei Vollmond.

### Acidum arsenicosum *(Arsenicum album)*
D 6 Dil.
3 × tägl. 5 Tr.
Besonders bewährt bei vikariierenden, allergischen Erscheinungen zwischen Ekzem und Asthma. Dieses Mittel hat in homöopathischer Dosierung zwischen Endoderm- und Ektoderm-Keimblatt-Wechselerkrankungen eine enge Beziehung. Besonders bei Verschlimmerung durch Kälte. Nächtliche Unruhe durch heftigsten Juckreiz, Brennschmerzen nach Kratzen deutlich schlimmer und das eigenartige Durstphänomen: Großer Durst, kann aber nur kleine Schlucke nehmen.
Besserung durch Wärme, in frischer Luft und bei Bewegung.
Verschlimmerung um Mitternacht, durch Kälte und Anstrengung.

### Daphne mezereum *(Mezereum)*
D 4 – D 12 Dil.
3 × tägl. 5 Tr.
Wichtiges Mittel bei der Causa: Auftreten erstmalig nach Impfung. Unerträglicher Juckreiz, Bettwärme verschlimmert. Offenes Feuer verschlimmert.
Eigenartiges Symptom: Schmerzen in den großen Röhrenknochen.

### Natrium chloratum *(Natrium muriaticum)*
D 6 – C 30 Dil.
2 – 3 × tägl. 5 Tr.
Causa: Frühkindliche Isolationserlebnisse (Waisenkind, Brutkasten) mit Folgeerscheinungen. Daneben Aggression und Frustration. Besonders geeignet nach Kortison-Behandlung.
Mag keine regelmäßigen Mahlzeiten, isst aber sehr gut, nimmt trotzdem ab. Folgen von Schreck, Ärger und Kränkung.
Besserung durch Kälte und Ruhe.
Verschlimmerung durch Wärme und Bewegung.

Umstimmungstherapie nach Cortison oder während notwendiger Cortisongaben.

### Sepia officinalis *(Sepia)*
D 6 – D 30 Dil.
1 – 3 × tägl. 5 Tr.
Passt für Patienten, die ihr vom Schicksal auferlegtes Kreuz tragen, bis ihnen der Kragen platzt, und denen alles zu viel wird, dabei somatisches Auftreten symmetrischer Hauteffloreszenzen.
Depression, Opposition und Resignation.
Besserung durch Wärme und Ruhe.
Verschlimmerung durch Kälte und Bewegung.

### Rhus toxicodendron
D 4 – D 12 Dil.
3 × tägl. 5 Tr.
Schlimme Folgen von Durchnässung, besonders nach Erhitzung und Anstrengung. Effloreszenzen haben Bläschencharakter. Ruhelosigkeit und Ängstlichkeit, Empfindlichkeit gegen Zugluft. Asthma-Vikariation.
Besserung bei Wärme und Bewegung.
Verschlimmerung bei Kälte und Ruhe.

### Thuja occidentalis *(Thuja)*
D 6 – D 30 Dil.
1 – 3 × tägl. 5 Tr.
Auftreten von Hauterscheinungen immer nach Impfungen, mit deutlicher Verschlimmerung durch Bettwärme und nach Durchnässung.
Schlafmittel verschlimmern. Früher häufig Warzen.
Ausschläge nur an bedeckten Körperstellen, Schweiß nur an unbedeckten.
Besserung durch Wärme und Bewegung.
Verschlimmerung durch Kälte und Ruhe.

**Graphites**
D 4 – D 30 Tabl., ab D 8 Dil.
3 × tägl. 1 Tabl. oder 5 Tr.
Sehr große Kälteempfindlichkeit.
Faul, fett, verfressen, verstopft.
Klebrige Hautausschläge mit unangenehmem Geruch.
Ekzeme hinter den Ohren. Besserung durch Wärme und Bewegung, Verschlimmerung durch Kälte und Ruhe.

**Strychnos ignatia** *(Ignatia)*
D 4 – D 30 Dil.
1 – 3 × tägl. 5 Tr.
Hautausschläge infolge von Liebeskummer und Partnerverlust.
Unberechenbare, widersprüchliche, mitunter hysterische Reaktionen.
Tabak, Kaffee und Alkohol werden nicht vertragen.
Jede geringste Anstrengung, Kränkung und seelische Belastung macht Verschlimmerung.
Besserung durch Wärme und Bewegung.
Verschlimmerung durch Kälte und Ruhe.

**Sulfur**
und
**Phosphor**
sind bei allen Neurodermitis-Fällen mit großer Vorsicht und nur nach reichlicher Überlegung und langjähriger Erfahrung anzuwenden.
Beide Mittel haben die Eigenschaft, dass sie bei nicht sachgemäßer Anwendung, und das selbst als Simile, erhebliche Verschlimmerung bringen können bzw. ein langsam ruhig werdendes Krankheitsbild deutlich aufflackern lassen.
Die besten Erfolge sind mit homöopathischer Konstitutionstherapie zu erreichen.

▷ **Äußerliche Behandlung**

Bei der Neurodermitis kann man annehmen, dass eine äußerliche Behandlung, außer mit Cortison-Salben, keinen Akuteffekt gibt. Man sollte aber eine solche Unterdrückung auf jeden Fall – nach **Hahnemann** – vermeiden!

Man sieht sehr oft bei einer Neurodermitis deutliche Besserung durch die Einnahme von und auch durch äußere Behandlung mit Nachtkerzen-Öl. Die besten Erfolge hatte ich immer mit der vorsichtigen Waschung oder Betupfung mit Tinctura Hamamelis virginiana. Ebenfalls besonders günstig für die Haut ist bei Kindern, aber auch bei Erwachsenen, das Hamamelis-Wasser, das eine deutlich cortisonähnliche Wirkung besitzt. Nicht nur bei Beschwerden im Analbereich, bei Ekzemen und anderen Hautschäden, sondern besonders auch bei der Neurodermitis kann man nach ein-, zwei- oder dreiwöchentlicher Anwendung eine deutliche Besserung finden, gerade an den Stellen, die nach wochenlanger Behandlung, auch mit dem richtigen Konstitutionsmittel, nicht erreicht werden konnten.

Hamamelis-Wasser bei DCL-Company, Rebwiesstr. 58 in CH-8702 Zollikon. Die Tinktur ist auch dort erhältlich; man muss sie in etwas Wasser auflösen.

In Deutschland über Galenika Hetterich, Gebhardtstr. 5, 90762 Fürth/Bayern als Aqua Hamamelidis zu beziehen.

Nach allopathischer Behandlung mit Cortison oder anderen starken chemischen Mitteln eine Entgiftungsphase von einer Woche einlegen:

---

### Entgiftungsphase 1 Woche

**Sulfur**
D 12 Tabl.
1 × tägl. 1 Tabl.
Zum Abschluss noch einmal eine genaue personotrope Anamnese zur Mittelwahl,
oder

**Natrium chloratum**
D 12 Tabl.
1 × tägl. 1 Tabl.,
anschließend Mittelwahl
Das Arzneimittel wird gewählt, dem die allgemeine konstitutionelle Symptomatik am nächsten ist. In der Anamnese gab es früher schon Cortison!

# Neurologische Traumatologie

Die Diagnose ist selbstverständlich gebietsärztlicherseits zu klären. Wenn die klinische Behandlung abgeschlossen und der Patient wieder zu Hause ist, er aber weiter Beschwerden äußert, kann eine allgemeinärztliche, homöopathische Behandlung angeschlossen werden.

In den meisten Fällen ist sie selbst bei schweren Beschwerden und bei lange zurückliegenden Unfällen mit sehr gutem Erfolg durchzuführen.

### Arnica montana *(Arnica)*
D 4 Dil.
6 × tägl. 5 Tr.
D 30 Dil.
2 × wöchentl. 5 Tr.
Hauptmittel bei Zuständen nach traumatischer Schädigung mit Blutungen oder Blutergüssen, mit Commotio und Contusio cerebri.

### Gelsemium sempervirens *(Gelsemium)*
D 6 Dil.
3 × tägl. 5 Tr.
C 30 Dil.
3 × wöchentl. 5 Tr.
Wichtiges Mittel bei nervöser und körperlicher Schwäche, vasomotorisch bedingten Kopfschmerzen. Das Gesicht ist rot, der Kopf wie vergrößert. Ebenso bei Herzbeschwerden mit dem Gefühl, als ob das Herz stillstehen würde. Kälte der Hände und der Füße.
Häufig auftretende Polyurie und damit eine Besserung der Beschwerden.

### Hypericum perforatum *(Hypericum)*
D 4 Dil.
3 × tägl. 5 Tr.
C 30 Dil.
alle 2 Tage 5 Tr.
Wertvolles Mittel bei traumatischer Schädigung des Nervensystems, besonders bei Traumata aller mit reichlichen Empfindungsnerven ausgestatteten Gewebe, wie Fingerspitzen, Schädel etc.

### Natrium sulfuricum
D 12 Dil.
1 × tägl. 5 Tr.
C 30 Dil.
1 × wöchentl. 5 Tr.
D 200 Dil.
1 × monatl. 5 Tr.
Bei allen Spätschäden nach Schädeltraumen ausgezeichnet wirksam, wenn alle anderen Mittel versagen.

### Ruta graveolens *(Ruta)*
D 3 – D 6 Dil.
akut: 2 × stündl. 5 Tr.
nach 1 Woche: 3 × tägl. 5 Tr.
Folge von Traumen, Quetschungen, Kontusion und Distorsion, besonders an Knochen und Knorpel, außerdem an Sehnen.

### Zincum cyanaticum
D 4
3 × tägl. 1 Tabl. lutschen
Besonders bei alten Leuten mit Spätzustand nach Schädeltrauma.

# Obstipation

Eine eventuell bestehende Grundkrankheit muss ausgeschlossen werden.

### Aluminium oxydatum *(Alumina)*
D 4 – D 12 Tabl.
3 × tägl. 1 Tabl.
Bei Säuglingen nach unpassender Ernährung:
D 4, D 6 Trit.
3 × tägl. 1 Msp.
Nach habitueller Obstipation mit vergeblichem Drängen zum Stuhl und starkem Drücken und Pressen. Stuhlgang ist hart, bröckelig und immer sehr wenig. Dabei haben Patienten einen gierigen Hunger. Häufig nach Wechsel der Essgewohnheiten (Abstillen – große Reisen).
Verschlimmerung durch Kälte und im Winter.
Kartoffeln werden nicht vertragen.

### Calcium carbonicum Hahnemanni
D 12 – D 30 Tabl.
2 × tägl. 1 Tabl.
Chronische Obstipation, besonders bei Kindern und Jugendlichen in der Entwicklungszeit. Es sind Patienten, die zur Fettleibigkeit neigen, mit schlaffem Gewebe und rascher Ermüdbarkeit. Verschlimmerung durch geistige Arbeit. Passivität, Abneigung gegen Sport und Abneigung gegen Fleisch und gekochte Speisen.
Alles ist schlimmer durch Kälte und Feuchtigkeit und durch Arbeit, besser durch Liegen und Wärme.

### Lycopodium clavatum *(Lycopodium)*
D 4 – D 12 Dil.
3 × tägl. 5 Tr.
Cholerische, hypochondrische Patienten, sehr intelligent und geistig beweglich. Machen einen vorzeitig gealterten Eindruck. Am Oberkörper meist abgemagert. Kalte Hände und Füße. Heißhunger mit Sättigung nach wenigen Bissen. Spastische Obstipation mit starker Flatulenz. Bei Stuhlgang immer das Gefühl unvollständiger Entleerung.

Wärme und Ruhe verschlechtern, Besserung durch frische Luft und Bewegung.
Verschlimmerung besonders gegen 16 – 20 Uhr.

### Strychnos nux vomica *(Nux vomica)*
D 4 – D 6 Dil.
3 × tägl. 5 Tr.
Erregbare, reizbare Patienten mit Neigung zu Müdigkeit beim Erwachen. Die Zunge ist stark belegt, übler Mundgeruch. In der Frühe oft Übelkeit und Erbrechen, Widerwillen in den Morgenstunden gegen Speisen und Getränke, die der Patient am Abend liebt (gutes Essen, Alkohol, Nikotin). Immer starkes Völlegefühl, besonders nach dem Essen. Kalte Hände und Füße mit heißem und rotem Gesicht.
Wichtigstes Mittel (D 4 – D 6) bei Laxanzien-Missbrauch.

### Opium
D 4 – D 6
2 – 3 × 5 Tr.
Es ist das wichtigste Mittel bei der habituellen Obstipation. Lebhafte, reizbare, leicht erschreckbare Menschen. Alles ist schlimmer durch Wärme, Besserung durch kalte Speisen und Getränke. Im Bauch herrscht völlige Atonie, lang anhaltende Obstipation, mitunter spastische Schmerzen und Meteorismus. Häufig auch bei Obstipation nach Schreck und schweren Infektionen.

## ▷ Kinder

### Aluminium oxydatum *(Alumina)*
D 12 Trit.
2 × tägl. 1 Gabe
Der Stuhl ist hart, manchmal wie kleine Kugeln, mitunter mit Schleim überzogen. Der Stuhl hängt wie Kitt am After und ist auch schwer von der Windel zu lösen.

### Bryonia cretica *(Bryonia)*
D 12 Trit.
1 × tägl. 1 Gabe
Stuhl sehr dunkel, kleine Knollen. Es besteht überhaupt kein Stuhldrang, sehr großer Durst.

### Graphites
D 12 Trit.
2 × tägl. 1 Gabe
Dicke, faule, gefräßige, langsame Kinder ohne Stuhldrang. Stühle sind massig, knollig, stinken sehr.

### Strychnos ignatia *(Ignatia)*
D 30 Trit.
1 × tägl. 1 Gabe
Obstipation als Folge von Schreck oder Eifersucht (Geburt eines Geschwisters).

### Opium
D 30 Trit.
1 × tägl. 1 Gabe
Kein Stuhldrang, atonisch, Folgen von großem Schreck (Autounfall, Feuersbrunst).

### Strychnos nux vomica *(Nux vomica)*
D 12 Trit.
2 × tägl. 1 Gabe
Häufiger Stuhldrang, aber vergeblich. Entleerung kleinkugelig, dunkel und hart. Schwierige Charaktere, uneinsichtig und zänkisch. Folgen von unregelmäßiger Nahrungsaufnahme oder Medikamentenunverträglichkeit.

### Eigenblut
C 7
1 × tägl. 5 Tr. in Wasser
In hartnäckigen Fällen kann der Versuch den erhofften Erfolg bringen.

# Ohrenschmalz

Zwei bis drei Tage lang vor dem Schlafengehen einige Tropfen folgender Lösung in das Ohr träufeln, danach leichtes Herausspülen durch den Arzt möglich.

**Calendula officinalis Ø 7,0**

**Glycerin 1/20**
ad 20,0
MDS
einige Tropfen in das betroffene Ohr einträufeln.

# Operation, Begleittherapie

Auch während der Operation können homöopathische Medikamente begleitend zu den notwendigen operativen Maßnahmen, zur Narkose und zu konventionellen Medikamenten eingesetzt werden.

### Arnica montana *(Arnica)*
D 12 – D 30 Dil., Tabl.
bis zu 4 Tagen nach der Operation 5 Tr.
oder 1 Tabl. 1 × tägl.
Leitsymptome dabei allgemeines Zerschlagenheitsgefühl, das Bett und das Kopfkissen ist dem Patient viel zu hart.

### Bellis perennis
D 3 – D 12 Dil., Tabl.
3 – 4 × tägl. 5 Tr. oder 1 Tabl.
Bei verzögerter Wundheilung mit Ekchymosen in der Umgebung der Operationswunde. Patienten möchten Wärme auf die Wunde haben. Zerschlagenheitsgefühl an der Operationsstelle.

### Phosphorus
D 200 als Injektion, am besten i.v.
Bei postoperativ auftretenden Blutungen eine Ampulle i.v.

**Ruta graveolens** *(Ruta)*
D 3, D 4 Dil., Tabl.
3 – 4 × tägl. 5 Tr. oder 1 Tabl.
Anwendung besonders bei und nach Operationen an Sehnen und Bändern. Außerdem bei stumpfen Traumen an diesen Organen.

**Symphytum officinale**
D 3, D 4 Dil., Tabl.
2-stündl., später 3 × tägl. 5 Tr. oder 1 Tabl.
Zur schnelleren Kallusbildung und bei Schmerzen nach Knochenoperationen und Frakturen.

# Operation, Nachbehandlung

**Achillea millefolium**
D 2 – D 4 Dil., Tabl.
notfalls 2-stündl. 5 Tr.
Die Wirkungsrichtung dieses Mittels ist die Blutgerinnung, also anzuwenden bei Blutungen aus allen Organen oder Geweben, Sickerblutungen aus frischen Wundverschlüssen.

**Aconitum napellus** *(Aconitum)*
D 4 – D 12 – C 30 Dil., Tabl.
4 – 5 × tägl. 5 Tr. oder 1 Tabl.
Postoperative Schmerzen als Folgen bei Traumen, aber auch als Schock und Folge von Schreckerlebnis. Großes Angstgefühl.

**Delphinium staphisagria** *(Staphisagria)*
D 6 – D 12 Dil., Tabl.
4 – 5 × tägl. 1 Gabe
Wichtiges Schmerzmittel nach Schnittverletzungen, besonders bei Patienten, die sehr ärgerlich, reizbar und nervlich belastet sind. Als Nebenbefund findet man eine sehr starke Neigung zu Karies.

**Hamamelis virginiana** *(Hamamelis)*
D 2 – D 4 Dil., Tabl.
2 – 3-stündl. 1 Gabe,
nach Besserung 2 × tägl. 1 Gabe

Anzuwenden bei venösen, dicklichen Sickerblutungen, Hamamelis verkürzt die Gerinnungszeit. Besonders zu empfehlen bei punktuellen Blutungen auf irritierten Granulationsflächen.

### Hypericum perforatum *(Hypericum)*
D 4 – D 12 Dil.
stündl. 1 Gabe,
nach subjektiver Besserung 2 – 4 × tägl. 1 Gabe
Nach Verletzung an Körperstellen, die besonders reich an Empfindungsnerven sind; dabei neuralgiforme Schmerzen, manchmal auch Taubheitsgefühl mit Brennen. Patienten sind sehr depressiv. Es ist das beste Mittel, das wir anwenden können, wenn bei einer etwas schwierigen Lagerung des Körpers während der Operation mit langdauernder Quetschung von Nerven und deren Folgen, wie Schmerzen oder Lähmung zu rechnen ist, oder solche Beschwerden eingetreten sind,
Dann: 1 – 2-stündl. 5 Tr.

### Ledum palustre *(Ledum)*
D 4 – D 12 Dil., Tabl., Inj.
sofort ½-stündl. 1 Gabe,
im Laufe der Besserung die Potenz steigern und Frequenz der Gaben senken.
Der Patient friert, ihm ist sehr kalt, er ist frostig *und trotzdem* hat er eine Besserung durch Kälteauflagen!
Es sind meist Beschwerden, die als Folge von Stichverletzungen auftreten. Das gilt insbesondere für Folgen von Injektionen, sei es eine Entzündung, ein Hämatom oder eine Überempfindlichkeit des Patienten. Auch die Lumbalanästhesie ist hier zu nennen.

### Okoubaka aubrevillei *(Okoubaka)*
D 3 – D 6 Dil, Tabl., Inj.
anfangs 2-stündl. 1 Gabe,
später 1 × tägl. 1 Gabe
Bei allen Folgen von Arzneimitteln, die nicht vertragen wurden. Im speziellen Fall Narkosemittel, die nach der Operation mitunter heftige Beschwerden machen, wie Übelkeit, Bauchbeschwerden, Schwindel, Kopfschmerzen.

**Strychnos nux vomica**
C 30 Dil, Tabl., Inj.
anfangs 2-stündl. 1 Gabe,
nach Besserung 1 × tägl. 1 Gabe C 30
Alle Folgen paroraler medikamentöser Gaben, aber auch Folge von Inhalations- und parenteralen Narkosen, bei denen auch ein großes Verlangen nach Genussmitteln, besonders Alkohol, Kaffee besteht (werden aber nicht vertragen).
Das Wärmebedürfnis ist sehr groß.

**Capsella bursae pastoris**
D 2 – D 3 Dil., Tabl., Globuli
anfangs 2-stündl.,
später 3 – 4 × tägl. 5 Tr. oder 1 Tabl. oder 5 Globuli
Bewährt bei immer wieder auftretenden kleinen Nachblutungen.

**Crotalus horridus**
D 12 – C 30
1 Gabe
Unstillbare Blutungen wegen Medikation von Antikoagulanzien. Bitte bei älteren Menschen immer in der »Roten Liste« Nebenwirkungen und Inkompatibilitäten studieren (fast alle Antihypertonika, Aneuretika, koronare und Durchblutungsmittel stören die Gerinnungsfähigkeit!).

# Operation, Vorbereitung

**Arnica montana *(Arnica)***
D 12, C 30 Dil., Tab. oder Injektionslösung
am Tag vor der Operation und am Tage der Operation
eine Gabe D 12 oder C 30
am besten per injectionem
auch als Infusionszusatz möglich
Keine tieferen Potenzen wegen verstärkter Blutungsgefahr.

**Cinchona succirubra *(China)***
D 3 – D 12 Dil., Tabl. oder Injektionen
Passt besonders gut für blasse, ausgelaugte Patienten, die erschöpft sind durch große Flüssigkeitsverluste.
Große Berührungsempfindlichkeit, Blutungsneigung.
Viel Schwitzen. Mehrere Gaben täglich.

**Echinacea angustifolia**
D 1 – D 4 Dil., Tabl.
5 × tägl. 1 Gabe
Zur Resistenzsteigerung und Abwehrstimulation bei geschwächten Patienten (in vitro bei pharmakologischen Versuchen führt es zu Leukozystose, Phagozystose und Interferon-Anregung) (Prof. Dr. Wagner).

**Phytolacca americana *(Phytolacca)***
D 2 – D 4 Dil.,Tabl.
etwa 3 – 4 Tage vor der Operation
3 × tägl. 5 Tr. oder 1 Tabl.
Nachweisbare Immunitätssteigerung im Experiment. Außerdem günstige Beeinflussung bei Herdsanierung im Zahngebiet zum Schutz gegen Streuung von einem Fokus.

# Orchitis

Siehe → *Epididymitis* S. 99.

# Osteoarthrose

Siehe → *Arthrose*

# Osteoporose

### Magnesium fluoratum
D 12 Tabl.
tägl. 1 Tabl.
Osteoporose bei erschöpften, müden Patienten mit Verschlimmerung aller Beschwerden morgens, gegen 3 Uhr. Große Rückenschwäche.
Besserung durch Wärme und Bewegung, deutliche Kälteverschlimmerung.
Bewährt hat sich
2 × wöchentlich Quaddelung mit D 12 rechts und links der WS.

### Strontium carbonicum
D 12 Tabl.
abends 1 Tabl.
Osteoporose mit heftiger Schwäche im Rücken, aber auch großer allgemeiner Schwäche. Fischwirbelbildung.
Wärme bessert, Bewegung bessert, Kälte und Ruhe verschlimmern, nachts deutliche Verschlimmerung.

### Tellurium metallicum
D 12 Tabl.
abends 1 Tabl.
Osteoporose mit Spondylarthrose. Patient friert viel, kann sich kaum bücken, alle Beschwerden werden schlimmer beim Lachen und Husten. Wärme und Bewegung bessern.

### Thallium metallicum
D 12 Tabl.
abends 1 Tabl.
Osteoporose bei allgemeiner Abmagerung und großem Kältegefühl.
Knocheneinbrüche. Fußsohlen und Handflächen sind sehr berührungsempfindlich. Wärme und Ruhe bessern, Bewegung verschlechtert!

**Natrium fluoratum**
D 6 Tabl.
3 × 1 Tabl.
Schmerzen sind hier blitzartig – als ob eine Prellung vorliegt. Ruhe verschlimmert den Allgemeinzustand.

**Vermiculite D 6 Tabl.**
4 × tägl. 1 Tabl. (monatelang)
Bei der Osteoporose empirisch hilfreich, hat sehr gute Erfolge, besonders, was die Schmerzen anbelangt. Patienten werden sehr bald beschwerdefrei, trotz der nicht veränderten objektiven Befunde.

**Symphytum officinalis** *(Symphytum)*
D 6
3 × tägl. 5 Tr. oder 1 Tabl.
Symphytum hat sich in Verbindung mit einem der vorher genannten Mittel bewährt: Beschwerden gehen rasch vorüber, Patient fühlt sich wohl.

# Otalgie

▷ **Bei Beginn eines Allgemeininfektes**

**Aconitum napellus**
D 4 – D 6 Dil.
2-stündl. 5 Tr.

**Atropa belladonna**
D 3 – D 6 Dil.
2-stündl. 5 Tr.

**Chamomilla recutita**
D 3 – D 6 Dil.
2-stündl. 5 Tr.

▷ **Bei Zahnungen**

**Chamomilla recutita**
D 3 Trit.
2-stündl. eine kleine Gabe auf die Zunge

▷ **Nach Kälteeinwirkungen**
mit heftigen Schmerzen, die durch Druck und Wärme sich bessern:

**Magnesium phosphoricum**
D 6 Tabl.
2-stündl. 1 Tabl.

▷ **Bei beginnendem Tubenkatarrh**,
aber nur wenig Fieber

**Ferrum phosphoricum**
D 6 Glob./Tabl.
2-stündl. 1 Tabl. oder 5 Kügelchen

# Otitiden, rezidivierende

▷ **Kinder**

▷ **Im Intervall bei schwächlichen, appetitlosen Kindern**

**Tuberculinum Marmorek**
C 18 Tabl.
1 × tägl. im Abstand von 14 Tagen

▷ **Bei Schwerhörigkeit, auch nach Abklingen der akuten Otitis**

**Aviaria**
C 18 Tabl.
1 × 1 Tabl. im Abstand von 14 Tagen

**Eigenblut**
C 7 – C 9
Siehe → *Herstellung von potenziertem Eigenblut*, Seite 5.

# Otitis externa

### Sulfur jodatum
D 4 Tabl.
3 × tägl. 1 Tabl.
Die Schmerzen sind nicht besonders groß.

### Hepar sulfuris
D 3 Tabl.
stündl. 1 Tabl.
Bei Furunkeln, die reif sind. Danach Spontanöffnung des Abszesses.

### Arnica montana *(Arnica)*
D 3 – D 6 Tabl.
1 – 2-stündl. 1 Tabl.
Bei massiven multiplen Furunkeln im Gehörgang mit sehr heftigen Schmerzen.

# Otitis media

### Ferrum phosphoricum
D 3 – D 12 Tabl.
3 × tägl. 1 Tabl.
Schmerzen im Ohr, keine hohe Temperatur. Meist mit dem Beginn eines Infektes auftretend.
Besserung durch Wärme. Verschlimmerung durch Kälte und durch Bewegung. Das Trommelfell ist nur leicht gerötet.

### Atropa belladonna *(Belladonna)*
D 3 – D 6 Dil.
3 – 6 × tägl. 5 Tr.
Die Ursache ist meist Zugluft oder plötzliche Abkühlung. Die Beschwerden treten auf als Schmerzattacken heftiger Art und sind Tag und Nacht vorhanden.
Wärme und Kälte verschlimmern in jedem Fall und werden von dem Patienten abgelehnt. Nur Ruhe bringt Besserung.

### Capsicum annuum *(Capsicum)*
D 3 – D 4 Dil.
3 × tägl. 5 Tr.
Die Schmerzen haben brennenden Charakter, stellen sich vor allem um das Mastoid herum ein. Es besteht ein deutlicher Tubenkatarrh. Wärme bessert. Kälte verschlimmert, ebenso Bewegung.

### Acidum silicicum *(Silicea)*
D 6 – D 12 Tabl.
3 – 5 × tägl. 1 Tabl.
Schmerzen sind nur gering. Besonders nachts treten diese Schmerzen auf. Im Verlauf eines Infektes, meist eines rezidivierenden chronischen Infektes.

### Pulsatilla patens *(Pulsatilla)*
D 4 – D 6 Dil.
5 × tägl. 5 Tr.
Ursache: kalte Füße oder Unterkühlung. Die Schmerzen sind direkt im Ohr und teilweise sehr heftig nach Perforation des Trommelfells. Geruchloser, blander Eiter.
Wärme verschlimmert den Zustand und setzt Pulsatilla damit in Gegensatz zu den anderen Ohrmitteln bei Otitis media.
Bewegung und Kälte bessern. Patienten verlangen, an die frische Luft zu gehen.

### Solanum dulcamara *(Dulcamara)*
D 3 – D 4 Dil.
5 × tägl. 5 Tr.
Folge von Durchnässung und Unterkühlung; schneidende Schmerzen.

Feuchte Umschläge verschlechtern den Zustand. Wärme bessert allerdings, und auch Bewegung.

**Hepar sulfuris**
D 3 – D 12 Tabl.
5 × tägl. 1 Tabl.
In der Mastoidgegend besonders heftige nagelartige Schmerzen; Klopfschmerzhaftigkeit des Mastoids. Bei Perforation ein stinkendes Sekret.
Wärme bessert deutlich. Kälte verschlimmert. Das Mittel leistet besonders bei chronifizierenden Otitiden gute Hilfe und bringt den Prozess sehr schnell zum Abklingen.

▷ **Kinder**

Dosierung: 1 Gabe = 1 Tabl., 1 Messerspitze Trit. oder 3 Globuli

▷ **Plötzlicher Beginn mit hohem Fieber**

**Apis mellifica**
D 3 – D 6 Tabl., Trit., Glob.
2-stündl. 1 Gabe
Trockene Schleimhäute, **kein** Durst. Zunge feuerrot, nächtliches Aufschreien.
Besserung durch kalte Umschläge, Verschlimmerung durch Wärme und nachts.

**Acidum arsenicosum** *(Arsenicum album)*
D 6 Tabl., Trit., Glob.
2-stündl. 1 Gabe
Große Unruhe und Angst, Durst.
Um Mitternacht heftige Verschlimmerung.
Verschlimmerung durch Wärme, Besserung durch warme Umschläge.

**Atropa belladonna**
D 12
2 × tägl. 1 Gabe
Siehe → Seite 260 oben.

**Ferrum phosphoricum**
D 12
Die günstigste Behandlung einer Otitis kann routinemäßig erfolgen durch

**Ferrum phosphoricum**
D 6
alle 2 Stunden im Wechsel 1 Gabe

▷ **Langsamer Beginn mit mäßigem Fieber**

**Pulsatilla patens** *(Pulsatilla)*
D 6 – D 12 Tabl., Glob., Trit.
2-stündl. 1 Gabe
Trotz Fieber kein Durst, Zunge schmutzig weiß, trocken.
Besserung durch kalte Anwendung und frische Luft, Verschlimmerung im warmen Zimmer.

**Capsicum annuum** *(Capsicum)*
D 6 Tabl., Glob., Trit.
2-stündl. 1 Gabe
Immer, wenn bei Kleinkindern nach Abklingen einer akuten Otitis media das Kind schlecht isst und trinkt, zu Durchfällen neigt, dauernd subfebrile Temperaturen hat und eine nicht erklärbare Leukozytose (12 – 20), muss man an eine latente Mastoiditis denken. In diesem Fall *Capsicum annuum* D 6.

▷ **Ohrenfluss, übelriechend**

**Acidum nitricum**
D 6 Tabl., Trit., Glob.
3 × tägl. 1 Gabe
Sekret ätzend, allgemeine Anfälligkeit für Katarrhe.

**Hepar sulfuris**
D 6 – D 30 Tabl., Trit., Glob.
3 × tägl. 1 Gabe
Neigung zu Eiterungen im Allgemeinen, schmutzige Haut.

### Mercurius solubilis Hahnemanni
D 6 Tabl.
3 × tägl. 1 Gabe
Grüngelber, ätzender Eiter, Foetor ex ore. Nachts unruhige, fröstelnde und übelriechend schwitzende Kinder.
Verschlimmerung durch Temperaturextreme.

### Acidum silicicum *(Silicea)*
D 6 Tabl.
3 × tägl. 1 Tabl.
Langdauernde, chronische Otitis bei mageren, schlaffen, fröstelnden und kalten Kindern. Verstopfung. Sekret stinkt.

▷ **Bei mangelnder Reaktion als Zwischenmittel**

### Psorinum-Nosode *(Psorinum)*
C 18 Tabl., Glob., Trit.
1 × tägl. 1 Gabe
Sekret äußerst stinkend, aber auch übler Körpergeruch.

### Tuberculinum
C 18
als Zwischenmittel bei mangelnder Reaktion

▷ **Ohrenfluss, nicht übelriechend, nicht ätzend**

### Pulsatilla patens *(Pulsatilla)*
D 12 Dil.
2 × tägl. 5 Tr.
Empfindliche, verweichlichte Kinder, rahmiges, geruchloses Sekret.

# Panaritium

**Myristica sebifera**
D 2 Dil.
2-stündl. 5 Tr.
Bei akutem Panaritium.

**Acidum silicicum**
D 6 Tabl.
2-stündl. 5 Tr.
Bei rezidivierendem Panaritium.

**Hepar sulfuris**
D 3
2-stündl. 1 Gabe
Öffnet spontan Eiterstellen. Homöopathisches Messer.

# Pankreaserkrankungen

Bei hochakuten Pankreaserkrankungen und endokrinen Pankreastumoren ist eine homöopathische Behandlung nicht angezeigt.

Bei allen Erkrankungen der Bauchspeicheldrüse muss die sorgfältige Diagnostik eingehalten werden. Eine homöopathische Therapie ist erst nach Abklingen der akuten Erscheinungen angezeigt und als begleitende Therapie bei strenger Diät durchzuführen.
Gerade bei den Pankreasmitteln ist die Symptomatik sehr wechselhaft, so dass die richtige Auswahl des richtigen Arzneimittels mitunter sehr schwer ist.

**Carbo vegetabilis**
D 6 Tabl.
3 – 6 × tägl. 1 Tabl. lutschen
**Ursache:** venöse Stauungen, abklingende Pankreatitis mit Kreislaufstörungen. Der Körper ist blass, zyanotisch und eiskalt. Reichli-

ches Aufstoßen, heftiger Meteorismus. Eiskalte Hände und Füße, aber Verlangen nach kühler Luft.
Stomatitis aphthosa. Abneigung gegen Milch und Fett.
Besserung: durch Kälte, Bewegung und Blähungsabgang.
Verschlimmerung durch Wärme, Ruhe und fette Speisen.

### Chionanthus virginicus
D 4 – D 12 Dil.
3 – 6 × tägl. 5 Tr.
Abklingende Pankreatitis oder rezidivierende Pankreatitis. Völliger Verlust des Appetites, bitteres Aufstoßen.
Erbrechen von dunkelgrüner Galle mit kalten Schweißausbrüchen. Stuhlgang dunkel, übel stinkend. Harn auch übel riechend.
Besserung: In Ruhe, im Liegen und nach dem Essen.
Verschlimmerung durch Kälte und Bewegung.

### Cinchona succirubra *(China)*
D 3 – D 12 Dil.
3 – 6 × tägl. 5 Tr.
Beim Abklingen einer akuten Pankreatitis, häufiger bei der chronischen Pankreatitis. Völlegefühl nach dem Essen mit Blähsucht und Aufstoßen ohne Besserung. Bitterer Geschmack im Munde. Großes Verlangen nach Süßigkeiten.
Milch und Hülsenfrüchte werden nicht vertragen.
Besserung durch Wärme und Ruhe.
Verschlimmerung durch Kälte, Bewegung, Berührung und Obst.

### Eichhornia crassipes *(Eichhornia)*
D 2 Dil.
4 × tägl. 5 Tr.
Indiziert bei der chronischen Pankreatitis. (Organotrope Pankreaswirksamkeit pharmakologisch nachgewiesen.)
Intermittierende Oberbauchschmerzen mit Obstipationsneigung.
Gute Erfahrungen bei chronischer Pankreatitis bei Cholezystektomie-Syndrom.

**Veronica virginica *(Leptandra)***
D 4 Dil.
4 – 5 × tägl. 5 Tr.
Indikation besonders bei der chronischen Pankreatitis (II. Stadium). Verdauungsinsuffizienz, vergesellschaftet mit Gallenblasenentzündungen.
Neigung zu Durchfällen. Fettunverträglichkeit.
Besserung durch Wärme und Bauchlage.
Verschlimmerung durch Berührung.

**Quassia amara *(Quassia)***
Ø Dil.
3 × tägl. 10 Tr.
Bewährt bei chronischen Pankreasaffektionen im Zusammenhang mit Leberschäden und Aszites. Mitunter Ödeme der unteren Extremitäten.
Großer Appetitverlust.
Besserung durch Wärme und Strecken der Wirbelsäule.
Verschlimmerung durch Kälte und Alkohol.

# Parasiten, Darm-

▷ **Kinder**

**Cina**
D 3 – D 6
4 × tägl. 1 Tabl. oder 5 Tr.
Bei Spuelwurmbefall mit Magen-Darmkrämpfen und Schreien wie bei Chamomilla.

**Cupruum oxydatum**
D 4 Tabl.
4 × tägl. 1 Tabl. lutschen
Bei Oxyurenbefall. Bei Rezidiv noch 1 – 2 × wiederholen. Dann Ruhe. Sehr bewährt.

**Candida**
D 8 Tabl.
4 × tägl. 1 Tabl.
Bei Candida albicans.

# Perniones

### Artemisia abrotanum *(Abrotanum)*
D 3 – D 6 Dil.
3 × tägl. 5 Tr.
Besonders bei einem Gefühl von Eisnadeln unter der Haut, starke Rötung.
Besserung durch langsames Gehen und während des Schlafes.
(Abrot.-Salbe lokal)

# Pertussis

▷ **Kinder**

Die homöopathische Behandlung ist sehr aussichtsreich, erfordert aber eine genaue Erhebung der Anamnese, insbesondere der augenblicklichen Symptome und Modalitäten. Bei Säuglingen in den ersten Lebensmonaten sollte man wegen der hohen Mortalität und der Schwierigkeit, richtige Modalitäten herauszufinden, nur bei großer Erfahrung behandeln.

### Arnica montana *(Arnica)*
D 6 – D 12 Tabl.
2 – 3 × tägl. 1 Tabl.
Angst und Unruhe, rotes Gesicht, heißer Kopf und kalte Extremitäten, Nasenbluten, Konjunktivalblutungen. Das Kind spürt den Anfall kommen und beginnt zu schreien und zu weinen. Schmerzhafter Husten.
D 6
4 × tägl. 1 Gabe
verringert die Anfälle

### Atropa belladonna *(Belladonna)*
D 6 – D 12 Tabl., Trit.
3 × tägl. 1 Gabe
Gesicht im Anfall rot, weite Pupillen, Husten trocken und bellend. Anfall wird ausgelöst durch Bewegung. Weint vor dem Anfall, aber nicht so heftig und typisch wie Arnica.
Verschlimmerung abends nach dem ersten Schlaf und beim Erwachen.

### Dactylopius coccus *(Coccus cacti)*
D 3 – D 4
3 × tägl. 1 Gabe
Laut hörbares Rasseln, Schleim ist fadenziehend, Anfälle, besonders beim Erwachen und bei Wärme und Bewegung.
Besserung durch kalte Luft und kaltes Trinken.

### Corallium rubrum
D 3 Tabl., Trit.
4 × tägl. 1 Gabe
Schnappen nach Luft und dunkelrotes Gesicht vor dem Anfall (dieses Symptom nur bei Corallium). Dann erst Hustenanfall und schnell aufeinander folgende Attacken, danach Erschöpfung und Nasenbluten.

### Cuprum arsenicosum
D 4 Tabl.
3 × tägl. 1 Tabl.
Langdauernde Anfälle, die sehr schwer sind und einhergehen mit Zyanose des Gesichtes und der Extremitäten. Krämpfe, Hustenanfall endet mit Erbrechen. Anfälle besonders nachts. Besser durch kalte Getränke.

### Drosera
D 2 – D 6
3 × tägl. 1 Gabe, am besten D 2 Tabl.
Anfälle zwischen Mitternacht und 4 Uhr. Rasch aufeinanderfolgende Hustenstöße, Erbrechen von Schleim und Speisen. Nasenbluten. Nach dem Anfall *keine Erschöpfung.*
Kein anderes Mittel zeigt die Anfallsbereitschaft kurz nach Mitternacht so deutlich.

### Cephaelis ipecacuanha *(Ipecacuanha)*
D 4 – D 12 Trit., Tabl.
3 × tägl. 1 Gabe
Laut hörbares Rasseln mit kraftlosem, trockenem Husten ohne Schleimauswurf, Würgen und Brechen bei *reiner Zunge*.

### Pulsatilla patens *(Pulsatilla)*
D 6 Trit., Tabl.
3 × tägl. 1 Gabe
Passt immer, wenn der Keuchhusten im Anschluss an Masernerkrankung auftritt.

### Polygala *(Senega)*
D 1 – D 3 Trit., Tabl.
3 × tägl. 1 Msp. od. 1 Tabl.
Anfälle mit Zyanose.
Das hervorragende Symptom von Senega ist das während und nach den Anfällen auftretende Niesen.

# Pharyngitis

Die ätiologischen Faktoren sind zu beachten, Nase und Nasennebenhöhlen sollten besonders bei einer chronischen Pharyngitis saniert sein, ebenso die Tonsillen und die Zähne.

### Arisaema triphyllum *(Arum triphyllum)*
D 2 – D 3 Dil.
4 × tägl. 5 Tr.
Besonders bei der akuten Pharyngitis mit sehr trockenem Husten und Heiserkeit bis zur Aphonie. Auch bei Rednern und **Sängern** schnell wirksam, wenn die Stimme überschnappt.
Der Kehlkopf ist rau und trocken, die Zunge wie geschwollen. Daneben besteht eine wund machende Rhinitis.

**Stibium sulfuratum aurantiacum**
*(Antimonium sulfuratum aurantiacum)*
D 3 – D 4 Tabl.
4 × tägl. 1 Tabl.
Akute und länger dauernde Entzündung im Rachenraum mit reichlicher, zäher Schleimansammlung in den Bronchien und im Nasen-Rachenraum. Ein gutes Mittel, um festsitzende schleimig eitrige Beläge zu lösen.

**Solanum dulcamara** *(Dulcamara)*
D 3 – D 4 Dil.
2-stündl. 5 Tr.
Hochakute, schmerzhafte und auch leicht fieberhafte Pharyngitis, besonders, wenn der Zustand durch Unterkühlung und Durchnässung hervorgerufen ist (Motorradfahrt im Regen, Wanderung im Regen).
Wärme bessert deutlich alles, Kälte und Nässe verschlimmern erheblich.

**Aconitum napellus** *(Aconitum)*
D 4 – D 6 Dil.
2-stündl. 5 Tr.
Wird eingesetzt, wenn die Ursache der akuten Pharyngitis abhängig war von trockenem, kaltem Ost- oder Nordwind. Fieber verhältnismäßig hoch. Sehr plötzliches Beginnen der Erkrankung.

**Apis mellifica**
D 3 – D 4 Dil.
2-stündl. 5 Tr.
Akuter fieberhafter Befund mit stark gerötetem Rachen und eigenartig glasigem, schleimigem Glanz.
Bei verhältnismäßig hohen Temperaturen über 38,5° C besteht bei dem Patienten völlige Durstlosigkeit.

**Phosphorus**
D 6 – D 12 Dil.
2 – 3-stündl. 5 Tr.
Akute, leicht fieberhafte Infektion des Rachenraums mit Heiserkeit, gelegentlich bis zur Aphonie, und trockenem Husten, besonders beim Sprechen und beim Singen.

Bei Sängern und Rednern (Das Rednermittel! Bei Politikern im Wahlkampf bewährt.) ein vorzüglich wirksames Mittel. Meist sind es Patienten mit allgemein schwacher Konstitution, nervöser Übererregbarkeit, Furcht und Schreckhaftigkeit.

Alle Beschwerden bessern sich durch Ruhe und durch Schlaf. Kälte und frische Luft werden sehr schlecht vertragen.

Abends und nachts ist alles schlimmer. Es sind Patienten, die nie ruhig sitzen können, sondern immer wieder herumlaufen. Es besteht eine starke Blutungsneigung, z. B. schon bei gehäuften Hustenanfällen.

# Phlebothrombose

**Acidum arsenicosum** *(Arsenicum album)*
D 6 Dil.
3 × tägl. 5 Tr.
D 12 Dil.
1 × tägl. 5 Tr.
Ängstliche, ruhelose Patienten mit großer Erschöpfung. Überempfindlichkeit aller Sinne, besonders hochgradige Berührungsempfindlichkeit der erkrankten Stelle.

Schmerzen haben brennenden Charakter, werden aber durch Wärme gebessert. Besserung auch durch Bewegung. Großer Durst.

Verschlimmerung aller Beschwerden um Mitternacht.

**Apis mellifica**
D 3 – D 6 Dil.
2-stündl. 5 Tr.
Lebhafte, sehr bewegliche Patienten. Entzündliche Stellen haben ödematösen und erysipelartig umschriebenen Charakter, stechende Schmerzen und brennende Hitze.

Großes Verlangen nach Abkühlung und kalten Umschlägen. Starke Berührungsempfindlichkeit, Bewegung bessert die Beschwerden.

### Atropa belladonna *(Belladonna)*
D 4 – D 6 Dil.
3 × tägl. 5 Tr.
Plötzlicher Beginn der Phlebitis mit Rötung, Schwellung und hochgradiger Berührungsempfindlichkeit. Empfindung heftiger Pulsationen im Krankheitsbereich. Blutandrang zum Kopf.
Bewegung verschlimmert.

### Hamamelis virginiana *(Hamamelis)*
D 2 Dil.
bei akutem Zustand 2-stündl.,
später 3 × tägl. 5 Tr.
Allgemeines Zerschlagenheitsgefühl mit heftigen Schmerzen. Feuchte Umschläge verschlimmern. Kann die Beine nicht herunterhängen lassen.
Bei Bewegung Besserung.

### Lachesis muta *(Lachesis)*
D 12 Dil.
5 × tägl. 5 Tr.
Exaltierte, erregbare Patienten. Erhebliche Verschlimmerung in den Morgenstunden. Unaufhörliche Logorrhö. Übermäßige Berührungsempfindlichkeit.
Linke Seite bevorzugt.

Siehe auch → *Postthrombotisches Syndrom*

## Pilze, Darm-

Siehe → *Parasiten, Darm-*

## Pleuritis

### Bryonia cretica *(Bryonia)*
D 2 – D 6 Dil.
stündl. 5 Tr.

Trockene Bronchitis, heftige Kopfschmerzen, hohler schmerzhafter Reizhusten, heftige Stiche beim Atmen oder Sprechen und Husten, bitterer Mundgeschmack, stark belegte Zunge.
Besserung durch Ruhe. Verschlimmerung durch Bewegung. Husten verschlimmert sich beim Betreten von warmen Räumen. Sonst Besserung durch allgemeine Wärme.
Angezeigt im Beginn der Pneumonie, wenn die Diagnose feststeht und obige Symptome passen.

**Ranunculus bulbosus**
D 3 – D 6 Dil.
2-stündl. 5 Tr.
Stechende, plötzlich beginnende Brustschmerzen, schmerzhafte Atmung, Niesen, Husten und Lachen schmerzt erheblich.
Brennen in entsprechenden Hautpartien, Verschlimmerung bei jeglicher Bewegung, auch bei Berührung und Temperaturwechsel. Verschlimmerung auch morgens und abends. Besserung durch Druck auf entsprechende Stellen.

**Sulfur jodatum**
D 4 – D 6 Tabl.
2-stündl. 1 Tabl.
Mittel bei länger anhaltender Pleuritis, die auf therapeutische Einflüsse nicht reagiert. Besonders bei Bronchitis mit fötidem Auswurf. Außerdem häufig Drüsenschwellungen am Hals und auch in der Achselhöhle.
Im übrigen gelten bei der Behandlung der Pleuritis auch die Mittel der → Pneumonie, soweit ihre Symptomatik und die entsprechenden Modalitäten zutreffen.

▷ **Kinder**

**Bryonia cretica** *(Bryonia)*
D 6 Tabl., Trit.
2-stündl. 1 Gabe
Vor allem bei trockener Pleuritis, trockenen Schleimhäuten, bei großem Durst und sehr stark belegter Zunge. Besserung durch kalte Umschläge, kalte Getränke, Liegen auf der erkrankten Seite und Druck.

**Sulfur jodatum**
D 6 Tabl., Trit.
2-stündl. 1 Gabe
Bei Pleuritis exsudativa. Magere, appetitlose und müde Kinder mit trockenem Husten und Verschlimmerung in den Morgen- und Abendstunden.

# Pneumonie

Die Behandlung mit homöopathischen Arzneimitteln bei einer Pneumonie sollte **nur von erfahrenen** homöopathischen *Ärzten* vorgenommen werden und ist *keine Therapie* in der Hand *des Anfängers*.

Man kann die homöopathische Therapie in schweren Fällen auch zusätzlich bzw. als Ergänzungstherapie vornehmen, insbesondere, wenn die subjektive Symptomatik sehr eindrucksvoll ist.
In der Hand des erfahrenen homöopathischen Arztes ist bei einer Viruspneumonie, bei der heute die konventionelle Therapie noch keine spezifischen Medikamente kennt, die homöopathische Therapie indiziert. Der Arzt hat sich dabei von den Modalitäten und den Symptomen leiten zu lassen, aber sorgfältig sowohl den Verlauf der Erkrankung als auch die Kreislaufbelastung, die Störungen des Flüssigkeitshaushaltes und die mögliche bakterielle Superinfektion zu beachten.

**Aconitum napellus** *(Aconitum)*
D 6 – D 12 Dil.
stündl. 5 Tr.
*Angst* und *Ruhelosigkeit*. Hochakuter Beginn, oft ausgelöst durch Unterkühlung oder kalten Wind. Noch ist die Krankheit nicht lokalisiert und noch schwer diagnostizierbar. Besserung der Beschwerden nur durch Ruhe. Wärme und Kälte verschlimmern den Zustand.

**Bryonia cretica** *(Bryonia)*
D 2 – D 6 Dil.
stündl. 5 Tr.

Trockene Bronchitis, heftige Kopfschmerzen, hoher schmerzhafter Reizhusten, heftige Stiche beim Atmen oder Sprechen und Husten, bitterer Mundgeschmack, stark belegte Zunge.
Besserung durch Ruhe.
Verschlimmerung durch Bewegung. Husten verschlimmert sich beim Betreten warmer Räume. Sonst Besserung durch allgemeine Wärme. Angezeigt im Beginn der Pneumonie, wenn die Diagnose feststeht und obige Symptome passen.

**Phophorus**
D 6 – D 12 Dil.
3 × tägl. 5 Tr.
Große Mattigkeit, Furcht, Schreckhaftigkeit in Delirien, Apathie. Sehr starke Kopfschmerzen. Gelegentlich Heiserkeit. Der Husten ist noch sehr trocken; Nur gelegentlich wird Schleim ausgehustet. Das Sputum ist leicht sanguinolent. Große Erschöpfung nach dem Husten. Zwischen den Schulterblättern brennende Schmerzen.
Alles wird in der Nacht und am Abend viel schlimmer. Kälte und frische Luft werden schlecht vertragen. Besserung durch Ruhe und Schlaf. Am Tage kann Patient nicht eine Minute ruhig liegen oder sitzen. Will immer Gesellschaft haben, kann nicht allein sein. Am Rücken immer bestehendes Hitzegefühl, die Handflächen brennen. Sputum sanguinolent.

**Sulfur**
D 4 – D 12 Dil.
3 × tägl. 5 Tr.
Mittel bei abklingender Pneumonie, wenn das Fieber langsam auf subfebrile Werte abgesunken ist. Aber auch nach kritischer Entfieberung.
Patient hat am Tage kalte Hände und kalte Füße; nachts brennen die Füße und müssen aus dem Bett gestreckt werden. Hitze und Brennen auch auf dem Scheitel und auf dem Rücken. Appetitlosigkeit.
Abneigung gegen Fleisch und Milch.
Verschlimmerung besonders abends, in der Nacht in der Bettwärme; aber auch durch Nässe, mag sich nicht waschen lassen, besonders nicht mit kaltem Wasser. Kälte ist ihm widerlich. Wärme bessert den Gesamtzustand, und auch trockenes Wetter.

**Kalium stibyltartaricum** *(Antimonium tartaricum)*
D 4 – D 6 Dil. Tabl.
3 × tägl. 1 Gabe
Schleimrasseln der Trachea und in den Bronchien mit erschwerter Expektoration, allgemeine Hinfälligkeit, Dyspnoe, Zyanose, Nausea.
Verlangen nach Saurem, das aber nicht vertragen wird.
Verschlimmerung durch Bewegung.

**Atropa belladonna** *(Belladonna)*
D 3 – D 6 Dil, Tabl.
3 – 5 × tägl. 5 Tr.
Plötzlicher Beginn mit erheblichen Kongestionen im Kopf, starkem Herzklopfen mit pulsierender A. carotis. Pulsationen am ganzen Körper. Beginn mit Schüttelfrost, aber sofort heiße, dampfende Schweiße ohne Erleichterung. Schleimhäute sind trocken, großer Durst. Delirante Zustände bis zur Bewusstlosigkeit.
Verschlimmerung durch Kälte, durch Zugluft und durch Aufregung, besonders aber durch starke Sinneseindrücke. Beschwerden laufen periodisch ab mit plötzlichem Kommen und Gehen.
Häufig im Beginn einer Pneumonie, wenn sofort sehr hohes Fieber da und der Patient gleich delirant ist, bei Kindern im Beginn der Pneumonie zu bevorzugen.

**Veratrum album**
D 3 – D 6 Dil.
3 – 4 × tägl. 5 Tr.
Veratrum album ist das wichtigste homöopathische Analeptikum. Herzklopfen, Herzschwäche, Dyspnoe. Fadenförmiger, schneller Puls, sehr kalte Schweiße mit Schweißperlen auf der Stirn und im Gesicht. Blasse zyanotische, kalte Haut, Angstzustände, Halluzinationen, Muskel- und Wadenkrämpfe. Meist in Zusammenhang mit der Entfieberung bei der Pneumonie angezeigt, wenn die Temperatur kritisch absinkt und der Patient plötzlich unter akuter Kreislaufschwäche leidet.

# Postthrombotisches Syndrom

### Aristolochia clematitis *(Aristolochia)*
D 12 Dil.
2 × tägl. 5 Tr.
Chronisches Mittel bei postthrombotischem Syndrom, besonders mit Anschwellung der Unterschenkel und Neigung zu chronischen Ekzemen. Bevorzugte Zeit: Wechseljahre.
Extremitäten sind kalt. Häufig vergesellschaftet mit klimakterischen Arthropathien.

### Arnica montana *(Arnica)*
D 30 Dil.
tägl. 15 Tr. auf ein Glas Wasser,
schluckweise über den Tag verteilt, trinken
Bewährtes Mittel zur Behandlung chronischer postthrombotischer Syndrome, besonders, wenn Schwäche, Zerschlagenheitsgefühl und Blutandrang zum Kopf bestehen. Berührungsempfindlichkeit. Nach Belastung Stauung im kranken Bein.

### Calcium fluoratum
D 12 Tabl.
2 × tägl. 1 Tabl.
Bewährtes Mittel bei chronischen Prozessen, deutliche Verschlimmerung durch Stehen und Sitzen, Besserung durch Gehen. Muss sehr lange Zeit gegeben werden.

### Silybum marianum *(Carduus marianus)*
D 2 – D 4 Dil.
Besonders bei rechtsseitigem postthrombotischem Syndrom, vor allem bei bestehender Lebererkrankung.

# Postcholezystektomie-Syndrom

**Bryonia cretica *(Bryonia)***
D 3 Dil.
3 × tägl. 5 Tr.
Ursache häufig feuchte Kälte nach Erhitzen im Sommer.
Schmerzen sind stechend, krampfend. Alles bessert sich durch Liegen auf der kranken (rechten) Seite. Sehr großer Durst auf kalte Getränke, die gut vertragen werden und keine Verschlimmerung verursachen.
Neigung zur Hitzigkeit und Ärgerlichkeit mit konsekutiver Verschlimmerung der Beschwerden.
<u>Warme Umschläge verschlimmern.</u>

**Chelidonium majus *(Chelidonium)***
D 4 Dil.
3 × tägl. 5 – 10 Tr.
Traurige, träge, ängstliche Patienten mit Beschwerden als Folge von Ärger. Schmerzen im Gallenblasenbereich mit Ausstrahlung in den rechten Schulterblattwinkel. Meteorismus, Besserung der Beschwerden durch feuchte Wärmeanwendungen und allgemeine Wärme.

**Taraxacum officinale *(Taraxacum)***
D 2 Dil.
3 × tägl. 10 Tr.
Stauungen im Pfortadersystem.
Landkartenzunge mit Appetitlosigkeit und allgemeiner Kraftlosigkeit, mitunter Kopfschmerzen. Neigung zu Obstipation, Beschwerden besonders nachts. Keine Temperaturmodalitäten.

# Prellungen

**Arnica montana *(Arnica)***
D 6 – C 30 Dil./Tabl./Glob.
mehrmals tägl. 1 Gabe

Große Blutergüsse, erhebliches Zerschlagenheitsgefühl am ganzen Körper; das Bett ist zu hart. Der Patient braucht unbedingt Ruhe, geringste Erschütterungen verschlimmern den Zustand.

### Ruta graveolens *(Ruta)*
D 3 – D 12 Dil./Tabl./Glob.
akut: 2-stündl. 1 Gabe,
nach Besserung 1 × tägl. D 12
Der Patient braucht Ruhe, sehr heftige Schmerzen, besonders im Bereich der Knochenhaut und an Insertionsstellen der Sehnen.

### Calendula officinalis *(Calendula)*
D 3 – D 12 Dil./Tabl./Glob.
mehrmals tägl. 1 Gabe
Bei stumpfen Verletzungen mit Riss- und Quetschwunden, manchmal auch zerrissener Haut und entzündlicher Reaktion des umgebenden Gewebes. Mitunter auch Beteiligung der Lymphknoten. Später dann schlechte Granulationstendenz.
Schmerzen sind sehr stark, Patienten wollen Ruhe und sind sehr empfindlich gegen starke Sinneseindrücke.

### Hypericum perforatum *(Hypericum)*
D 4 – C 30 Dil./Tabl./Glob.
mehrmals tägl. 1 Gabe
Besonders bei Prellungen, Quetschungen oder Verletzungen aller Körperteile, die reichlich mit sensiblen und sensorischen Nerven versorgt sind.
Die Stimmung ist äußerst depressiv, der Patient sieht alles schwarz

### Symphytum off.
D 4 – C 12 Dil./Tabl./Glob.
Bei Prellungen, insbesondere der Knochen und hier wiederum jener Knochenteile, die direkt unter der Haut liegen. Besonders dann, wenn neben der Prellung noch eine Infraktion oder kleine Fraktur vorliegt.

# Prostataadenom

Differenzialdiagnostisch ist das Prostatakarzinom von urologischer Seite auszuschließen. Notfalls muss eine Zystoskopie Auskunft über endovesikale Ausdehnung des Adenoms geben.

---

**Behandlungsschema**

1. Monat, also vier Wochen lang:
**Serenoa repens** *(Sabal serrulatum)*
D 4 Dil.
4 × tägl. 10 Tr.

2. Monat:
**Conium maculatum**
D 4 Dil.
4 × tägl. 10 Tr.

3. Monat:
**Populus tremuloides**
D 4 Dil.
4 × tägl. 10 Tr.

Danach fortfahren mit dem Mittel oder den zwei Mitteln, die dem Patienten am besten getan haben.
Außerdem alle 4 Wochen

**1 × Medorrhinum-Nosode**
D 200 Dil.
5 Glob. auf die Zunge

Bei alten Patienten zusätzlich abends

**Magnesium fluoratum**
D 12 Tbl.
tägl. 1 Tbl. vor dem Schlafengehen

Mit dieser Medikation ist in den meisten Fällen ein guter Erfolg zu erzielen. Bei nicht zu weit fortgeschrittenem Adenom kann dem Patienten die Operation erspart bleiben.

# Prostatitis

Die Behandlung einer *akuten Prostatitis* wird je nach Genese eher mit antibakteriellen Mitteln durchgeführt.

▷ **Chronische Prostatitis**

**Atropa belladonna** *(Belladonna)*
D 12 Dil.
4 × tägl. 5 Tr.
Wenn klopfende Schmerzen und Berührungsempfindlichkeit vorhanden sind. Auch eine kurze Abkühlung nach zu starker Sonneneinstrahlung kann unter Umständen als auslösende Ursache in Frage kommen.

**Solanum dulcamara** *(Dulcamara)*
D 4 Dil.
4 × tägl. 5 Tr.
Mittel ist geeignet, wenn die Ursache Abkühlung bzw. Unterkühlung und Durchnässung ist.

**Pulsatilla patens** *(Pulsatilla)*
D 6 Dil.
4 × tägl. 5 Tr.
Mittel der Wahl bei kalten Füßen, venösen Stauungen und Abneigung gegen Fett.

▷ **Prostatakongestion ohne Entleerungsstörungen**

### Chimaphila umbellata *(Chimaphila)*
D 6 Dil.
4 – 6 × tägl. 5 Tr.
Symptomatik ist das Gefühl, wie wenn eine Kugel im Damm wäre; immer wieder fadenziehender Schleim im Urin.

▷ **Prostatakongestion mit deutlichen Entleerungsstörungen**

### Ferrum picrinicum
D 12 Dil.
2 × tägl. 10 Tr.
Entleerungsstörungen besonders abends und in der Nacht, außerdem eine sehr starke Erschöpfung und schließlich noch allgemeine Reizbarkeit mit erhöhter sexueller Erregung.

# Pruritus

Vor der Therapie eines Pruritus muss eine sorgfältige Diagnostik durchgeführt werden, denn es gibt den Pruritus nicht als eigenständige Krankheit.

▷ **Lokaler Juckreiz**

### Acidum nitricum
D 6 Dil.
3 × tägl. 5 Tr.
Besserung bei Wärme, Verschlimmerung bei Kälte. Nervös, gereizt, besonders Stirn-Haar-Grenze, Gesicht, Lippen.

### Calcium fluoratum
D 6 Tabl.
3 × tägl. 1 Tabl.
Besserung bei Wärme und Bewegung, Verschlimmerung bei Kälte und Ruhe, Schweißneigung, feuchte Hände und Füße.

**Petroleum**
D 6 Dil.
3 × tägl. 5 Tr.
Besserung bei Wärme und Ruhe,
Verschlimmerung bei Kälte und Bewegung, Schweißneigung; unangenehmer Geruch aller Absonderungen.

**Sulfur**
D 6 Dil.
3 × tägl. 5 Tr.
Verschlimmerung bei Wärme und Ruhe.
Besserung bei Kälte und Bewegung.
Schweißneigung, Abneigung gegen Waschen und kaltes Wasser.

▷ **Außerdem bewährt**

**Opium**
D 6 Dil.
3 × tägl. 5 Tr.
Hautjucken ohne Befund.

**Urtica urens**
D 2 Dil.
3 × tägl. 5 Tr.
Hautjucken mit wechselnd lokalisierter Urtikaria.

▷ **Pruritus der Analgegend**

**Collinsonia canadensis**
D 4 Dil.
3 × tägl. 5 Tr.
Chronisch-venöse Stauungen der unteren Extremitäten und im kleinen Becken.
Verschlimmerung bei Wärme und Ruhe,
Besserung bei Kälte und Bewegung.

**Graphites**
D 6 Tabl.
3 × tägl. 1 Tabl.
Juckende Haut an Übergangsstellen von Haut und Schleimhaut, Fingernägel rissig und verkrümmt.
Besserung bei Wärme und Ruhe, Verschlimmerung bei Kälte und Bewegung. Faul, fett, verstopft, gefräßig.

**Lycopodium clavatum** *(Lycopodium)*
D 6 Dil.
3 × tägl. 5 Tr.
Hypochondrische Choleriker, temperamentvoll, sehr intellektuell. Verschlimmerung bei Wärme und Ruhe, Besserung bei Kälte und Bewegung.
Trockene Haut mit altem Aussehen; Neigung zu Intertrigo.

**Sulfur**
D 6 Dil.
3 × tägl. 5 Tr.
Eigenbrötlerischer, philosophierender Sektierer, lustlos, ohne Entschlusskraft. Juckreiz, besonders an den Haut-Schleimhautgrenzen. Juckreiz beim Ausziehen. Wäscht sich nicht gern, mag kaltes Wasser nicht. Besserung bei Kälte und Bewegung, Verschlimmerung bei Wärme und Ruhe.

▷ **Bei älteren Menschen**

**Aluminium oxydatum** *(Alumina)*
D 6 Tabl.
3 × tägl. 1 Tabl.
Passive, langsame, geistig und körperlich träge Menschen mit Mangel an Eigenwärme. Extreme Trockenheit der Haut mit Kälteempfindlichkeit. Jucken ist unerträglich.
Kratzen bessert, Wärme: Besserung. Kälte: Verschlimmerung.

**Daphne mezereum** *(Mezereum)*
D 6 Dil.
3 × tägl. 5 Tr.
Sehr empfindliche Haut mit Kältegefühl an den juckenden Körperstellen. Verschlimmerung nachts in Bettwärme und bei Berüh-

rung. Kratzen verschlimmert. Ruhe bessert, Bewegung verschlimmert.

### Stibium sulfuratum nigrum *(Antimonium crudum)*
D 6 Tabl.
3 × tägl. 1 Tabl.
Mürrische, abweisende, alte Plethoriker mit stark weiß belegter Zunge. Die Haut ist empfindlich gegen kaltes Wasser.
Hornhaut- und Schwielenbildung.
Wärme- und Kälteverschlimmerung; Ruhe bessert.

### Kreosotum
D 6 Dil.
3 × tägl. 5 Tr.
Weinerlicher, durch nichts zu befriedigender Patient mit Juckreiz nach Aufregungen. Bettwärme verschlechtert, allgemeine Wärme bessert. Kälte verschlimmert.

▷ **Juckreiz beim Ausziehen am Abend**

### Daphne mezereum
D 6 Dil.
3 × tägl. 5 Tr.

### Magnesium sulfuricum
D 6 Dil.
3 × tägl. 5 Tr.

### Rumex crispus *(Rumex)*
D 4 Dil.
3 × tägl. 5 Tr.

### Argentum nitricum
D 12 Tabl.
1 × abends 1 Tabl.

**Modalität:**
*Kratzen bessert den Juckreiz.*

**Aluminium oxydatum**
D 6 Tabl., 3 × tägl. 1 Tabl.

**Calcium fluoratum**
D 6 Tabl., 3 × tägl. 1 Tabl.

**Graphites**
D 6 Tabl., 3 × tägl. 1 Tabl.

**Mercurius**
D 6 Tabl., 3 × tägl. 1 Tabl.

**Ledum palustre**
D 6 Dil., 3 × tägl. 5 Tr.

**Natrium sulfuricum**
D 6 Dil., 3 × tägl. 5 Tr.

**Delphinium staphisagria**
D 6 Dil., 3 × tägl. 5 Tr.

**Modalität:**
*Kratzen verschlimmert den Juckreiz.*

**Kreosotum**
D 6 Dil., 3 × tägl. 5 Tr.

**Petroleum**
D 6 Dil., 3 × tägl. 5 Tr.

**Semecarpus anacardium**
D 6 Dil., 3 × tägl. 5 Tr.

**Sulfur**
D 6 Dil., 3 × tägl. 5 Tr.
Jucken hört auf, wenn Kratzen Blutung auslöst.

## ▷ Pruritus vulvae

> Besonders bei dieser Symptomatik ist regelmäßige Konsultation eines Gynäkologen notwendig, um Veränderungen in diesem Bereich zu malignen Erkrankungen rechtzeitig zu erkennen.

### Ambra grisea *(Ambra)*
D 3 Dil.
3 × tägl. 5 Tr.
Affektlabilität im Senium. Verschlimmerung aller Beschwerden in Anwesenheit anderer.
Verschlimmerung aller Beschwerden bei geringster Nervenbelastung und durch Wärme.

### Dieffenbachia seguine *(Caladium seguinum)*
D 3 Dil.
3 × tägl. 5 Tr.
Erheblicher Pruritus der Genitalsphäre mit Frigidität.
Verschlimmerung bei Wärme, Besserung bei Ruhe.

### Delphinium staphisagria *(Staphisagria)*
D 6 Dil.
3 × tägl. 5 Tr.
Reizbare, beleidigte, ärgerliche Menschen. Keine Freude am Dasein. Denkt dauernd an sexuelle Dinge, äußerste Überempfindlichkeit der Genitalien bei Berührung.
Folge von sexueller Überaktivität.
Besserung bei Wärme und Ruhe.

### Platinum metallicum
D 6 Tabl.
3 × tägl. 1 Tabl.
Unerträglicher Pruritus mit deutlich vermehrtem Geschlechtstrieb, aber Angst vor Berührung. Tetanoide Krampfzustände und Vaginismus.
Verschlimmerung bei Ruhe,
Besserung bei Bewegung.

**Rhus toxicodendron**
D 6 Dil.
3 × tägl. 5 Tr.
Alle Beschwerden schlimmer in Ruhe.
Besserung durch Bewegung und Wärme,
Verschlimmerung durch Kälte.
Haut ist empfindlich gegen kalte Luft.

**Sepia officinalis** *(Sepia)*
D 6 Dil.
3 × tägl. 5 Tr.
Depressive, ängstliche Patienten mit deutlichem Stimmungswechsel, gleichgültig gegen Verpflichtungen. Erhebliche Pruritus-Erscheinungen, die bei Wärme und Bewegung sich bessern. Widerwillen gegen Milch und Fleisch.

**Viola tricolor**
D 4 Dil.
3 × tägl. 5 Tr.
Pruritus, auch bei jungen Mädchen und Kindern ohne besondere Modalitäten von Wärme und Bewegung.

▷ **Außerdem bewährt**

**Caladium**
D 3 dil.
3 × tägl. 5 Tr.
Hautjucken der Vulva. Mangelnder Orgasmus.

# Pseudokrupp

Dem erfahrenen homöopathischen Arzt bleibt nur die Möglichkeit, in der Übergangsphase bis zum Eintreffen des Notarztes bzw. bis zur klinischen Behandlung einzugreifen.

---

**Kombinationstherapie**

i.m.
i.v.-Mischinjektion von

**Aconitum napellus**
C 30, 1, 0

**Euspongia officinalis**
C 30, 1, 0

**Hepar sulfuris**
C 30, 1, 0

---

Die Symptomatik für diese Indikation ist trockener, rauer, bellender, schmerzhafter Husten und Heiserkeit, Erstickungsgefühl und Zyanose, wobei inspiratorische und exspiratorische Dyspnoe vorhanden sind. Die Anfälle treten meist um Mitternacht auf, verschlimmern sich deutlich im warmen Zimmer, verschlimmern sich durch Sprechen und durch Berührung des Halses, aber auch **kalte Luft** (Fenster auf!) und kalte Getränke verschlimmern.
Differenzialdiagnostisch ist natürlich darauf zu achten, dass möglicherweise eine Spasmophilie oder ein tetanischer Zustand besteht, d.h., die Therapie erfolgt hier mit Kalzium, 10 %ig i.v., eventuell Chloralhydrat als Klysma.

# Purpura

Nach Abklärung aller diagnostischer Verdachtsmomente, die gegen eine homöopathische Behandlung sprechen könnten, wird in der Arzneimittelfindung wieder nach dem Ähnlichkeitsprinzip vorgegangen. Zur Substitution wird ebenfalls Kalzium, Vitamin C und Rutin gegeben.

### Acidum arsenicosum *(Arsenicum album)*
D 12 Dil.
1 – 2 × tägl. 5 Tr.
Patienten haben große Angst und Unruhe, alle Schmerzen haben brennenden Charakter. Patienten sind sehr schwach und haben großen Durst.
Deutliche Verschlimmerung aller Beschwerden nach Mitternacht, durch Kälte und Ruhe. Besserung durch Wärme; frische Luft erleichtert die Beschwerden.
Purpura sind schwärzlich mit gelegentlichen miliaren Effloreszenzen. An den unteren Extremitäten auch ödematöse Veränderungen.

### Aconitum napellus *(Aconitum)*
D 4 – D 12 Dil.
2 × tägl. 5 Tr.
Causa: Meist trockene Kälte, Schreck, Aufregung. Es besteht große Angst und Unruhe. Neben den Ekchymosen auch aktive Blutungen an der Haut-Schleimhautgrenze , auch der Schleimhaut selbst. Trockenheit der Haut, Parästhesien wechseln mit Hyperästhesien ab, besonders an den Extremitäten und an den Akren.
Dieses Mittel ist besonders indiziert, wenn die Effloreszenzen bei beginnendem Fieber auftreten. Die Purpura sind rotfleckig und treten sehr plötzlich auf.

### Arnica montana *(Arnica)*
D 12 Dil.
2 × tägl. 5 Tr.
Purpura als Folge körperlicher oder seelischer Traumen. Erhebliches Zerschlagenheitsgefühl am ganzen Körper, Plethora tritt mit meist hohem Fieber auf, die Purpura sind bläulich schwarz und

haben konfluiden Charakter, sie sehen aus wie Hämatome. Es besteht äußerste Berührungsempfindlichkeit.

### Atropa belladonna *(Belladonna)*
D 4, D 6, D 12 Dil.
1 – 3 × tägl. 5 Tr.
Rotes Gesicht mit vollem harten Puls, mitunter Delirien. Als Ursache Abkühlung nach zu starker Sonnenbestrahlung, die Sinne sind übererregbar; Beginn sehr plötzlich. Es kommt zum Auftreten paroxysmaler Schmerzanfälle an verschiedensten Körperstellen, an denen dann plötzlich Purpura auftreten.
Besserung nur durch Ruhe, Erschütterung verschlimmert stark.

### Bryonia cretica *(Bryonia)*
D 4, D 6, Dil.
3 × tägl. 5 Tr.
Auftreten nach Erhitzen im Sommer und Abkühlung mit feuchter Kälte. Haut und Schleimhäute sind befallen. Erheblicher Durst auf große Mengen kalter Flüssigkeit, häufig liegt als Grundkrankheit eine rheumatische Erkrankung vor. Mit dem Auftreten der Purpura treten Schmerzen auf; Blutungen besonders an den Körperöffnungen, die Schmerzen haben lanzinierenden Charakter.

### Crotalus horridus *(Crotalus)*
D 12 Dil.
1 × tägl. 5 Tr.
Schneller Kräfteverfall, die Purpura tritt in Verbindung mit hochakuten Infektionskrankheiten auf, aber auch als toxische Schädigung nach hohen Dosen von Antirheumatika und Antiphlogistika oder Corticoiden. Wärme verschlimmert deutlich, Patienten haben ausgesprochenen Bewegungsdrang, trotz Schmerzen.

### Lachesis muta *(Lachesis)*
D 12, D 30, Dil.
1 × tägl. 5 Tr.
Übererregbare Sinne, Logorrhö. Beginn von Ausscheidung bessert alle Beschwerden, Linkslateralität, sehr schwere reaktionsarme Infektionen. Die Purpura treten auf in Verbindung mit hochfieberhaften Infekten und postinfektiösen Rheumaschüben.
Wärme verschlimmert deutlich, während Kälte bessert; Bewegung bessert oder verschlimmert.

### Phosphorus
D 12, D 30, Dil.
1 × tägl. 5 Tr.
Unruhe, Angst und reizbare Schwäche; keine Ausdauer, nach körperlicher oder geistiger Belastung Auftreten von Beschwerden; subfebrile Temperaturen bei Infekten, bei jeder Gelegenheit Auftreten von Blutungen oder Hämatomen. Die Purpura bedecken den ganzen Körper, es besteht eine Neigung zu Zahnfleisch- und Nasenbluten und zu kleinen petechialen Blutungen. Wärme bessert, Kälte verschlimmert, Gewitter verschlimmert alle Beschwerden. Bei Blutungen beste Blutstillung mit Phosphor D200 i.v. (bewährte Medikation).

### Rhus toxicodendron
D 4, D 6, D 12 Dil.
1 – 3 × tägl. 5 Tr.
Purpura meist rheumatischen Charakters, treten auf als Folge von Überanstrengung, Durchnässung und Unterkühlung.
Verschlimmerung aller Beschwerden ganz deutlich nur in Ruhe. Patienten müssen sich ständig bewegen, um beschwerdefrei zu sein; feuchtkaltes Wetter verschlechtert.

# Pyelitis

Bei der Therapie der Pyelitis ist die Homöopathie heute in den Hintergrund getreten, denn hier haben sich die spezifischen Chemotherapeutika nach entsprechendem Antibiogramm durchsetzen können.
Trotzdem hat die Homöopathie noch einen Platz in der Behandlung der Pyelitis. Wenn immer wieder Rezidive auftreten und eine Unverträglichkeit gegen die meisten Medikamente bei Dauerbehandlung auftritt, kann man sehr gut im chronischen Verlauf, aber auch bei der akuten Pyelitis etwas erreichen. Ein Teil der hier infrage kommenden Medikamente sind entsprechend dem Arzneimittelbild bei der → *Zystitis* abgehandelt.
Bei der Arzneimittelwahl geht die Causa im homöopathischen Sinn dem Symptomenbild voran.

Bei Folgen von Durchnässung und Unterkühlung:

**Solanum dulcamara**
oder
**Rhus toxicodendron**
Wenn die kalten Füße eine Ursache sind und gleichzeitig venöse Stase vorhanden ist, kommt
**Pulsatilla patens**
in die engere Wahl, besonders bei Fettunverträglichkeit.
Entsprechend dem Symptomenbild können wir noch folgende Mittel einsetzen:

**Acidum benzoicum e resina**
D 2 – D 6 Dil.
2-stündl. 5 Tr.
Harnsaure Diathese. Leitsymptom: Urin riecht wie **Pferdeharn!** Der Urin ist also alkalisch. Schwäche und Schweiße gehören dazu. Dumpfe Schmerzen in der Nierengegend, außerdem häufig Beschwerden aus dem rheumatischen Formenkreis, Gelenkerkrankung, Sehnenentzündungen, auch Gicht.
Wärme bessert, Kälte verschlimmert, Bewegung verschlimmert.

### Balsamum peruvianum
D 3 Dil.
2-stündl. 5 Tr.
Ein Arzneimittel, das aus Erfahrung gerade bei chronischen Pyelitiden einen sehr guten Einfluss hat.
Leitsymptom: Der Urin hat einen Geruch wie *Vanille.*

### Baptisia tinctoria
D 2
bei Fieber 2-stündl.
D 4
ohne Fieber 4 × tägl. 1 Gabe
Verschlimmerung immer nachmittags.

### Chimaphila umbellata
D 4 Dil.
5 × tägl. 5 Tr.
Nierenbeckenentzündung mit spärlichem Harn, in dem dicker, fadenziehender Schleim enthalten ist. Urethra bei Miktion sehr schmerzhaft.
Besserung beim Gehen, d.h. also auch bei Bewegung, Verschlimmerung durch feuchte Kälte.

### Copaifera off.
D 3 Dil.
2-stündl. 5 Tr.
Der Urin riecht wie **Veilchen,** Schmerzen beim Wasserlassen brennend, stechend, juckend, Juckreiz in der Urethra, Schmerzen in der Nierengegend.

### Terebinthinae aetheroleum rectificatum
*(Oleum Terebinthinae)*
D 3 – D 4 Dil.
2-stündl. 5 Tr.
Blasses Gesicht, Zunge ist trocken, glatt rot und glänzt. Brennende Schmerzen beim Wasserlassen mit etwas blutigem Urin, dumpfe Schmerzen in der Nierengegend und äußerste Klopfempfindlichkeit der Nierenlager. Harn läuft spärlich und ist dunkel. Kalte Schweiße an den unteren Extremitäten.
Ruhe und Kälte zeigen keine Modalitätsreaktion.

**Thuja occidentalis** *(Thuja)*
D 3 – D 6 – D 12 Dil.
1 – 3 × tägl. 5 Tr.
Es sind frostige empfindliche Patienten. Die Pyelitis tritt auf als Folge von Infektionen, manchmal auch nach Impfungen. Es besteht häufig eine Symptomatik des rheumatischen Formenkreises.
Leitsymptom: Verschlimmerung durch Nässe und Kälte. Schweiße nur an unbedeckten Stellen.

> **Potenzierter Eigenurin.** Bei langjährig rezidivierenden und therapieresistenten Zystopyelitisfällen.
>
> **Technik der Herstellung** Will man Eigenurin bis zu C 12 potenzieren, braucht man 13 10-cm$^3$-Fläschchen mit Tropfeinrichtung und außerdem 25 – 30%igen Alkohol. In jedes Fläschchen werden 99 Tropfen Alkohol 30% abgezählt. Jetzt gibt man in das erste Fläschchen einen Tropfen Patientenurin, schüttelt **zehnmal** gut durch (= C 1) und gibt von dieser Mischung einen Tropfen in das zweite Fläschen (= C 2), schüttelt 10-mal durch und gibt einen Tropfen in das dritte Fläschen (= C 3) und verfährt weiter so, bis man die gewünschte Potenz erreicht hat. Die Fläschchen werden mit Etiketten versehen und mit der Höhe der Potenz sowie mit dem Namen des Patienten beschriftet.
>
> **Verordnungsschema**
> 1. Woche: 3 × tägl. C 5
> 2. Woche: 2 × tägl. C 8
> 3. Woche: 1 × tägl. C 12
> 4. Woche: 2 × wöchentl. C 9
>
> Sind die Beschwerden deutlich besser, wird im Abstand von zwei Wochen jeweils 5 Tr. C 8 gegeben.
> Bestehen Resterscheinungen, wird wieder von vorne (1. Woche) begonnen.

*Hinweis:* Beschriftung und Bezeichnung der Arznei **»Eigennosode«** (nicht Eigenurin)!
Sonst darf Apotheker es nicht herstellen!

# Pylorospasmus

### Aethusa cynapium *(Aethusa)*
D 2 – D 4 Trit.
3 × tägl. 1 Msp. in die Nahrung
Ängstliche Ruhelosigkeit, Reizbarkeit. Milch wird sofort nach dem Trinken erbrochen. Nach dem Erbrechen sofort wieder Hunger. Alle Magensymptome sind sehr heftig.
Verschlimmerung durch Wärme und Ruhe.
Besserung durch Kälte und Bewegung.
Nutritive Allergie auf Milch und Milchprodukte.

### Apomorphinum hydrochloricum
D 4 Trit.
3 × tägl. 1 Msp. in die Nahrung
Empirisch bewährt bei Pylorospasmus mit Kältebesserung und Bewegungsbesserung, dabei Wärmeverschlimmerung. Großer Appetit, aber immer Übelkeit.

### Chamomilla recutita *(Chamomilla)*
D 3 – D 4 Trit.
3 × tägl. 1 Msp. in die Nahrung
Überempfindlichkeit aller Sinnesorgane. Gereizte, schreiende, ungeduldige Kinder. Alles bessert sich, wenn sie getragen werden. Krämpfe sind sehr heftig.
Indikation: Besonders Pylorospasmus bei Zahnungsbeschwerden.

### Lycopozdium clavatum *(Lycopodium)*
D4 – D 6 Trit.
3 × tägl. 1 Msp. in die Nahrung
Leitsymptom ist das Auftreten und die Verschlimmerung aller Beschwerden, wie Übelkeit und Erbrechen zwischen 16 und 20 Uhr. Das Kind ist den ganzen Tag schwach und schreit, schläft aber nachts. Sehnt sich dauernd nach Essen, ist aber nach wenigen Bissen satt. Riesige Gasansammlung im Bauch.
Aufstoßen erleichtert nicht.

## Magnesium phosphoricum
D 4 – D 6 Trit.
3 × tägl. 1 Msp. in die Nahrung
Alle Krämpfe, auch Erbrechen kommen und gehen blitzartig. Druck und Wärme bessern, Verschlimmerung durch Kälte und Bewegung.
Die Zunge ist sauber. Hat Angst vor dem Aufdecken, Zusammenkrümmen bessert.

# Quetschungen

### Hypericum perforatum *(Hypericum)*
D 4 – C 30 Dil./Tabl./Glob.
mehrmals tägl. 1 Gabe
Besonders bei Quetschungen von Fingern, aber auch von Gewebsteilen, die sehr stark mit Empfindungsnerven durchsetzt sind (Genitalien).
Außerdem auch bei Quetschungen im Gesicht. Commotio cerebri.

### Gelsemium sempervirens *(Gelsemium)*
D 4 – D 12 Dil./Tabl./Glob.
3 – 5 × tägl. 1 Gabe
Hier handelt es sich um Quetschungen, in deren Folge starke Reizbarkeit und Übererregbarkeit vorhanden sind. Dabei aber erschwertes Denken, Sprechen mit Schläfrigkeit. Die Patienten machen den Eindruck, als ob sie völlig erschöpft wären; zitternde Extremitäten, auch Extrasystolen.
Besserung aller Beschwerden in frischer Luft. Der Patient hat das Verlangen, das Fenster zu öffnen, will ins Freie gebracht werden.
Aufregungen oder Sonneneinstrahlungen sowie auch Rauch von Zigarren oder Zigaretten verschlimmern den Gesamtzustand erheblich.

# Rachen- und Gaumenmandeln, Hyperplasie

Da die konventionelle Therapie nur die Tonsillektomie kennt, ist auf jeden Fall ein Versuch mit den angegebenen Medikamenten durchzuführen. Bereits nach drei bis sechs Monaten ist eine Rückbildung der Hypertrophie deutlich. Fachärztliche Kontrolle wird in jedem Fall notwendig sein.

### Barium jodatum
D 3 – D 6 Glob.
3 × tägl. 5 Glob.
auf die Zunge oder in Wasser
Die Drüsen sind verhärtet und vergrößert, es kommt zu starker Mundatmung, Nasenatmung ist eingeschränkt. Kinder mit sehr gutem Appetit, dabei aber mager und kraftlos, außerdem ängstlich.
Verschlimmerung aller Beschwerden durch Luftzug, Wetterwechsel, aber auch durch Bewegung und durch frische Luft.

### Calcium jodatum
D 3 – D 6 Glob.
3 × tägl. 5 Glob.
auf die Zunge oder in Wasser
Große derbe Tonsillen mit Lymphdrüsenschwellungen im Kieferwinkel, mäßig oder gar nicht schmerzhaft. Große Entzündungs- und Erkältungsneigung, häufig trockene Laryngitis und Bronchitis.
Patienten sind mager, haben aber auch guten Appetit.
Verschlimmerung durch Wärme, aber Besserung nachts durch frische Luft und durch Essen.

### Calcium phosphoricum
D 6 Tabl.
3 × tägl. 1 Tabl.
Allgemein ungeduldige, schwache und ängstliche Kinder mit schneller körperlicher und geistiger Ermüdbarkeit. Überempfindlich gegenüber äußeren Einflüssen. Appetitlos, mager, Schulkopfschmerz. Lymphdrüsen vergrößert.
Bei Wärme deutliche Besserung, ebenso durch Schlaf und durch Essen. Kälte, Feuchtigkeit, frische Luft, Bewegung verschlimmern.

### Mercurius solubilis Hahnemanni
D 4 – D 6 Dil.
3 × tägl. 5 Tr.
Derbe, große Tonsillen mit entzündlichen Veränderungen und regionalen Drüsenschwellungen. Foetor ex ore.
Verschlimmerung durch Wärme, insbesondere durch Bettwärme und nachts. Verbesserung durch Kälte und Ruhe.

### Kalium jodatum
D 2 – D 4 Dil.
3 × tägl. 5 Tr.
Chronische Lymphdrüsenschwellungen bei reizbaren, unruhigen, ängstlichen und übellaunigen Kindern. Die Sekrete sind übelriechend.
Verschlimmerung durch kaltes Essen und Trinken, durch Fett und feuchtwarmes Wetter. Frische Luft und Bewegung bessern.

### Magnesium carbonicum
D 4 – D 6 Tabl.
3 × tägl. 1 Tabl.
Tonsillen zeigen mäßige hypertrophe Form. Regionale Lymphdrüsen kaum geschwollen, gering schmerzhaft.
Leitsymptom: Auf den Tonsillen sehr locker sitzende weiße Pfröpfe, die leicht entfernt werden können.

# Raynaud-Krankheit

### Secale cornutum
D 2 – D 6 Dil.
4 × tägl. 5 Tr.
Taubheitsgefühl und Ameisenkribbeln in den Gliedmaßen mit Blässe.
Wichtig: Trotz der Kälte der Haut tritt eine Verschlimmerung durch Wärme auf und eine Besserung durch kalte Umschläge und Bäder in Eiswasser.

### Nicotiana tabacum *(Tabacum)*
D 3 – D 12 Dil.
3 × tägl. 5 Tr.
Allgemein kalte Extremitäten mit Kribbeln und Ameisenlaufen in den Akren. Kälte verschlimmert. Trotzdem deckt sich der Patient im Bett auf. Kalter Schweiß und allgemeine Übelkeit begleiten den Verlauf.

# Rheumatische Erkrankungen, entzündliche

Die homöopathische Therapie richtet sich nach dem Symptomenbild und den Modalitäten. Gerade beim chronischen Verlauf ist eine Behandlung mit dem richtigen Konstitutionsmittel notwendig, das mitunter überraschend gute Erfolge mit sich bringt, wenn der Verlauf nicht zu weit fortgeschritten ist und Gelenkversteifungen, Muskelatrophien und Haltungsschwierigkeiten bereits aufgetreten sind.

Zu den Arzneimitteln siehe → *Arthritis, akute;* → *Arthritis, rheumatoide.*

# Rhinitis

### Allium cepa
D 2 – D 4 Dil.
2-stündl. 5 Tr.
Nasensekret scharf, Augensekret mild, frische Luft bessert, starker Niesreiz. Starker Tränenfluss.
Verschlimmerung durch Wärme, Besserung durch Kälte.

### Euphrasia officinalis *(Euphrasia)*
D 2 – D 4 Dil.
2-stündl. 5 Tr.
Mildes Nasensekret, wenig Niesreiz, wund machendes Tränen der Augen mit Juckreiz.

### Kalium jodatum
D 2 – D 6 Dil.
5 × tägl. 5 Tr.
Scharfes Nasensekret, frische Luft bringt Verschlimmerung mit sich.
Allgemeinzustand verschlechtert sich deutlich in Wärme.

### Acidum arsenicosum *(Arsenicum album)*
D 6 – D 12 Dil.
4 × tägl. 5 Tr.
Scharfes Nasensekret, heftiger Niesreiz im Beginn des Schnupfens, Sekret ist wund machend und hat einen unangenehmen Geruch. Brennen der Schleimhäute.
Frische Luft verschlimmert.
Wärme bessert, Kälte verschlimmert.
Patient hat den Drang zur Bewegung, will immer wieder aufstehen, falls er im Bett liegt.

### Luffa operculata
D 3 Dil.
4 × tägl. 5 Tr.
Geringer Niesreiz, aber ständig fließendes Sekret.
Viel Kopfschmerzen, mit Besserung an der frischen Luft.

### Sambucus nigra
D 2 Dil.
4 × tägl. 5 Tr.
für Säuglinge 1 Gabe Trit 4 × tägl.
Verstopfte Säuglingsnase, besonders abends und nachts. Trituratio in die Milch oder auf die Zunge geben oder aber auch auf den Schnuller am Abend. Am besten sollte die Mutter 1 Tabl. eine halbe Stunde vor dem Stillen lutschen. Macht die Nase im Allgemeinen schnell frei.

### Camphora
D 1 Dil.
¼- bis stündl. 2 – 3 Tr. auf die Zunge
Mittel hilft nur im Beginn des Schnupfens, nach dem ersten Niesen, *nicht für Kinder geeignet.* Bringt einen beginnenden Schnupfen schnell zum Verschwinden.

### Tuberculinum Denys
C 30 Glob.
1 × in 14 Tagen 3 – 4 Glob.
in Wasser aufgelöst
Wichtigstes Mittel bei dem chronischen oder rezidivierenden oder dauernd bestehenden Schnupfen der Kinder (Kinder, die immer mit einem kleinen Lichtlein unter der Nase herumlaufen).

▷ **Kinder**

Die konventionelle Behandlung eines Schnupfens beinhaltet im Wesentlichen eine lokale bzw. symptomatische Behandlung. Man sollte hier, insbesondere bei Kindern, zurückhaltend sein mit starken Medikamenten.

▷ **Bei verstopfter Nase**

### Luffa operculata
D 6 Trit.
mehrmals tägl. 1 Gabe
Im Beginn eines Schnupfens bei verstopfter Nase, dadurch Behinderung der Atmung.

### Sambucus nigra
D 1 – D 2 Trit.
abends 1 Gabe
Die **Säuglinge** mit verstopfter Nase. Sie ringen nachts nach Luft, man hat den Eindruck, sie ersticken. Wegen der behinderten Nasenatmung ist es ihnen unmöglich, fortlaufend zu saugen.

### Teucrium marum *(Marum verum)*
D 3 Trit.
2-stündl. 1 Gabe
Nase verstopft, besonders im hinteren Teil.
Atmungsbehinderung besonders im Zimmer und im Bett.

▷ **Bei laufender Nase**

### Acidum arsenicosum *(Arsenicum album)*
D 6 Trit.
mehrmals tägl. 1 Gabe
Die Nase ist rot und heiß, Sekret wässrig und scharf.

### Allium cepa
D 4 Trit.
2-stündl. 1 Gabe
Reichliches, wund machendes, scharfes Sekret.

### Eupatorium perfoliatum
D 4 Trit.
2-stündl. 1 Gabe
Häufiges Niesen, reichliches Sekret.

### Euphrasia officinalis *(Euphrasia)*
D 4 Trit.
2-stündl. 1 Gabe
Reichliches mildes Sekret, aber scharfe Tränen.

▷ **Chronischer Schnupfen mit Beteiligung der Nebenhöhlen**

### Hydrargyrum sulfuratum rubrum *(Cinnabaris)*
D 3 Trit.
3 × tägl. 1 Gabe

Sekret ist dick und eitrig, Schleim geht durch den Nasenrachenraum ab und verursacht Reizhusten, besonders beim Erwachen. Druckschmerz an der Nasenwurzel.

**Hydrargyrum bijodatum** *(Mercurius bijodatum)*
D 6 Trit.
2-stündl. 1 Gabe (4 – 6 Tage)
Wund machendes Sekret, viel Herabfließen durch den Rachenraum, Reizhusten.

**Kalium bichromicum**
D 4 Trit.
2-stündl. 1 Gabe
Fadenziehender, leicht eitriger Schleim und starke Borkenbildung in der Nase. Druckschmerz an den Wangen.

# Rhythmusstörungen

Siehe → *Bradykardie*

# Schlafstörungen

Differenzialdiagnostische Abklärung ist unumgänglich.

### Acidum arsenicosum *(Arsenicum album)*
D 6 – C 30 Dil.
1 – 2 × tägl. 5 Tr.
vor dem Schlafengehen, im Abstand von 1 Stunde
Hier besteht meist Schlaflosigkeit oder Erwachen zwischen *Mitternacht* und 3 Uhr. Die Patienten sind meist frostige, schwächliche und magere Menschen. Sie sind unruhig, bewegen sich unaufhörlich im Bett. Ihnen ist immer kalt, sie wollen sich warm zudecken, haben mitunter kalten Schweiß. Es besteht trotzdem aber Verlangen nach frischer, kühler Luft. Patient ist *durstig* und trinkt auch bei Nacht gern etwas, aber nur kleine Mengen. Mitunter bestehen Neuralgien, sicher aber sehr *große Angst.*
Patient ist voller Angst und verzweifelt, denkt dabei nachts an den Tod und fürchtet ihn. Meint immer, er wäre verloren, auch wenn sich alle um ihn bestens bemühen.
Besserung durch Wärme.
Verschlimmerung durch Kälte und Ruhe. Bewegung und Wärme tun dem Patienten gut. Bestehen Schmerzen, so haben sie brennenden und stechenden Charakter.

### Aconitum napellus *(Aconitum)*
D 4 – D 12 Dil.
3 – 4 × stündl. 5 Tr.
vor dem Schlafengehen
Meist als Folge von Angst, Schreck, Aufregung. Häufig *Aufschrecken aus dem ersten Schlaf.* Patienten haben *Angst vor der Dunkelheit* und vor allem, was ihnen bevorsteht. Häufig besteht Herzklopfen mit vollem, hartem und auch unregelmäßigem Puls. Sind Träume vorhanden, so sind sie voller Ängstlichkeit.
Diese Schlafstörungen treten vor allen Dingen vor *Mitternacht* auf, kommen ganz plötzlich und werfen den Patienten schreckhaft aus dem Schlaf heraus.
Hier bessert die Ruhe, freundlicher Zuspruch. Bewegung verschlechtert.

### Ambra grisea *(Ambra)*
D 3 Dil.
2 × 5 Tr.
vor dem Schlafengehen, im Abstand von 1 Stunde
Schlafstörungen als Folge von geistiger Erregung, von lebhaften Gesprächen, nach schwierigen Arbeiten und starken Sinneseindrücken (Theater, Oper, Film). Auftretende Träume haben unangenehme, phantastische Gedanken mit plötzlichem Aufwachen dabei.
Im Vordergrund bei dem Patienten steht eine *Affektlabilität und Nervosität*. Im Allgemeinen handelt es sich um überempfindliche, schüchterne, gehemmte und verlegene Menschen, mit, trotz großer Schwäche, gesteigerter Libido.
Verschlimmert wird hier alles durch Wärme. Sie brauchen ein kühles Zimmer und Ruhe.

### Apis mellifica
D 3 – D 12 Dil.
2 × 5 Tr.
vor dem Schlafengehen, im Abstand von 1 Stunde
Ein Mittel, das besonders bei *Schlaflosigkeit von Kindern* sehr wirksam ist. Die Kinder *schreien im Schlaf auf,* haben Kopfschweiß, bohren den Kopf in das Kissen und *knirschen mit den Zähnen. Verlangen nach Abkühlung, sie wollen die Decke weghaben, weil es ihnen zu warm ist. Ein zu warmes Zimmer lässt sie aufwachen. Beim Erwachen häufig Träume mit Aspekten aus der Vogelperspektive.*
Wärme verschlimmert häufig. Kälte bessert. Bewegung bessert auch.

### Arnica montana *(Arnica)*
D 3 – D 30 Dil.
2 × 5 Tr.
vor dem Schlafengehen, im Abstand von 1 Stunde
Schlafstörungen infolge von psychischen und seelischen Traumen, aber auch als *Folge von Überanstrengung* und Übermüdung. Der Patient seufzt häufig im Schlaf, ist *empfindlich gegen Berührung* und gegen Erschütterung.
*Das Bett ist ihm immer zu hart.*
Wärme bessert im Allgemeinen, Kälte verschlimmert, Bewegung verschlimmert außerdem. Patient möchte absolute Ruhe haben.

### Atropa belladonna *(Belladonna)*
D 3 – D 12 Dil.
2 × 5 Tr.
vor dem Schlafengehen, im Abstand von 1 Stunde
Folge von Kopfschmerzen mit Blutandrang zum Kopf und deutlichem *Pulsrhythmus im Ohr.* Patient hat unruhigen Schlaf, wirft sich hin und her und schreit auch im Schlaf auf. Er wacht meist auf mit dem Gefühl, irgendwo heruntergefallen zu sein. Im Schlaf Zähneknirschen. Träume handeln meist von Feuer, Mördern und Räubern.
Verschlechterung noch durch akustische und optische Eindrücke, Licht und Lärm, Berührung und Erschütterung.

### Avena sativa
D 1 – D 3 Dil.
2 – 3 × 15 Tr.
abends, im Abstand von 1 Stunde
Schlafstörung als Folge von *finanziellen* und *geschäftlichen,* aber auch von *sexuellen Sorgen.* Viel Herzklopfen im Beginn der Nacht, die den Patienten nicht schlafen lassen.

### Coffea arabica *(Coffea)*
D 6 – D 30 Dil.
2 × 5 Tr.
abends, im Abstand von 1 Stunde
*Folge von freudiger Erregung,* von Schreck und *Streit.* Aber auch nach Kaffee-, Alkohol- und Nikotinabusus.
Reichlicher Gedankenzustrom mit lebhafter Phantasie. Überempfindlichkeit aller Sinnesorgane, aber auch mit unnatürlicher Euphorie geprägt.
Wärme verschlimmert. Kälte verbessert den Zustand.

### Gelsemium sempervirens *(Gelsemium)*
D 3 – D 12 Dil.
2 × 5 Tr.
abends, im Abstand von 1 Stunde
Patienten, die am Abend nicht schlafen können, wegen einer *Erwartungsangst* vor Prüfungen, gesellschaftlichen Verpflichtungen, vor irgendwelchen aufregenden Ereignissen wie Verlobung, Hochzeit. Echtes Lampenfieber.
Nur Ruhe bringt hier Besserung.

### Hyoscyamus niger *(Hyoscyamus)*
D 6 – D 12 Dil.
1 – 2 × 5 Tr.
abends, im Abstand von 1 Stunde
Sehr *geschwätzige,* manchmal gewalttätige, äußerst dumm daherredende Patienten, die manchmal schamlose Ausdrücke verwenden. *Im Schlaf schreien sie auf.* Ihre Träume sind erotisch.
Verschlimmerung durch Kälte; Besserung durch Bewegung. Besonders bei psychotischen Zuständen *zerebral-sklerotischer Patienten in Altersheimen,* die dann durch die Gegend laufen und keine Ruhe finden.

### Strychnos ignatia *(Ignatia)*
D 12 – D 30 Dil.
2 × 5 Tr.
abends, im Abstand von 1 Stunde
Bestes Mittel zur Beruhigung, aber auch zum Schlafen bei *Folge von Aufregung,* Enttäuschung und vor allem aber *bei Liebeskummer.* Patienten zeichnen sich aus durch raschen Stimmungswechsel und einen etwas hysterischen Charakter.
Besserung durch Wärme. Verschlimmerung durch Kälte.

### Lachesis muta *(Lachesis)*
D 8 – D 30 Dil.
1 – 2 × 5 Tr.
vor dem Schlafengehen
Ein Mittel, das bei Schlafstörungen, besonders **in den Wechseljahren,** sehr hilfreich ist. Immer dann, wenn das Erwachen in den frühen Morgenstunden eine Verschlimmerung aller Beschwerden, besonders der psychischen Beschwerden, herbeiführt. Man kann

dann nicht mehr einschlafen und grübelt über Dinge nach, die Schwierigkeiten und Probleme bringen. **Angst** ist vorhanden und *Misstrauen,* besonders die **Eifersucht** wird überdimensional groß, auch wenn keine Ursache dafür vorhanden ist. Vorhandene Träume sehr häufig von Schlangen. *Enge Kleidungsstücke werden nicht vertragen.* Die Patienten lieben mehr das trübe Wetter, mögen die Sonne gar nicht.

**Phosphorus**
D 12 – D 30 Dil.
1 – 2 × 5 Tr.
abends
Patienten mit *Überempfindlichkeit aller Sinne.* Sie träumen viel, auch Tagträume, sehr viel erotische Träume. Sie haben Angst vor Dunkelheit und Alleinsein, vor allem vor Gewitter. Nach schon geringen Druck- und Schlagverletzungen bilden sich *blaue Flecke unter der Haut* (flache Hämatome).
Wärme bessert alle Beschwerden, während Kälte verschlimmert. Auch Ruhe bessert.

**Sepia officinalis** *(Sepia)*
D 6 – D 30 Dil.
2 × 5 Tr.
abends vor dem Schlafengehen
Meist wirksam im *Klimakterium.* Bei unzufriedenen, depressiven und reizbaren Frauen, die plötzlich *gleichgültig* werden *gegen ihre Pflichten* und geliebten Menschen gegenüber, alles stehen und liegen lassen und nicht mehr interessiert sind an irgendwelchen Dingen. Träume beinhalten sehr viel Angst.
Wärme bessert alle Beschwerden, während Kälte verschlimmert. Aber auch Ruhe verschlimmert, sie wollen immer in Bewegung sein.

**Strychnos nux vomica** *(Nux vomica)*
D 6 – D 12 Dil.
1 × 5 Tr.
abends
Es sind ungeduldige, *nervöse, gereizte, Patienten,* die *früh,* besonders nach dem Schlaf, äußerst *missgelaunt* sind und grantig. Im Bauch großes Völlegefühl. Häufig *Folge von unmäßigem Essen und Trinken,* Alkohol-, Kaffee- und Nikotinmissbrauch.
D 30 Dil.
1 × 5 Tr.
abends
Bei Polypharmakaeinnahme.

**Zincum metallicum**
D 3 – D 30 Tabl.
1 – 2 Tabl.
abends
Heute immer wichtiger werdendes Nervinum, aber auch gutes Mittel bei Schlafstörungen. Besonders bei *Folgen von übermäßiger körperlicher und beruflicher Überbeanspruchung.* Wenn sehr viel gefordert wird, was nicht alles erfüllt werden kann. Das Gleiche gilt auch für den sexuellen Bereich. Es sind nervenschwache, leicht erschöpfbare und unruhige Menschen. Hier fällt besonders eine *unerträgliche Unruhe der Beine auf.* Besonders, wenn die Beine keinen Bodenkontakt haben, zucken sie hin und her, können nicht ruhig gehalten werden und verderben einem die ganze Ruhe, besonders am Abend, wenn man zu Bett geht. Übrigens auch ein Mittel, das unbedingt eingeschaltet werden muss, wenn lange Zeit ein Missbrauch von Schlafmitteln und Tranquilizern betrieben wurde. Dann gibt man zunächst 7 Tage

**Nux vomica**
B 12
5 Tr. oder 1 Tabl.
danach 1 Tabl. oder 5 Tr. Sulfon C 30
3 Tage Pause
dann anfangen mit Zincum met. D 12
1 Tabl. abends 1 Woche lang
danach C 30
2 × 1 Tabl. pro Woche

Krankheitsbilder von A – Z

▷ **Außerdem bewährt**

### Cypripedium calceosus var. pubescens
D 6 Dil.
abends 10 Tr.
Kinder wachen nachts auf, sind unnatürlich munter und spielfreudig, aber leise und still.

### Digitalis purpurea
D 3 Dil.
2 × abends 5 Tr.
Nächtliche Spontan-Dyspnoe mit Aufwachen aus dem Schlaf.

### Zincum valerianicum
D 3 Tabl.
vor dem Einschlafen 2 × 1 Tabl. in kurzem Abstand
Schlaflosigkeit mit unruhigen Beinen, restless legs!

### Nitroglycerinum
D 4 Dil.
2 × 5 Tr. vor dem Schlafengehen
Kann wegen Herzklopfen nicht einschlafen.

### Cimicifuga racemosa
D 1 Dil
3 × tägl. 5 Tr.
Bei klimakterischen Depressionen.

▷ **Kinder**

### Atropa belladonna *(Belladonna)*
D 12 Tabl., Trit., Glob.
morgens und abends 1 Gabe
Bei nervösen und unruhigen Kindern, die im Schlaf vor sich hinsprechen und auch um sich schlagen und nach dem Einschlafen Schweißperlen auf der Stirn haben. Tagsüber schreckhaft und überempfindlich, dabei widerspenstig. Zähneknirschen.

### Datura stramonium *(Stramonium)*
C 30 Tabl., Glob.
am Abend 1 Gabe
Das Kind ist immer schlechter Laune, sehr ängstlich, besonders im Dunkeln, kann deshalb nicht ohne Licht einschlafen. Im Schlaf unruhig, schreit auf, träumt laut.
Zähneknirschen, träumt von schrecklichen Tieren.

### Chamomilla recutita *(Chamomilla)*
C 30
1 × tägl. 1 Gabe
Erhebliche nächtliche Unruhe, wehrt sich gegen das Zubettgehen. Stößt mit dem Kopf in die Kissen und an die Wand. Will aus dem Bett gehoben und getragen werden. Charakteristisch ist das Symptom, dass es aus dem Bett heraus will, wenn es wach ist.

▷ **Folge von Schreck**

### Aconitum napellus
C 30
1 Gabe abends
oder
### Opium C 30
1 Gabe abends

### Cypripedium calceosus var. pubescens *(Cypripedium)*
D 12 Tabl.
2 × tägl. 1 Tabl.
Kinder sind tags verhältnismäßig normal lebhaft, aber nachts unnatürlich lebhaft und sogar lustig. Die Nacht wird zum Tage gemacht.

### Coffea arabica *(Coffea)*
C 30
4 – 5 Tage lang tägl. abends 1 Gabe
Ist ähnlich wie Cypripedium, daneben aber auch sehr reizbar.

**Lycosa fasciiventris *(Tarantula)***
C 30
1 × abends vor dem Schlafengehen einige Tage lang 1 Gabe
Zappeliges, unruhiges Kind, kann die Hände nicht ruhig halten, zupft ständig an den Fingernägeln, an den Lippen oder an der Nase. Zuckt im Schlaf hin und her. Verschlimmerung um Mitternacht. Diese Zeitverschlimmerung ist hier ein Leitsymptom.

**Zincum valerianicum**
D 4 – D 6 Tabl.
mehrere Tage abends vor dem Schlafengehen 1 Tabl.
Allgemein unruhiges Kind. Besonders die Beine werden im Bett hin und her geworfen und auf die Bettdecke gelegt.

▷ Iatrogene Schlafstörungen

Als Folge von unverträglichen Medikamenten oder Überdosierungen kann es auch zu Schlafstörungen kommen.
Folge von Impfungen.

**Mercurius solubilis Hahnemanni**
C 30 – C 200
im Abstand von einer Woche 1 Gabe
Bei Schlaflosigkeit als Folge von Anwendung von Quecksilbersalben (Praecipitat®-Salbe) oder als Folge von Amalgam-Plomben.

▷ **Ältere Patienten**

**Coffea arabica *(Coffea)***
D 6 Dil.
3 × am Abend 5 Tr. in stündl. Abständen
Hyperästhesie aller Sinnesorgane mit großer Erregbarkeit und Unverträglichkeit von Schmerzen. Schlaflosigkeit wegen Gedankenfülle, der Kopf kann nicht abschalten. Nachts kommen die besten Gedanken. Wärmeverschlimmerung, Kältebesserung.

### Delphinium staphisagria *(Staphisagria)*
D 3 Dil.
2 × am Abend 5 Tr.
Schlaflosigkeit ab 3 Uhr morgens, dann gereizt und launig, heftig und übererregt, Ruhe und Wärme bessert.

### Causticum Hahnemanni
D 4 Tabl.
2 × am Abend 1 Tabl.
Tagsüber Depressionen mit körperlicher und geistiger Schwäche. Nachts munter mit nervöser Erregung und ständiger Wanderung durch Wohnung und Zimmer. Größte Unruhe zwischen 2 und 4 Uhr.

### Magnesium fluoratum
D 6 Tabl.
3 × tägl. 1 Tabl.
abends stündl. 1 Tabl.
Wacht dauernd in der Nacht auf, ist dann unruhig und aufgedreht, wandert herum und treibt dumme Streiche. Der Patient ist der böse Geist in Seniorenheimen.
Solche nächtlichen Unruhezustände mit manchmal makabren Streichen verschwinden nach ein bis zwei Tagen und kehren regelmäßig alle drei Wochen wieder.
Große Furcht vor kalter Luft, vor kaltem Baden und Waschen. Tagsüber teilnahmslos, müde, erschöpft, unfähig sich aufzusetzen.

### Ambra grisea
D 3 – D 6 Tabl.
4 × tägl. 1 Tabl. lutschen
Wechsel von Niedergeschlagenheit und Leidenschaftlichkeit. Hat Angst vor Menschen, fühlt sich der Begegnung nicht gewachsen. Typus: Alte Leute mit ausgeleierten Nerven. Dauerndes Erwachen mit folgendem Schlafdefizit. Muss allein Blase und Darm entleeren.
Verschlimmerung durch laute Musik und Reden mehrerer Menschen. Einseitige Schweiße.

**Cypripedium pubes c.**
D 6 Tabl.
nachmittags 3 × 1 Tab. lutschen
Schlaflosigkeit ohne Beschwerden. Kann nicht schlafen, beschäftigt sich beschwerdefrei.

# Schleimbeutelerkrankungen

Siehe → *Sehnenscheidenerkrankungen*

# Schulschwierigkeiten

▷ **Black out**

Wir geben im Wechsel zwei Mittel:

**Piper methysticum**
D 4 – Tabl., Glob.
vor dem Frühstück und vor dem Schlafen 1 Tabl. oder 5 Glob.
nachmittags und vor dem Schlafengehen 1 Tabl. oder 5 Glob.
sowie

**Strophanthus**
D 2 – Tabl., Glob.
vor dem Frühstück und vor dem Schlafen, wie Piper methysbicum.
Beide Mittel jeweils mit 1 h Abstand lutschen. Dilutionen wegen des Alkoholgehaltes *nicht* zu empfehlen.

## ▷ Schwierigkeiten, allgemein

### Acid. phosphoricum
D 3 Tabl., Glob.
3 – 4 × tägl. vor den Mahlzeiten 1 Tabl. oder 5 Globuli lutschen
Bei großer Schwäche und Müdigkeit in der Schule

### Cocculus
D 4 – D 6 Tabl., Glob.
früh 1 – 2 × 1 Tabl. oder 5 Glob. lutschen
Schwäche und Müdigkeit in der Schule besonders nach zu langen Fernsehabenden (Fußball, Olympiade, Daviscup). Wenn auch nicht tägl., sondern einmalig kann das Schlafdefizit aufgehoben werden.

### Arnica
D 12 Tabl., Glob.
früh 1 Tabl. oder 5 Globuli lutschen
Müdigkeit und Abgeschlagenheit in den Morgenstunden nach anstrengender Tätigkeit (z. B. sportlicher Überanstrengung). Gefühl wie starker Muskelkater.

## ▷ Schulkopfschmerzen

### Calcium phosphor
D 6 Tabl.
früh vor dem Frühstück 1 Tabl. lutschen und nach Heimkehr aus der Schule
Kommt aus der Schule und wirft die Sachen in die Ecke, legt sich ins Bett und hat keinen Hunger. Nach einer Viertelstunde kommt der Hunger.

### Magnesium phosphoric
D 6 Tabl.
1 Tabl. vor dem Frühstück und 1 Tabl. bei Heimkehr
Druck und Wärme bessern.

**Zincum met.**
D 12 Tabl.
1 Tabl. vor dem Frühstück; 1 Tabl. bei Heimkehr lutschen
Wenn Kind mit Kopfschmerzen aus der Schule kommt, sich aber nicht flach legt, sondern bei flacher Lage den Kopf herunterhängen lässt.

▷ **Versagenskinder in der Schule**

Wenn der Lehrer immer wieder über die Unkonzentriertheit des Schülers berichtet. Er passt nicht auf, schaut immer zum Fenster hinaus, vergisst alle Fragen, dann:

**Helleborus niger**
D 4, D 6 Tabl., Glob.
3 – 4 x tägl. 1 Tabl. oder 5 Glob. lutschen
Vor den Mahlzeiten und vor dem Schlafengehen.

**Calcium carbonicum**
D 12 – C 30 Tabl., Glob.
1 x tägl. früh
C 30
1 x wöchentl.
Langsame, schüchterne, bedächtige Kinder, die immer Angst haben, etwas falsch zu machen oder zu sagen.

**Natrium chloratum**
D 12 – C 30, Tabl., Glob.
1 x tägl.
oder
C 30
1 x wöchentl.
Intelligente Kinder, verschlossen, kontaktarm, denen Geborgenheit und Nestwärme fehlt.

**Argentum nitricum**
D 12 – C 30 Tab., Glob.
1 × tägl.
D 12/C 30
1 × wöchentl.
Kinder, die große Prüfungsangst haben und immer vor einer Klassenarbeit nochmals auf die Toilette müssen.

**Gelsenium**
D 4 – D 6 Tabl., Glob.
3 – 4 × tägl. 1 Tabl. oder 5 Glob.
Erwartungsangst vor Arbeiten und Prüfungen, verbunden mit Kopfschmerzen und Benommenheit.

▷ **Lese- und Lernschwäche**

**Psorinum**
C 200 Glob.
alle 4 Wochen 5 Kügelchen früh nüchtern
Besonders für Schüler, die schwer lesen lernen. 3 × in 3 Monaten, dann wechseln zu

**Cancerosinum**
C 200 Globuli
in gleicher Weise wie Psorinum, danach wieder Psorinum, bis Besserung sichtbar wird.

**Luesinum**
C 200
alle 8 Wochen 1 Gabe, bis Besserung sichtbar wird.

Häufigere Gaben hemmen die Wirkung!

▷ **Schreibschwäche**

**Helleborus**
D 6 Glob.
4 × tägl. 3 – 5 Glob. als Dauermedikation 3 Monate lang,
dazu alle 4 Wochen 1 Gabe

Krankheitsbilder von A – Z

**Medorrhinum**
C 200 Glob.
nach 3 Monaten Medikation 1 Monat Pause, danach wieder beginnen mit beiden Medikamenten.

▷ **Sprachenlernschwäche**

**Tuberculinum**
C 200 Glob.
alle 4 Wochen 5 Globuli

**Helleborus**
D 6 Glob.
3 – 4 × tägl als Dauermedikation 5 Glob.,
dazu alle 4 Wochen 1 Gabe

**Tuberculinum**
C 200
nach 3 Monaten Medikation 4 Wochen pausieren, danach wieder beginnen mit beiden Medikamenten.

▷ **Mathematik- und Rechenschwäche**

**Ambra**
D 4 Glob.
3 – 4 × tägl. 3 – 5 Kügelchen 3 Monate lang,
dazu

**Luesinum**
C 200 Glob.
alle 4 Wochen 1 Gabe vor dem Frühstück
Danach 4 Wochen Pause und wieder von vorn beginnen.

# Schwäche, allgemeine

▷ **Ältere Patienten**

### Acidum picrinicum
D 3 – D 6 Dil.
3 – 5 × tägl. 5 Tr.
Rasche körperliche und geistige Ermüdbarkeit, Depressionen, geistige Erschöpfung nach Überanstrengungen. Häufig Neurastheniker mit Hypotonie und fehlender Willenskraft. Schlaflosigkeit, Kopfschmerzen, die kaum auszuhalten sind. Schreibkrämpfe. Schwere und Taubheit in den Beinen.
Im Verhältnis zum Allgemeinzustand unerwartet starke Libido. Wärme verschlimmert, Kälte und Ruhe bessern.
Dieses Mittel wirkt sehr häufig wiederherstellend bei einem verbrauchten und ausgelaugten Organismus, wenn keine Grundkrankheiten vorhanden sind.

### Arnica montana *(Arnica)*
C 30
1 × wöchentl. 1 Gabe
oder
D 6 – D 12 Dil., Tabl.
2 – 3 × tägl. 5 Tr. oder 1 Tabl.
Zerschlagenheitsgefühl am ganzen Körper, Schwächezustände nach Überanstrengung und schlaflosen Nächten. Das Bett ist dem Patienten immer zu hart, der Kopf ist heiß, der Körper kalt. Wärme bessert. Frische Luft verschlechtert.

### Phosphorus
D 6 – D 12 Dil.
3 × tägl. 5 Tr.
Patienten, die schnell Feuer und Flamme sind, aber sofort wieder erschöpft. Degenerative Erkrankungen an allen inneren Organen, bei geringer Belastung zeigen sie bereits keine Ausdauer, Übererregbarkeit aller Sinne.
**Trias:** Besserung durch Wärme, Schlaf und Essen. Patient hat ständig Hunger.
Leitsymptom: Bei alten Leuten vor allem Diarrhö früh morgens.

**Acidum arsenicosum** *(Arsenicum album)*
C 30
1 × wöchentl. 1 Gabe
oder
D 6 – D 8 Tabl., Dil.
3 × tägl. 1 Tabl. oder 5 Tr.
Große Entkräftung, rapides Sinken der Lebenskräfte, Neigung zur Ohnmacht, sehr starke Unruhe, aber physisch zur Bewegung zu schwach. Kann an keiner Stelle Ruhe finden, wechselt ständig die Lage im Bett. Denkt immer, es sei zwecklos, Arzneien einzunehmen, weil er doch unheilbar krank sei.
Fürchtet sich vor dem Tode und vor dem Alleinsein. Angstanfälle. Alle Beschwerden verschlimmern sich um Mitternacht. Friert ständig, alles wird besser durch Wärme.
Auch heiße Getränke und heiße Anwendungen bessern. Erträgt es nicht, Essen zu riechen. Neben der körperlichen Schwäche rapide allgemeine Abmagerung.
Im Liegen ist der Patient gut ansprechbar. Seine Schwäche wird im Liegen nicht empfunden. Diarrhö nach Essen und Trinken mit Kraftlosigkeit in der Folge.

# Schweiße

**Acidum sulfuricum**
D 3 – D 6 Dil.
3 – 6 × 5 Tr.
Patienten riechen diskret nach faulen Eiern, auch wenn sie sich gern waschen. Verschlimmerung der Schweiße in Bettwärme, aber auch in frischer Luft. Im Klimakterium besteht Erschöpfung nach Schweißausbrüchen, daneben Hautjucken, Schwäche und Ängste.
Besserung der Beschwerden durch Wärme, Verschlimmerung durch Kälte.

### Aralia racemosa
D 2 – D 3 Dil.,
3 × tägl. 5 Tr.
Profuse Schweiße, besonders im Schlaf, Wärme bessert den Befund. Daneben besteht häufig Husten, der nachts weckt.

### Bryonia cretica *(Bryonia)*
D 2 – D 4 Dil.,
3 × tägl. 5 Tr.
Schweiße sind sauer, bringen aber eine große Erleichterung. Auftreten besonders in den frühen Morgenstunden. Es sind ärgerliche, sehr durstige, cholerische Menschen.
Wärme verschlimmert, Kälte verbessert. Verschlimmerung in Bewegung, Besserung in Ruhe.

### Opium
D 30 Dil.
2 × wöchentl. 5 Tr.
Die Schweiße sind heiß, erleichtern nicht. Patient ist immer somnolent. An beiden Beinen keine Schweiße.
Verschlimmerung durch Wärme, Besserung durch Kälte.
Verschlimmerung durch Ruhe, Besserung durch Bewegung.

### Veratrum album
D 3 – D 6 Dil.
3 – 5 × tägl. 5 Tr.
Kalter Stirnschweiß, kalte Haut. Besserung durch heiße Getränke. Puls sehr schnell, fadenförmig. Wärme bessert, Kälte verschlimmert.

▷ **Nachts**

### Acidum phosphoricum
D 2 Dil.
3 × tägl. 5 Tr.
Andauernde schwächende Nachtschweiße.

**Salvia offinicalis**
D 1 dil.
3 × tägl. 5 Tr.
Nachtschweiße ohne Modalitäten.

# Schwielenbildung

**Stibium sulfuricum nigrum** *(Antimonium crudum)*
D 4 Tabl.
3 × tägl. 1 Tabl.
Hauptmittel bei Schwielenbildung, besonders an den Fersen, mit harten, krustigen Rändern, an denen auch Rhagaden entstehen können. Häufig Verdauungsstörungen.

**Causticum crudum**
D 4 Tabl.
3 × tägl. 1 Tabl.
Im Wechsel mit **Stibium sulfuricum nigrum** guter Einfluss bei Hühneraugen. Ursächlicher Druck muss beseitigt werden (Schuhwerk).

▷ **Außerdem bewährt**

**Petroleum**
D 4 Dil.
3 × tägl. 5 Tr.
Winterverschlechterung, Schwielen an den Füßen, aber auch an Händen, Nacken und anderen Körperteilen.

# Schwindel

Grundkrankheiten müssen sorgfältig gebietsärztlich abgeklärt werden.

Erst nach Abklärung aller möglichen Parameter und in der sicheren Erkenntnis, dass keine organischen Schäden vorliegen, kann hier eine Behandlung mit den folgenden Medikamenten durchgeführt werden.

## ▷ Allgemein

### Anamirta cocculus *(Cocculus)*
D 2 – D 6 Dil.
3 × tägl. 5 Tr.
Das wichtigste Mittel bei Schwindel. Wirkt bei allen Kinetosen. Im Kopf das Gefühl von großer Hohlheit. Folge von Nachtarbeit, Folge von geistiger Belastung.
Ruhe bessert.

### Salvia offinicalis
D 2 Dil.
abends 2 – 5 Tr. 3 × tägl. 2 Tr.
Bei vielem Schwitzen, tags und nachts.

### Argentum nitricum
D 12 Tabl.
2 × tägl. 1 Tabl.
Schwindel beim Blick von großer Höhe in die Tiefe. Muss sich festhalten, kann nicht nach unten sehen. Es ist auch ein wichtiges Mittel für alle Fahrschüler, die nervös sind, Schwäche und Zittern zeigen, wenn sie etwas tun müssen.
Wärme verschlimmert.

### Conium maculatum *(Conium)*
D 4 – D 6 Dil.
3 × tägl. 5 Tr.
Der Schwindel der alten Menschen, besonders beim Lagewechsel, beim Niederlegen, aber auch beim Umdrehen im Bett, fast immer *nur im Liegen,* bei Bewegung auch von Teilen des Kopfes.
Verschlimmerung nachts. Nach einem Schluck Alkohol bereits Schwindel. Besserung bei Wärme.

### Nicotiana tabacum *(Tabacum)*
D 6 Dil., Tabl.
mehrfach 1 Tabl. oder 1 Tr.
Ein akutes Schwindelmittel bei Sterbensübelkeit mit großer Schwäche und Kollapszuständen mit kaltem Schweiß.
Kinetose besonders beim Autofahren. Verträgt Wärme beim Autofahren nicht.

### Phosphorus
D 12 Dil.
2 × tägl. 5 Tr.
Erregbare Menschen mit Schwäche des Nervensystems. Schwindel, besonders beim Blick nach oben, Drehschwindel. Schwindel nach dem Erwachen.
Essen bessert, Wärme bessert, ebenso Ruhe.

▷ **Bei Veränderungen der HWS**

### Araneus diadematus *(Aranea diadema)*
D 12 Dil.
1 × tägl. 5 Tr.
C 30 Dil.
1 × wöchentl. 5 Tr.

▷ **Mit Kopf-/Nackenschmerzen**

### Fabiana imbricata *(Pichi-Pichi)*
D 4
als Quaddeln rechts und links der HWS und im Subokzipitalbereich

▷ **Als einziges Symptom**

Vorausgegangene Untersuchungen o.B.

### Nicotiana tabacum *(Tabacum)*
D 12 Dil.
1 × tägl. 5 Tr.
C 30 Dil.
1 × wöchentl. 5 Tr.
C 200 Dil.
alle 2 Wochen 5 Tr.

Schwindel mit Gesichtsblässe und kaltem Schweiß, Übelkeit, mitunter auch Durchfälle, Herzklopfen und Angina pectoris.
Der Schwindel wird sofort besser im Liegen, schlechter beim Aufstehen; taumelnder Gang, kalter Schweiß auf der Stirn.

### Anamirta cocculus *(Cocculus)*
D 2 – D 6 Dil.
3 × tägl. 5 Tr.
C 30 Dil.
1 × wöchentl. 5 Tr.
Erfolg bei Kinetosen. Verschlechterung durch Essen. Leeregefühl im Kopf; Gefühl, als schließe und öffne sich der Kopf.

### Datura stramonium *(Stramonium)*
D 6 Dil.
3 × tägl. 5 Tr.
D 12 Dil.
1 × tägl. 5 Tr.
Schwindel beim Gehen im Dunkeln und bei geschlossenen Augen vorhanden.

### Strychnos nux vomica *(Nux vomica)*
D 6 Dil.
3 × tägl. 5 Tr.
C 30 Dil.
1 × wöchentl. 5 Tr.
Folge von Magen- und Darmstörungen; auch nach geistiger Übermüdung und nach Gemütserregung, aber auch nach zu reichlichem Genuss von Alkoholika.

### Conium maculatum *(Conium)*
D 6 Dil.
3 × tägl. 5 Tr.
C 30 Dil.
2 × wöchentl. 5 Tr.
Schwindel im Alter, besonders bei völligem Nachlassen der Muskelkraft und beim Niederlegen und Liegen und Bewegung des Kopfes oder eines seiner Teile.

▷ **Neigung nach vorne zu fallen**

**Cicuta virosa**
D 6 Dil.
3 × tägl. 5 Tr.

**Amanita muscaria** *(Agaricus)*
D 6 Dil.
3 × tägl. 5 Tr.

**Rhus toxicodendron**
D 6 Dil.
3 × tägl. 5 Tr.

**Acidum silicicum** *(Silicea)*
D 12 Dil.
2 × tägl. 5 Tr.

▷ **Neigung nach hinten zu fallen**

**Atropa belladonna** *(Belladonna)*
D 4 Dil.
2 × stündl. 5 Tr.
D 6 Dil.
3 × tägl. 5 Tr.
C 30 Dil.
2 × wöchentl. 5 Tr.

**Cinchona succirubra** *(China)*
D 3 Dil.
3 × tägl. 5 Tr.

**Strychnos nux vomica** *(Nux vomica)*
D 6 Dil.
3 × tägl. 5 Tr.
D 12 Dil.
1 × tägl. 5 Tr.

## ▷ Ältere Patienten

### Anamirta cocculus *(Cocculus)*
D 2 – D 4 Dil.
3 – 6 × tägl. 5 Tr.
Causa: Schlafmangel, aktive und passive Bewegung (Kinetose), der Schwindel geht oft einher mit Übelkeit, Erbrechen und Zittern. Ruhe und Bewegungslosigkeit bessert, ebenso Schlaf.

### Conium maculatum *(Conium)*
D 2 – D 4 Dil.
3 × tägl. 5 Tr.
Allgemein große Schwäche, Schwindel beim Niederlegen und beim Liegen mit Bewegung des Kopfes oder nur der Augen, des Kiefers etc., nach körperlicher und geistiger Anstrengung. Schwindel nach sexueller Enthaltsamkeit.
Allgemeine Schwäche, Depression, Angst vor dem Alleinsein.

### Amanita muscaria *(Agaricus)*
D 4 – D 6 Dil.
3 – 5 × tägl. 5 Tr.
Folge von Anstrengung, Aufregung und Kälte. Patienten sind hastig, labil, sprechen viel. Ihre Beschwerden heißen immer: Wie von Eisnadeln gestochen. Aufstoßen nach faulen Eiern riechend.
Der Schwindel wird schlimmer nach dem Essen, vor Gewitter und nach geistiger Anstrengung. Besser durch Wärme und Ruhe. Auch langsame Bewegung bessert.

### Gelsemium sempervirens *(Gelsemium)*
D 4 Dil.
3 × tägl. 5 Tr.
Ursache: Angst vor kommenden Dingen und Aufregungen. Examensangst. Der Schwindel geht einher mit einem benommenen Kopf. Empfindung, als ginge oberhalb der Augen rund um den Kopf ein Band, die Kopfhaut ist berührungsempfindlich.
Tabakrauch und Sonnenhitze verschlimmern, Kälte bessert. Schlimmer auch beim Denken an die Beschwerden.

# Sehnenscheidenerkrankungen

**Acidum formicicum**
D 4 – D 6 Dil./Amp.
3 × tägl. 5 Tr. oder als Injektion D 30 sc.
Mit gutem Erfolg anzuwenden, wenn Reiben an den befallenen Stellen gut tut, aber Bettwärme und kalte Anwendungen verschlimmern.

**Bryonia cretica** *(Bryonia)*
D 2 – D 4 Dil.
3 × tägl. 5 Tr.
Anzuwenden, wenn Ursache durch Unterkühlung, besonders durch feuchte Unterkühlung, entstand.
Leitsymptom: Alle Schmerzen schlimmer bei geringster Bewegung oder Berührung. *Kalter Umschlag* bessert. Ärgerliche Patienten, mit reizbarer Schwäche, Choleriker.

**Ruta graveolens** *(Ruta)*
D 3 Dil.
3 – 4 × tägl. 5 Tr.
Besonders nach Überanstrengung oder Traumen. Kann nicht auf der schmerzhaften Stelle liegen, Wärme und Bewegung bessern, Ruhe und Kälte verschlimmern.

**Symphytum officinalis** *(Symphytum)*
D 3 – D 4 Dil.
3 × tägl. 5 Tr.
 – **Im akuten Zustand**
2-stündl. 5 Tr.
Besserung durch Ruhe, Verschlimmerung durch Bewegung.
Leitsymptom: Folgen von Trauma oder Überanstrengung.

# Sehnenzerrungen

### Rhus toxicodendron
D 4 – C 30 Dil./Tabl./Glob.
akut: 1 – 2-stündl. D 4,
1 Gabe nach Besserung 1 × tägl. C 30
Folge von Sehnenzerrungen nach Anstrengungen im Zusammenhang mit Durchnässung und Unterkühlung (Durchnässung heißt auch: starkes Schwitzen).
Verschlimmerung aller Beschwerden in Ruhe.
Patient möchte sich dauernd bewegen.

### Arnica montana *(Arnica)*
D 6 – C 30 Dil./Tabl./Glob.
akut: 2-stündl. D 6, 1 Gabe,
nach 2 Tagen 1 × tägl. C 30, 1 Gabe
Alles, worauf der Patient liegt, ist ihm zu hart. Patient braucht viel Ruhe und ja keine Bewegung; meist ist auch Anstrengung vorausgegangen.

# Sexualstörungen des Mannes

Gerade im psychosexuellen Bereich ist die ganzheitsmedizinische Behandlung mit homöopathischen Arzneimitteln im Allgemeinen sinnvoller als Hormonsubstitution, Aphrodisiaka oder auch Psychotherapie.

### Acidum phosphoricum
D 3 – D 6 Dil.
3 – 4 × tägl. 5 Tr.
Schwäche nach Säfteverlust und Anstrengung, geistige und körperliche Schwäche bis zur Apathie, dabei besteht sexuelle Erregbarkeit bei mangelnder Erektion. Folge von Anstrengung, Folge von zu viel Arbeit, von Aufregung, auch Folge von sexuellen Exzessen.

### Dieffenbachia seguine *(Caladium seguinum)*
Ø–D 2 Dil.
3 – 4 × tägl. 5 Tr.
Impotentia coeundi bei sexueller Übererregung, Genitalpruritus, allgemeine Gefühlskälte, Ejaculatio praecox, manchmal auch abgeschwächte Libido. Bei Wärme tritt Verschlimmerung auf, auch bei Berührung (bewährtes Arzneimittel).

### Delphinium staphisagria *(Staphisagria)*
D 3 – D 6 Dil.
3 × tägl. 5 Tr.
Ursache häufig in Ärger, Gram und Kummer; oft hypochondrische Reaktion auf häufige Masturbation, auch Folgen sexueller Anstrengung. Dauerndes Nachdenken über geschlechtliche Dinge, Überempfindlichkeit der Genitalzone.

### Panax quinequefolius *(Ginseng)*
Ø–D 2 Dil.
3 × tägl. 5 – 10 Tr.
Allgemeine Schwäche, häufig Folge von »Superstress«, es besteht dann sogar Libidomangel und eventuell Ejakulation ohne Erektion.

### Selenium
D 3 – D 6 Tabl.
3 × tägl. 1 Tabl.
Sexualneurastheniker. Erhebliche erektile Insuffizienz, dabei unwillkürlicher Samenabgang bei Reizzuständen. Ejaculatio praecox.

### Turnera diffusa *(Damiana)*
Ø – D 2 Dil.
3 × tägl. 5 – 10 Tr.
Sexuelle Schwäche, erektile Impotenz, mangelnde Libido, Ejaculatio praecox.

### Vitex agnus-castus *(Agnus castus)*
D 3 – D 6 Dil.
3 – 5 × tägl. 5 Tr.

Allgemein depressive Stimmung und damit zusammenlaufende sexuelle Schwäche, allgemeine Nervenschwäche, sexuelle Erschöpfung, Impotentia coeundi. Große Libido.

## Sexuelle Übererregbarkeit der Frau

Man beachte dabei, dass gerade Symptomatik und Modalitäten der Intimsphäre in der Hierarchie der Modalitäten eine hohe Stellung einnehmen.

### Apis mellifica
D 3 Dil.
3 × tägl. 5 Tr.
Unruhe, übermäßig gereizte Hautpartien. Die Berührung wird energisch abgelehnt. Kennzeichnend: Abneigung gegen geheizte Räume, **Wärme ist** ihr *unerträglich,* eifersüchtig! Auch Ruhe kann sie kaum ertragen. Sie muss sich ständig bewegen.

### Arnica montana *(Arnica)*
D 4 – D 12
3 × tägl. 1 Gabe
*Folgen von seelischen* oder *somatischen Traumen.* Jede Erschütterung des Bettes verschlimmert den Allgemeinzustand. Der Patient lässt sich nicht einmal untersuchen, weil ihm die Berührung unerträglich erscheint.
Alkohol verschlimmert den Gesamtzustand, genauso wie Kälte und Bewegung.
Patient will absolute Ruhe haben.

### Cinchona succirubra *(China)*
D 3 – D 6 Dil.
3 × tägl. 5 Tr.
Neben allgemeiner Schwäche und Schweißen besteht eine starke Übererregbarkeit der Tastsinne. *Äußerste Berührungsempfindlichkeit,* aber auch eine Überreizbarkeit aller anderen Sinne. Häufig als Folge von Säfteverlusten. Im Gegensatz zu der Empfindlichkeit gegen leichte Berührung wird fester Druck als angenehm empfunden.

### Hepar sulfuris
D 3 – D 12 Tabl.
3 × tägl. 1 Tabl.
Die kleinsten Verletzungen führen sofort zu Entzündungen, sogar zu Eiterungen. Hier wird die *geringste Berührung* als *äußerst schmerzhaft* empfunden, aber nicht nur in der Umgebung der Entzündung, sondern auch schon bei der Berührung eines Gliedes an der gesunden Stelle. Der Patient ist beim Verbandwechsel äußerst überempfindlich, reizbar und sogar ärgerlich. Der Sekretgeruch hat einen eigenartig-käseartigen Charakter.
Wärme bessert den Allgemeinzustand, ebenso kommt es zu einer Besserung durch Feuchtigkeit, zum Beispiel feuchte Umschläge.

### Platinum metallicum
D 12 – D 30 Tabl.
1 – 2 × tägl. 1 Tabl.
Psychisch sehr labile Menschen mit einem Wechsel zwischen somatischen und psychischen Störungen. Äußerste Übererregbarkeit aller Sinne. Dabei bestehen auch Depressionen. Diese Patienten sind sexual-neurotisch, stigmatisiert, zeigen Nymphomanie und haben eine *äußerste Berührungsempfindlichkeit* der *Geschlechtsorgane*. Die gynäkologische Untersuchung kann eigentlich nur in Narkose vorgenommen werden.
Ruhe verschlimmert erheblich. Einzige Besserung ist durch frische Luft zu erreichen.

### Hyoscyamus niger *(Hyoscyamus)*
D 6 – D 30 Dil.
2 – 3 × tägl. 5 Tr.
Deutliche motorische Unruhe und Erregungszustände. Auch als Kind schon *Hydrophobie*. Die Patienten sind schamlos, ziehen sehr schnell alle Kleider aus, singen häufig obszöne Lieder und legen sich zur Unterhaltung nackt ins Bett; der Arzt wird häufig nackt empfangen. Es besteht auch ein *übersteigerter Geschlechtstrieb*. Häufig Folge von unglücklicher Liebe und Eifersucht.
Trinken von Alkohol verschlimmert den Allgemeinzustand. Verschlimmerung findet auch nachts statt.

### Lilium lancifolium *(Lilium tigrinum)*
D 6 – D 12 Dil.
3 × tägl. 5 Tr.
Deutliche nächtliche Verschlimmerung und nächtliche Anfälle. Patienten weinen leicht und haben *ständiges sexuelles Verlangen,* das durch laufende Beschäftigung im Haushalt oder Beruf unterdrückt wird. Ihr Denken, ihr Reden und Handeln ist nur obszön. Als Folge davon häufig depressive Verstimmung, Verzweiflung des eigenen Seelenheils wegen der ihnen selbst auf die Nerven gehenden *Triebhaftigkeit.*
Wärme verschlimmert den Allgemeinzustand, auch Ruhe. Patienten müssen ständig in Bewegung sein. Besonders und am liebsten in der frischen Luft.

### Moschus moschiferus *(Moschus)*
D 3 – D 4 Dil. Tabl.
3 × tägl. 1 Gabe
Bei den Patienten bestehen allgemeine Erregungszustände mit erotischen Alterationen bei einer *übersteigerten Sexualität mit völliger Enthemmung* bis zur körperlichen und psychischen Erschöpfung. Dabei heftiges Herzklopfen bei allen erotischen Tätigkeiten. Hier Besserung durch Wärme, Verschlimmerung durch Kälte. Bewegung bessert den Allgemeinzustand.

### Murex *(Murex purpurea)*
D 4 – D 12 Tabl.
3 × tägl. 1 Tabl.
Depressive Patienten mit *Sexualneurosen.* Die leiseste Berührung der Geschlechtsteile verursacht heftige sexuelle Erregung. *Exzessive Erregung* treibt immer wieder zur Selbstbefriedigung. Depression wechselt mit verstärkt fließendem Fluor.

# Sexuelle Übererregbarkeit des Mannes

**Bufo bufo** *(Bufo)*
D 8 – D 12 Tabl.
3 × tägl. 1 Tabl.
Übermäßige geschlechtliche Erregung mit exzessiver Masturbation. Nach Befriedigung Krämpfe der inneren Organe. Nicht selten epileptiforme Krämpfe beim Orgasmus.
Wärme verschlimmert den Allgemeinzustand. Arbeit verschlimmert erheblich.

**Dieffenbachia seguine** *(Caladium seguinum)*
D 1 – D 6 Dil.
3 × tägl. 5 Tr.
Patienten mit einem Genitalpruritus und *sexueller Übererregung*, Erektionsschwäche, Ejaculatio praecox. Erhebliche Steigerung des Trieblebens. An den Geschlechtsorganen eisiges Kältegefühl.

**Phosphorus**
D 6, D 12 Dil.
2 – 3 × tägl. 5 Tr.
Übererregbarkeit der Sinne, Unruhe, Angst und reizbare Schwäche. *Libido ist sehr gesteigert, aber ohne Kraft zum Koitus.* Neigung zur Selbstbefriedigung. Nach einer Ejakulation völlige Erschöpfung.

**Selenium**
D 6 Tabl.
3 × tägl. 1 Tabl.
Heftig *gesteigerte Libido mit Insuffizienz.* Völlige Erschöpfung nach der Ejakulation.
Alkohol verschlimmert den Gesamtzustand.

### Zincum picrinicum
D 6 Tabl.
3 × tägl. 5 Tabl.
Wirkt hauptsächlich auf das zentrale Nervensystem und auf das Nervensystem der Geschlechtsorgane.
Dauernde geschlechtliche Erregung mit reichlich nächtlichen Pollutionen, dabei *Impotentia coeundi, aber ein äußerst gesteigertes Selbstbefriedigungsverhalten.* Unfähigkeit zu körperlicher und geistiger Arbeit.

Siehe auch → *Sexualstörungen des Mannes*

# Singultus

Die Behandlung mit homöopathischen Mitteln kann nur dann eingesetzt werden, wenn die Diagnostik schwerwiegende organische Erkrankungen ausgeschlossen hat.

### Atropa belladonna *(Belladonna)*
D 3 – D 4 Dil.
¼-stündl. 3 – 4 Tr. auf die Zunge bis der Singultus aufhört.
Es handelt sich häufig um kongestionierte, lebhafte, pyknische Menschen, die zu Erregungszuständen neigen, dabei aber ängstlich und schreckhaft sind. Es besteht Überempfindlichkeit gegenüber allen Sinnesreizen und Verlangen nach Ruhe und Dunkelheit.
Symptome treten sehr plötzlich auf, verschwinden auch genauso schnell. Trockenheit sämtlicher Schleimhäute.
Verschlimmerung durch geringste äußere Einflüsse, besonders nach Mitternacht und gegen 15 Uhr. Besserung durch Wärme und Ruhe.

### Hyoscyamus niger *(Hyoscyamus)*
D 3 – D 6 Dil.
¼-stündlich 5 Tr.
Es besteht eine äußerst angespannte, gereizte Psyche mit Angst, überreizter Phantasie, starke Hydrophobie. Auftreten des Schluckaufs meist nachts im Liegen, nach Trinken oder nach Kälteeinwir-

kung. Patient fällt auf durch Schwatzhaftigkeit, manchmal auch durch Verwirrung. Arzneien weist er meist zurück.
Wärme bessert im Allgemeinen.

**Cuprum metallicum**
C 30 Dil.
stündl. 5 Tr.
Bewährt hat sich auch die Injektion von Cuprum D 30 unterhalb des Sternumfortsatzes auf das Peritoneum. Der Krampf lässt dann sofort nach; der Patient ist danach noch erschöpft, aber beschwerdefrei. Während des Singultus immer wieder das Verlangen nach kalten Getränken. *Leitsymptom bei Cuprum: Verschlimmerung nachts und Besserung durch kaltes Trinken.*

# Sinnesorgane, Erkrankungen

Bei allen Erkrankungen der Sinnesorgane ist es nötig, die Grenze des eigenen Wissens zu kennen und in jedem Grenzfall oder schon davor einen Facharzt hinzuzuziehen. Erst nach Sicherstellung der Diagnose, insbesondere im Bereich der Augen, der Ohren, aber auch der Geschmacks- und Geruchsnerven, kann der homöopathische Arzt therapeutische Erfolge erzielen.
Bei allen Erkrankungen, auch bei denen der Sinnesorgane, haben wir uns danach zu richten, dass wir immer in der homöopathischen Behandlung die Gesamtheit der Symptome annehmen, so dass also die Symptome eines Sinnesorganes oder zweier Sinnesorgane nur am Rand zu betrachten sind. Auch dann, wenn eine spezifische Erkrankung eines Sinnesorganes in Frage kommt, haben wir uns um die anderen Modalitäten, Symptome und sonstigen wichtigen Dinge zu kümmern. So müssen wir also auch den Patienten in seiner Gesamtheit in die Arzneimittelwahl einbeziehen. Die Mittelwahl wird also nach der Arzneimittellehre, nämlich dem Simileprinzip durchgeführt, kann aber auch nach klinischen Gesichtspunkten ausgewählt werden. Bei allen Erkrankungen der Sinnesorgane bitte immer Zusammenarbeit mit dem Facharzt.

# Sinusitis

Bei chronischen Nasennebenhöhleneiterungen wird man auch eine zahnärztliche Fachuntersuchung durchführen lassen, da insbesondere chronische Kieferhöhleneiterungen, wenn sie einseitig sind, häufig durch vereiterte Zähne ausgelöst oder unterhalten werden.

**Folgende Modalitäten sind zu beachten:**

- Besserung durch Wärme, zugleich Verschlimmerung durch Kälte:
  Acidum silicicum, Hepar sulfuris,
  Kalium bichromicum.
- Frische Luft bessert:
  Kalium bichromicum, Dactylopius coccus, Hydrargyrum sulfuratum rubrum
- Frische Luft verschlimmert:
  Acidum silicicum und Hepar sulfuris.
- Wärme verschlimmert, Kälte bessert:
  Dactylopius coccus, Hydrargyrum sulfuratum rubrum, haben zähen fadenziehenden Schleim, den man kaum durch Zug trennen kann.

### Acidum silicicum *(Silicea)*
D 3 – D 6 Tabl.
3 × tägl. 1 Tabl.
Meist magere, frostige Patienten, die ihre Verschlimmerung morgens haben und an der frischen Luft; außerdem Verschlimmerung bei Frauen während der Periode.
Wärme bessert deutlich.

### Dactylopius coccus *(Coccus cacti)*
D 3 – D 4 Tabl.
2-stündl. 1 Tabl.
In den Morgenstunden eine deutliche Verschlimmerung. Verschlimmerung auch durch Wärme. Durch Kälte und besonders durch kaltes Trinken eine deutliche Besserung, durch frische Luft.

Bewährt bei Kindern, deren Beschwerden durch Trinken eines kalten Getränkes abnehmen.

**Hepar sulfuris**
D 3 – D 4 Tabl.
2-stündl. 1 Tabl.
Verschlimmerung morgens und nachts. Verschlimmerung in frischer Luft, besonders durch Zugluft. Verschlimmerung aller Beschwerden durch Berührung. Der schmerzhafte Nebenhöhlenbereich verträgt keine Berührung.

**Hydrargyrum sulfuratum rubrum** *(Cinnabaris)*
D 4 Tabl.
2-stündl. 1 Tabl.
Besserung durch frische Luft, durch Kälte und durch Ruhe. Verschlimmerung nachts, bei Nässe und durch große Wärme, auch durch Bettwärme. Nasenwurzelschmerz.

**Hydrastis canadensis** *(Hydrastis)*
D 3 – D 4 Dil.
alle 3 Stunden 5 Tr.
Besserung durch frische Luft, Verschlimmerung nachts und morgens, durch Wärme und durch Bewegung. Das Sekret ist sehr zäh und fadenziehend.

**Kalium bichromicum**
D 3 – D 4 Dil.
2-stündl. 5 Tr.
Besserung durch frische Luft, durch Wärme, durch feuchtwarmes Wetter. Verschlimmerung in den Morgenstunden und durch Kälte. Im Bereich der Nebenhöhlen lokale Schmerzpunkte, die bei Berührung äußerst empfindlich sind.
Sekret: eitrig, brackig, geronnenes Blut.

# Sonnen- und Gletscherbrand

Siehe → *Lichtdermatosen*

# Sonnenallergie

**Natrium chloratum** *(Natrium muriaticum)*
in akutem Zustand
D 6
stündl. 1 Gabe
D 12 – C 30 Dil. oder Tabl.
1 – 2 × tägl. 10 Tropfen oder 1 Tabl. in ein Glas Wasser,
dann alle Stunden 1 Schluck

# Sonnenstich

**Apis mellifica**
D 3 Dil.
stündl. 5 Tr.
Durstlos, Ödem, glasige Schwellung (Cri encéphalique).

**Atropa belladonna**
D 6 Dil.
alle 2 h 5 Tr.
Rötung des Gesichts, Trockenheit der Schleimhäute, Meningismus.

# Soor

▷ **Kinder**

**Acidum hydrochloricum**
D 6
3 × tägl. 1 Gabe
Aphthen mit grau-weißen Belägen. Abneigung gegen jede Nahrungsaufnahme. Schwäche, Schweiße, Entwicklungsverzögerung.

**Natrium tetraboracicum *(Borax)***
D 4 Trit.
4 × tägl. 1 Msp.
D 4 Tabl.
4 × tägl. lutschen
Weißliche Beläge mit einem roten Hof.
Nervöse, ängstliche Kinder mit Krusten in der Nase und häufig Herpes auf den Lippen. Kinder können wegen heftiger Schmerzen schlecht trinken, haben Schmerzen beim Urinieren. Urin riecht stark. Kälte und Nässe verschlimmern.

# Sportmedizin

Für den Einsatz der organotropen Homöopathie ist es auch für den Ungeübten schon sehr hilfreich, wenn man die Beschwerden in Gruppen einteilen kann:
- frischeres oder älteres Trauma?
- Lokalisation in
   Muskel- oder Weichteilgewebe
   Sehnen- oder Bandapparat
   Knochen oder Knochenhaut.

Bei kombinierten oder schwergradigen Verletzungen können Homöopathika zur Nachbehandlung verabreicht werden.

Bei den Verletzungen kommt es darauf an, über die symptomatische und lokale Behandlung hinaus die homöopathische Konstitutionstherapie einzusetzen. Durch diese individuelle Berücksichtigung von Konstitutionsmerkmalen (homöopathische Schlüsselsymptome) wird über den momentanen Erfolg hinaus auch ein langanhaltender Erfolg beschieden sein. So ist es durchaus zu vertreten, neben dem Einsatz von niederpotenzierten Homöopathika (D 2 – D 6) auch Hochpotenzen (C 30) als Begleittherapie ein- bis zweimal wöchentlich einzusetzen.

# Sportverletzungen

Siehe → *Verletzungen, mechanische*

# Stomatitis

▷ **Kinder**

Siehe → *Gingivitis*

# Struma

Eine Operationsindikation besteht bei operationsfähigen Patienten mit großen Strumen und dabei vorhandener mechanischer Komplikation, bei Knoten zum Malignitätsausschluss (auch schon vor dem 40. Lebensjahr).

Bei den juvenilen Strumen haben sich homöopathische Medikamente insbesondere bis zum 20./25. Lebensjahr bewährt.

### Spongilla lacustris *(Badiaga)*
D 2 – D 4 Tabl., Dil.
3 × tägl. 1 Tabl./5 Tr.
Hyperthyreote Struma. Mit Sensationen wie Herzklopfen, Kopfschmerzen, Heißhunger; geringes Durstgefühl.
Sprunghaftigkeit der Gedanken. Mitunter Lymphdrüsenschwellung.
Im Vordergrund Zerschlagenheit, Berührungsempfindlichkeit.
Kälte und frische Luft verschlimmern.

**Hedera helix**
D 4 – D 6 Dil.
3 × tägl. 5 Tr.
Struma mit Unruhe, Herzklopfen, Tachykardien und leichtem Tremor.
Verschlimmerung bei Linksseitenlage und am Morgen, außerdem Verschlimmerung durch Wärme.
Besonders im Klimakterium wirksam.

**Magnesium jodatum**
D 3 – D 4 Tabl.
Euthyreote Struma, wenn andere adenoide Vegetationen eine zusätzliche Rolle spielen.
Bei juvenilen großen euthyreoten Strumen, die noch nicht vorbehandelt sind, bewährt sich folgende Kombination:
**– Bei abnehmendem Mond:**

**Calcium carbonicum Hahnemanni**
D 30 Tabl.
tägl. 1 Tabl. vor dem Frühstück
**– Bei zunehmendem Mond:**

**Calcium jodatum**
D 30 Tabl.
tägl. 1 Tabl. vor dem Frühstück

# Taktile Sinne, Störungen

Jede Änderung von Sinneseindrücken als Modalität wird eine sehr starke Wirkung auf den Menschen haben. Für den homöopathischen Arzt werden also gerade diese Modalitäten der Sinnesorgane – auch die Überreizung der taktilen Sinne – eine große Rolle spielen. Bei der Anamnese müssen daher die Sinnesorgane sorgfältig mit einbezogen werden; manche chronische Erkrankung kann erst über die Modalitäten der Sinnesorgane richtig behandelt werden. Dies erfordert auch vom homöopathisch behandelnden Arzt lange Erfahrung, Kenntnisse und Fähigkeiten.

# Tastsinn, Überreizung

### Apis mellifica
D 3 Dil.
3 × tägl. 5 Tr.
Unruhe, übermäßig gereizte Hautpartien. Die Berührung wird energisch abgelehnt. Kennzeichnend: Abneigung gegen geheizte Räume, *Wärme ist* ihm *unerträglich,* eifersüchtig! Auch Ruhe kann er kaum ertragen. Er muss sich ständig bewegen.

### Arnica montana *(Arnica)*
D 4 – D 12
3 × tägl. 1 Gabe
*Folgen von seelischen* oder *somatischen Traumen.* Jede Erschütterung des Bettes verschlimmert den Allgemeinzustand. Der Patient lässt sich nicht einmal untersuchen, weil ihm die Berührung unerträglich erscheint.
Alkohol verschlimmert den Gesamtzustand, genauso wie Kälte und Bewegung.
Patient will absolute Ruhe haben.

### Cinchona succirubra *(China)*
D 3 – D 6 Dil.
3 × tägl. 5 Tr.

Neben allgemeiner Schwäche und Schweißen besteht eine starke Übererregbarkeit der Tastsinne. *Äußerste Berührungsempfindlichkeit,* aber auch eine Überreizbarkeit aller anderen Sinne. Häufig als Folge von Säfteverlusten. Im Gegensatz zu der Empfindlichkeit gegen leichte Berührung wird fester Druck als angenehm empfunden.

**Hepar sulfuris**
D 3 – D 12 Tabl.
3 × tägl. 1 Tabl.
Die kleinsten Verletzungen führen sofort zu Entzündungen, sogar zu Eiterungen. Hier wird die *geringste Berührung* als *äußerst schmerzhaft* empfunden, aber nicht nur in der Umgebung der Entzündung, sondern auch schon bei der Berührung eines Gliedes an der gesunden Stelle. Der Patient ist beim Verbandwechsel äußerst überempfindlich, reizbar und sogar ärgerlich. Der Sekretgeruch hat einen eigenartig-käseartigen Charakter.
Wärme bessert den Allgemeinzustand, ebenso kommt es zu einer Besserung durch Feuchtigkeit, zum Beispiel feuchte Umschläge.

**Platinum metallicum**
D 12 – D 30 Tabl.
1 – 2 × tägl. 1 Tabl.
Psychisch sehr labile Menschen mit einem Wechsel zwischen somatischen und psychischen Störungen. Äußerste Übererregbarkeit aller Sinne. Dabei bestehen auch Depressionen. Diese Patienten sind sexual-neurotisch, stigmatisiert, zeigen Nymphomanie und haben eine *äußerste Berührungsempfindlichkeit* der *Geschlechtsorgane.* Die gynäkologische Untersuchung kann eigentlich nur in Narkose vorgenommen werden.
Ruhe verschlimmert erheblich. Einzige Besserung ist durch frische Luft zu erreichen.

# Tendinosen

### Ruta graveolens *(Ruta)*
D 3 – D 6 Dil./Tabl./Glob.
akut: 2-stündl. D 3, 1 Gabe,
nach Besserung 2 × tägl. D 6, 1 Gabe
Alle Folgen von Prellungen, Überdehnungen von Sehnen, aber auch von Schlagverletzungen am Periost mit dem Gefühl der Zerschlagenheit. Schmerzen äußern sich nicht nur am betroffenen Glied, sondern an allen Gliedern. Alle Körpergegenden, auf denen der Patient liegt, schmerzen wie mit einem Knüppel geschlagen. Alle Ruhe verschlimmert, Patient muss sich fortwährend im Liegen drehen und wenden. Aber auch nach Überbeanspruchung bestimmter Sehnen (und der Sehnenscheiden) mit heftigen Schmerzen. Trotzdem meint der Patient, die lädierte Extremität bewegen zu müssen.

### Rhus toxicodendron
D 4 – C 30 Dil./Tabl./Glob.
2-stündl. – 3 × tägl. 1 Gabe
Das Mittel spricht nicht nur auf die üblichen Überanstrengungs-, Durchnässungs- und Unterkühlungsfolgen an, sondern auch bei allen Tendinosen. Wichtigstes Kennzeichen Verschlimmerung durch Ruhe, Besserung durch Bewegung.
Wärme hilft immer!

### Bryonia cretica *(Bryonia)*
D 3 – D 12 Dil./Tabl./Glob.
im Beginn 2-stündlich.
später 3 × tägl. 1 Gabe
Wie Rhus tox. hat auch *Bryonia* die Überbelastung als Causa. Doch finden wir hier eine deutliche Verschlimmerung durch Bewegung und eine Besserung durch Ruhe. Wenngleich der Patient ein warmes Zimmer liebt, so mag er doch keine warmen Umschläge, sondern *nur kalte Umschläge*. Daneben noch großer Durst nach kalten Getränken.

**Ledum palustre *(Ledum)***
D 3 – D 12 Dil./Tabl./Glob.
akut: 2-stündl. 1 Gabe bis zur Schmerzerleichterung,
dann 1 × tägl. D 12, 1 Gabe
Schmerzen hier sind stechend, ziehend, manchmal auch pulsierend. Sie werden schlimmer bei Bewegung, aber auch durch Bettwärme und Bettdecke. Dagegen deutliche Besserung durch kalte Umschläge, obgleich die Patienten frieren und sich immer frostig fühlen. Allgemeiner Mangel an animalischer Lebenswärme.
In der Bettwärme werden die Schmerzen wegen Hitze und Brennen der befallenen Stellen unerträglich.

**Acidum silicicum *(Silicea)***
D 6 – C 30 Dil./Tabl./Gob.
3 – 4 × tägl. (steigende Potenzen) 1 Gabe
Patienten, denen es ständig zu kalt ist, mit einem deutlichen Mangel an allgemeiner Lebenswärme und Neigung zu chronischen Entzündungen.
Silicea ist das Mittel bei schon lang dauernden Tendinosen, die allen anderen, auch allopathischen Maßnahmen getrotzt haben.

# Tinnitus

**Acidum salicylicum**
D 2
3 × tägl. 5 Tr.
Tinnitus, Schwindel, Schweiße.

**Chininum sulfuricum**
D 6 Tabl
3 × tägl. 1 Tabl.
Tinnitus und Schwindel.

**Barium chloratum**
D 4 Tabl.
3 × tägl. 1 Tabl.
Tinnitus und Arteriosklerose.

**Cimicifuga racemosa**
D 1 Dil., 3 × tägl. 5 Tr.
Tinnitus, Klimax, Depression.

**Viscum album**
D 2 Dil.
3 × tägl. 5 Tr.
Hochdruck und Tinnitus.

**Pulsatilla patens**
D 4 Dil.
3 × tägl. 5 Tr.
bei Besserung höhere Potenz wählen
Wenn alle Mittel versagen und die Konstitutionsmodalitäten stimmen, dann Konstitutionsmittel C 12 – C 30.

# Tonsillenhypertrophie

▷ **Kinder**

**Barium carbonicum**
D 6 Trit.
3 × tägl. 1 Gabe
Dicke, plumpe und unbeholfene, retardierte Kinder mit weichen, schmerzlosen Kieferdrüsenwinkel-Schwellungen.
Dicke Tonsillen.

**Calcium carbonicum Hahnemanni**
D 6 Trit.
3 × tägl. 1 Gabe
Unbeholfene, plumpe, dicke, retardierte Kinder.
Richtige Spätentwickler mit nächtlichen Schweißen und Drüsenschwellungen.

**Barium jodatum**
D 6 Trit.
3 × tägl. 1 Gabe
Magere Kinder trotz gutem Appetit. Die Drüsen sind klein und hart, aber kaum schmerzhaft.

**Calcium phosphoricum**
D 6 Trit.
3 × tägl. 1 Gabe
Wichtig ist die Trias Kopfschmerzen, Appetitlosigkeit und Bauchschmerzen (Drüsen selten)

**Tuberculinum Marmorek**
D 18 Tabl.
alle 14 Tage 1 Tabl. über längere Zeit

**Magnesium carbonicum**
D 6 Trit.
3 × tägl. 1 Gabe
Tonsillen nur mäßig hypertrophiert mit locker sitzenden, weißen Pfröpfen.
bei älteren Kindern:
statt Trituratio 1 Tabl. lutschen

▷ **Außerdem bewährt**

**Barium jodatum**
D 3 Tabl.
in tägl. Wechsel mit

**Calcium jodatum**
D 3 Tabl.
3 × tägl. 1 Tabl.

} **am besten die Behandlung mit diesen beiden Mitteln beginnen**

Große Tonsillen, auch ohne rezidivierende Entzündung.

# Tonsillitis, akute

### Aconitum napellus *(Aconitum)*
D 4 – D 6 Dil.
bei akuten Zuständen 1 – 2-stündl. 5 Tr. auf die Zunge
Stürmischer, fieberhafter Beginn einer zunächst unklaren Infektionserkrankung. Häufig auch Schüttelfrost, der Puls ist hart, schnell klopfend. Auffallende Unruhe, sehr große Angst.
Häufige Ursache: war lange kaltem Wind ausgesetzt.

### Atropa belladonna *(Belladonna)*
D 3 – D 4 Dil.
1- bis 2-stündlich 5 Tr.
bei Kindern 2 – 3 Tr.
Plötzlicher Beginn mit sehr hohem Fieber, zunächst kein Belag auf den Tonsillen. Äußerste Überempfindlichkeit aller Sinne: Licht, Geräusch, Berührungsempfindlichkeit.
Ruhe schafft Besserung, alle anderen Modalitäten verschlimmern.

### Hydrargyrum bijodatum *(Mercurius bijodatum)*
D 6 – D 12 Tabl.
2-stündl. 1 Tabl.
Langsamer Beginn der Erkrankung, das Fieber wird sehr hoch. Erst später Belag auf den Tonsillen; der Mundgeruch ist übel. Stomatitis und Gingivitis.
Verschlimmerung durch Wärme (keine warmen Umschläge). Das Zimmer gut lüften. Besserung durch Ruhe. Bewegung verschlimmert. Sobald die **Besserung** beginnt, Mittel absetzen, da es bei zu langer Dosierung eine Verschlimmerung (Drüsenschwellung, Verschlimmerung bei Nacht) bewirkt.

**Phytolacca americana *(Phytolacca)***
D 2 Dil.
2-stündl. 5 Tr.
bei Kindern 2 – 3 Tr. in Wasser
Langsamer Beginn, subfebrile Temperaturen, allgemeine große Zerschlagenheit. Der Schmerz strahlt in die Ohren aus.
Besserung durch Wärme und dagegen eine Verschlimmerung durch Kälte, lokal und auch allgemein. Kann nichts Heißes trinken.
Verdacht auf Fokaltoxikose, keine Drüsenschwellung.

**Guajacum**
D 3 Dil.
2-stündlich 5 Tr.
Langsamer Beginn mit subfebrilen Temperaturen; übler Mundgeruch. Alles wird besser durch Kälte und verschlechtert sich durch Wärme. Der Hals ist wie wund. Patient hat das große Bedürfnis auf Ruhe, jegliche Bewegung verschlimmert den Zustand.

# Tracheitis

▷ **Kinder**

Siehe → *Bronchitis, Kinder*

# Trauma, stumpfes

Siehe → *Prellungen*

# Trauma der Augen, stumpfes

Augenärztliche Untersuchung! Bei banalen traumatischen Erkrankungen der Augen oder aber in Zusammenarbeit mit dem Augenarzt kommen Homöopathika in Frage.

### Acidum sulfuricum
D 4 – D 30 Dil.
1 – 3 × tägl. 5 Tr.
Stumpfes Trauma des Auges mit glasiger Schwellung der Augen. Dauernd sich steigernde Intensität der Schmerzen, die aber plötzlich aufhören können und genauso plötzlich wieder beginnen. Die Haut der Umgebung zeigt blaue Verfärbung, Stechen und schmerzhafte Ekchymosen. Dabei kalter Schweiß im Gesicht.
Besserung durch Wärme. Verschlimmerung durch Kälte und in den Morgenstunden.

### Arnica montana *(Arnica)*
D 4 – D 12 Dil./Tabl.
3 × tägl. 1 Gabe
Wichtig: Zerschlagenheitsgefühl am ganzen Körper, obgleich nur lokaler Schaden da ist! Hämatome an den Schutzorganen des Auges, aber auch im subkonjunktivalen Bereich und im Glaskörperbereich. Heftiger Berührungsschmerz.
Besserung durch Wärme.

### Bellis perennis
D 3 – D 12 Tabl.
3 × tägl. 1 Tabl.
Zerschlagenheit, Schwäche und kleine Blutergüsse.
Sehr schmerzhafte, berührungsempfindliche, kleine Hämatome in der Umgebung des Auges, auch an den Augenlidern.
Im Vergleich zu den sehr kleinen Verletzungsfolgen besteht große Schwäche und Zerschlagenheit.
Besserung durch Kälte und Ruhe.

### Hypericum perforatum *(Hypericum)*
D 4 Dil.
2-stündl. 5 Tr.
Verletzungen an nervenreichen Körperstellen. Alle Folgen von Kontusionen des Auges (z.B. Tennisball); dabei bestehen große Ängstlichkeit und depressive Reaktionen. Aber auch bei posttraumatischen Netzhautblutungen und schweren, stumpfen Verletzungen hilfreich.
*Grundsätzlich Augenarzt hinzuziehen!*

### Ruta graveolens *(Ruta)*
D 3 – D 12 Dil.
3 × tägl. 5 Tr.
Gefühl großer Zerschlagenheit am ganzen Körper. Folgeerscheinung von Stoß und Quetschung mit Schmerzen im Auge und über den Augen. Verschwommenes Sehen; Patient braucht plötzlich sehr helles Licht zum Lesen; die Augen werden empfunden wie heiße Feuerbälle.
Sehr gut bei Überanstrengung der Augen nach Lesen, langem Fernsehen oder Arbeit vor dem Bildschirm (oder der Kombination).

# Traumen der männlichen Geschlechtsorgane

### Acidum sulfuricum
D 3 – D 6 Dil.
3 × tägl. 5 Tr.
Durch stumpfes Trauma ausgelöste Suggilation mit blasser, ödematöser Schwellung der betroffenen Region, dabei besteht ein libidinöser Reizzustand, häufig aber auch Erektion und Pollution ohne Lustgefühl.
Heftige Berührungsempfindlichkeit mit Besserung durch Wärme und Verschlimmerung durch Kälte. Verschlimmerung auch durch Bewegung, besonders in den Morgenstunden.

## Arnica montana *(Arnica)*
D 3 – D 12 Dil.
3 × tägl. bis 2-stündl. 5 Tr.
Körperliches (aber auch seelisches) Trauma mit Zerschlagenheitsgefühl am ganzen Körper. Stumpfes Trauma der Geschlechtsorgane mit Blutergüssen, mitunter auch kleinen Gewebsdefekten. Die Zerschlagenheit am ganzen Körper ist ein wichtiges Symptom auch für diese lokale Verletzung.
Besserung durch Wärme, Verschlechterung durch Kälte, Besserung durch Ruhe und Verschlimmerung durch Bewegung, Berührungsempfindlichkeit und Erschütterungsempfindlichkeit ist sehr groß.

## Hypericum perforatum *(Hypericum)*
D 3 – D 6 Dil.
3 – 6 × tägl. 5 Tr.
Wichtigstes Mittel bei allen Verletzungen der an Empfindungsnerven reichen Körperteile (Finger, Zehen, Nagelbett, Schädel, Fußsohlen, Geschlechtsteile), vorrangiges und erfolgreichstes Mittel bei anhaltenden Schmerzen nach Verletzungen der Genitalorgane.
Kälte bessert allgemein, auch Ruhe, während Bewegung und Berührung verschlechtern. Verschlimmerung auch durch den Schlaf. Früh sind die Beschwerden stärker, nicht selten besteht ein depressiver Allgemeinzustand. Sehr erfolgreich, auch wenn Causa lange zurückliegt.

# Trigeminusneuralgie

HNO-, zahnärztliche und ophthalmologische Abklärung dringend erforderlich, notfalls Liquordiagnostik.

### Capsicum annuum *(Capsicum)*
D 4 – D 12 Dil.
2-stündl. 5 Tr.
2 – 3 × tägl.
Die Schmerzen haben ein feines durchdringendes Brennen oder Stechen, besonders beim Einschlafen, mit Einstrahlen in die Ohren oder in die oberen Backenzähne.
Essen, Druck und Luftzug verschlimmern.

### Chelidonium majus *(Chelidonium)*
D 3 – D 6 Dil.
2-stündl. 5 Tr.
Mittel der rechtsseitigen Migräne, besonders im ersten und zweiten Ast. Das Auge neigt zum Tränen, auch sonst ziliare Beteiligung, starke Druckempfindlichkeit des N. supraorbitalis.

### Coffea arabica *(Coffea)*
D 3 – D 12 Dil.
2-stündl. 5 Tr.
1 – 2 × tägl. 5 Tr.
Besonders bei nächtlichem Beginn und nächtlicher Verschlimmerung und allgemein nervöser Überreizung.
Die nervösen, als Zahnschmerzen empfundenen Schmerzen werden besser durch Spülung mit kaltem Wasser.

### Spigelia anthelmia *(Spigelia)*
D 3 – D 6 Dil.
akut: 2-stündl. 5 Tr.
Intervall: 3 × tägl. 5 Tr.
Mittel in akuten Fällen mit heftigen stechenden Schmerzen im linken Augapfel und den Zähnen. Es besteht Lichtscheu und Lidkrampf. Die kranke Seite ist gerötet.
Bewegung und Berührung verschlimmern.

**Magnesium phosphoricum**
D 6 Tabl.
2-stündl. lutschen
Schmerzen wandern, wechseln den Ort.
Besser: Druck und Wärme.
Schlimmer: Kälte.

# Thrombophlebitis

Siehe → *Phlebothrombose*

# Übelkeit unklarer Genese

Abklärung organischer Erkrankungen ist dringend notwendig.

### Asarum europaeum
D 12 Dil.
2 × tägl. 5 Tr.
Bei Übelkeit und Brechneigung, vergesellschaftet mit katarrhalischer Reizung der Schleimhäute. Probates Mittel bei Beginn fieberhafter Darmgrippen.

### Cephaelis ipecacuanha *(Ipecacuanha)*
D 3 – D 6 Dil.
stündl. 5 Tr.
Bei ständiger Übelkeit mit Erbrechen, auch mit leerem Magen. Erbrechen bringt keinerlei Erleichterung.
Das Leitsymptom ist die reine Zunge.
Verschlimmerung durch Bewegung, auch durch Wärme und Kälte, Besserung nur in Ruhe.

### Strychnos nux vomica *(Nux vomica)*
D 4 – D 6 Dil.
stündl. 5 Tr.
Bewährtes Mittel bei Übelkeit, insbesondere als Folge von reichlichem Alkohol-, Kaffee- oder Nikotingenuss, auch nach Medikamentenabusus.
Meist cholerische Patienten mit Verlangen nach Genussmitteln, obwohl sie wissen, dass es danach schlimmer wird.

### Okoubaka aubrevillei *(Okoubaka)*
D 2 – D 3 Dil.
2-stündl. 5 Tr.
Übelkeit und auch Erbrechen nach dem Genuss von Speisen, die nicht ganz in Ordnung waren, aber auch nach opulenten Mahlzeiten. Evtl. mit

### Strychnos nux vomica D 4
im Wechsel
alle 2 Stunden

# Ulcus cruris

### Hepar sulfuris
D 3 – D 6 Tabl.
5 × tägl. 1 Tabl. lutschen
Entzündliche Veränderungen in der Ulkus-Umgebung mit heftiger Empfindlichkeit gegen Luftzug, sehr schmerzhaft.
Feuchte Anwendungen bessern. Anwendung besonders bei starker Sekretion, allgemeinem Schwitzen des Patienten und Verschlimmerung durch Kälte. Lymphdrüsen gelegentlich vergrößert.

### Mercurius solubilis Hahnemanni
D 12 Dil.
20 Tr. in einem Glas Wasser, schluckweise über den Tag verteilt austrinken
Verschlimmerung der Beschwerden, besonders nachts und in der Bettwärme. Übler Geruch der Sekrete, Lymphdrüsen immer beteiligt. Entzündliche Schwellung der Umgebung des Ulkus.
Allgemeine Besserung durch Ruhe.
Schweißneigung, besonders nachts.

### Hydrastis canadensis *(Hydrastis)*
D 4 – D 6 Dil.
3 × tägl. 5 Tr.
Zäher, fadenziehender Schleim als Sekret der Ulzera, äußerst klebrig. Patient ist im Allgemeinen sehr geschwächt. Immer Leberbeteiligung mit Ekel vor allen Speisen und immer bitterer Geschmack im Mund. Stuhlverstopfung.
Ruhe bessert, Bewegung verschlimmert.
Druck auf das Ulkus bessert die Schmerzen (Kompressionsverband!)

**Kalium bichromicum**
D 12 Dil.
5 × tägl. 5 Tr.
Geschwüre sind wie ausgestanzt und sehr tief. Sekrete schleimig-eitrig, klebrig und zäh, mitunter etwas blutstreifig. Das ganze Ulkus sieht torpide aus. Besserung durch Bewegung in frischer Luft, muss sich aber wegen Kälteempfindlichkeit sehr warm anziehen.
Häufig Biertrinker, die viel sitzen.

**Lachesis muta (Lachesis)**
D 12 Dil.
20 Tr. in einem Glas Wasser, schluckweise über den Tag verteilt trinken
Entzündliche Umgebung der Geschwüre mit erheblicher Berührungsempfindlichkeit, lehnt jede Beengung durch Stützstrümpfe ab. Morgendliche Verschlimmerung aller Symptome. Das linke Bein ist bevorzugt.
Aggressive Logorrhö. Besonders während der weiblichen Involutionsjahre.

**Crotalus horridus *(Crotalus)***
D 12 Dil.
20 Tr. in einem Glas Wasser, schluckweise über den Tag verteilt trinken
Zur Blutung neigende Geschwüre mit blau-schwarzer Verfärbung und Gangrän-Charakter. Allgemeinzustand stark reduziert, Schlafsucht. Schläft immer in die Verschlimmerung hinein. Kann keinen Druck vertragen. Rechte Seite ist bevorzugt.

▷ **Außerdem bewährt**

**Barium fluoratum**
D 6 Tabl.
3 × tägl. 1 Tabl.
Große Geschwüre, stechende Schmerzen am Abend und nachts.

**Acidum arsenicosum**
D 6 Dil.
2 × tägl. 5 Tr.
Kleine Ulzera, nächtl. Verschlimmerung, Brennschmerz.

**Hamamelis virginiana**
D 1 – D 2 Dil.
3 × tägl. 5 Tr.
Stauungsschmerzen, besonders beim Stehen. Bei Verbandwechsel Blutung.

# Ulcus ventriculi et duodeni

Die Therapie des unkomplizierten Ulkus kann ambulant durchgeführt werden. Komplizierte Ulzera (Blutung, Penetration, Perforation) müssen stationär behandelt werden.

Bei der homöopathischen Therapie gilt im Allgemeinen die diätetische Voraussetzung wie bei der konventionellen Therapie. Ein schädigendes Agens ist auszuschalten – striktes Rauchverbot.

**Argentum nitricum**
D 6 Dil.
5 × tägl. 5 Tr.
Passt für abgemagerte, gehetzte Patienten mit vorgealtertem Aussehen.
Allgemeine Schwäche mit Schwindel, Unruhe und Gehetztsein, dieses steht im Vordergrund. Auftreibung des Bauches mit Schmerzen, die nach allen Seiten ausstrahlen, und laut hörbares Kollern im Bauch.
Besserung der Magenschmerzen durch Druck und durch Kälte. Verlangen nach Zucker, der aber nicht bekommt. Durchfall bei Erwartung.

### Strychnos ignatia *(Ignatia)*
D 6 Dil.
5 × tägl. 5 Tr.
Launenhafte, reizbare Menschen mit widerspruchsvollem Verhalten. Verschlimmerung nach jeder körperlichen und geistigen Anstrengung und Kummer, Schreck und Furcht.
Essen bessert.
Wärme bessert. Häufig Knödel im Hals.

### Semecarpus anacardium *(Anacardium)*
D 6 Dil.
5 × tägl. 5 Tr.
Seelisch gereizte, häufig wütende und ausfällig fluchende Menschen. Sehr ehrgeizig, muten sich viel zu. Alle Beschwerden werden schon während des Essens besser, häufiger Stuhlzwang, mit dem Gefühl nach dem Stuhlgang nie fertig zu sein. Nüchternschmerz.

### Strychnos nux vomica *(Nux vomica)*
D 6 Dil.
5 × tägl. 5 Tr.
Sehr reizbare und lebhafte Naturen mit gehetzter Lebensweise. Großes Verlangen nach allen Reizmitteln, die aber schlecht vertragen werden. Morgendliche Verschlimmerung und Verschlimmerung durch Kälte. Viel Blähungen mit Übelkeit und Brechneigung. Schmerzen entstehen schon während des Essens.

# Unruhe, nächtliche

Siehe → *Schlafstörungen*

# Urtikaria

### Apis mellifica
D 4 – D 6 Dil.
1 – 2-stündl. 5 Tr.
Wärme verschlechtert, Kälte und Bewegung bessert. Kalte, nasse Umschläge bessern. Juckreiz ist brennend und stechend.

### Acidum formicicum
D 6 Dil.
3 × tägl. 5 Tr.
bei hochakuter Urtikaria
C 30 i.v.
Reiben und Druck bessert, der Juckreiz wandert. Besserung bei Wärme, Verschlimmerung bei Kälte (Kälte-Urtikaria, auch Kaltwasser-Urtikaria).

### Urtica urens
D 2 – D 6 Dil.
1 – 2-stündl. 5 Tr.
Brennendes Jucken, Verschlimmerung durch Nässe.
Besserung durch Kälte, Verschlimmerung durch Wärme.

### Okoubaka aubrevillei *(Okoubaka)*
D 2 – D 3 Dil.
2 – 3-stündl. 5 Tr.
Besonders bei Nahrungsmittel- und Medikamentenallergie.

### Natrium chloratum *(Natrium muriaticum)*
D 6 Dil.
2-stündl. 5 Tr.
Verschlimmerung durch Hitze, Sonne, Besserung durch kalte Anwendungen.

## ▷ Kinder

Bei der Behandlung der *rezidivierenden Urtikaria* hat sich
Eigenblut C 5
tägl. 1 Gabe
sehr gut bewährt.
Bei *akuter Urtikaria* kann man mit C 5 von frisch hergestellten Eigenblut-Potenzen in kurzer Zeit eine Besserung sehen.
*Zur Vermeidung von Rezidiven* jeweils in Abständen von 14 Tagen noch 2 × eine Gabe C 8, und zweimal eine Gabe von C 12.
Bei der Behandlung von Ekzemen, besonders bei Säuglingen, sollte man sich um das Konstitutionsmittel bemühen. Bei größeren Kindern und Adoleszenten ist die Auswahl der in Frage kommenden Mittel sehr groß. Man sollte bei der Vielzahl dieser Mittel nicht auf die großen Arzneimittel-Lehren verzichten.
Neben der Behandlung mit o.a. Konstitutionsmitteln auch hier
Eigenblut C 5
3 × wöchentl. 5 Tr.
danach
C 8
1 × wöchentl. 5 Tr.
und
C 12
1 × alle 2 Wochen 5 Tr.
2 Monate lang.

# Variköser Symptomenkomplex

### Arnica montana *(Arnica)*
C 30 Dil.
15 Tr. auf ein Glas Wasser, über den Tag verteilt schluckweise trinken
Gefühl an den Beinen wie zerschlagen, mit erheblicher Berührungs- und Druckempfindlichkeit. Oft Muskelschmerzen und Muskelkrämpfe.
Warmes Wetter bessert!

### Hamamelis virginiana *(Hamamelis)*
D 2 – D 4 Dil.
im akuten Zustand 2-stündl.,
später 3 × tägl. 5 Tr.
Heftige Schmerzen entlang den varikös entarteten Venen. Bei Verletzungen kleine Blutungen dunkler Art. Bei lokaler Belastung kleine oberflächliche Thrombophlebitiden, sehr schmerzhaft.

### Lachesis muta *(Lachesis)*
D 12 Dil.
2 × tägl. 5 Tr.
Besonders bei Frauen auftretend, häufiger links als rechts. Mit Einsetzen der Periode deutliche Besserung, erhebliche Berührungsempfindlichkeit, deshalb Ablehnung von Stützstrümpfen. Logorrhö.

### Pulsatilla patens *(Pulsatilla)*
D 4 – D 6 Dil.
3 × tägl. 5 Tr.
Venen nicht nur an den Unterschenkeln, sondern auch an den Armen geschwollen. Patient macht den Eindruck einer allgemeinen venösen Stauung. Schweregefühl der dick erscheinenden Extremitäten. Die Extremitäten sind kalt bei allgemeinem Hitzegefühl und Verlangen nach frischer Luft.
Mangelnde Bewegung verschlimmert. Lokale Wärmeunverträglichkeit.

**Silybum marianum *(Carduus marianus)***
D 2 – D 6 Dil.
3 × tägl. 10 Tr.
Wirkungsrichtung auf das Pfortadersystem, wirkt entstauend. Reizbarer, weinerlicher Patient mit Schmerzen im rechten Schulterblattwinkel. Übelkeit, starker Meteorismus und Leber- und Gallestauungen.
Geht immer einher mit Lebererkrankungen.

# Vegetativer Symptomenkomplex

Chronifizierte Fälle gehören in die Hand eines Psychotherapeuten, der zumindest den rechten Weg angeben kann.

Bei den allgemeinen vegetativen Regulationsstörungen finden wir ein großes Tätigkeitsfeld mit guten Möglichkeiten. Dabei kommt dem Therapeuten, der mit homöopathischen Arzneimitteln arbeitet, zugute, dass diese Arzneimittel ja den ganzen Menschen betreffen, ihn nicht nur in seinem somatischen Befinden, sondern auch in seinem seelischen und geistigen Befund treffen, ihn schließlich im konstitutionellen Bereich arrangieren und bestimmte Diathesen wieder richtigstellen.

**Acidum phosphoricum**
D 3 Dil.
3 × tägl. 5 Tr.
Ursache häufig in geistiger Überanstrengung, im Schlafdefizit, sowie in chronischem Kummer, aber auch als Folge von Kräfteverlusten.
Im Vordergrund steht große körperliche und geistige Schwäche bis zur Apathie, dabei deutliche Schwäche und Schmerzen im Rücken sowie Schlaflosigkeit; weiterhin Nachtschweiß; der Appetit ist gestört; unterschwellige Ängste beunruhigen den Patienten.

### Vitex agnus-castus *(Agnus castus)*
D 4 Dil.
3 × tägl. 5 Tr.
Es bestehen nervöse Depressionen, besonders beim Versagen sexueller Zentren, aber auch als Folge sexueller Erschöpfung.

### Ambra grisea *(Ambra)*
D 3 Dil.
3 × tägl. 5 Tr.
Wirksam im Alter und in der Jugend; bei körperlicher und nervöser Erschöpfung infolge von Sorgen oder Erkrankungen. Im Vordergrund stehen Konzentrationsunfähigkeit, Schwindel, Polyurie, Schlaflosigkeit.
Alle Beschwerden verschlimmern sich in Gegenwart anderer Menschen.
Im Alter kommt noch Affektlabilität hinzu, bei einem Wechsel zwischen größter Erregbarkeit und depressiver Gleichgültigkeit.
Geringste Belastung der Nerven verschlimmert den Zustand.

### Argentum nitricum
D 6 Dil.
3 × tägl. 5 Tr.
Es sind sehr intelligente Patienten mit ungeheurem Ehrgeiz und dauernden Anstrengungen, ein hochgestecktes Ziel zu erreichen. Patienten wollen »sich selbst überholen«. Neben nervösem Schwindel und Kopfdruck stehen auch Rückenschmerzen, Magen- und Darmsymptome. Die Stimmung ist häufig gedrückt, nicht selten Angstzustände und Zwangsvorstellungen. Großes Verlangen nach Süßigkeiten, die aber nicht vertragen werden.

### Aurum metallicum
D 12 Dil.
1 × tägl. 5 Tr.
Neben der Gemütsdepression vasomotorische Störungen wie roter Kopf, Präkordialangst, Kopfschmerzen, Hypertonie. Selbstvorwürfe wie Jähzorn, Lebensüberdruss bis zum Selbstmord.
Jede geistige Arbeit verschlimmert erheblich. Musik bessert hier alle psychischen Symptome.

Krankheitsbilder von A – Z

**Cimicifuga racemosa** *(Cimicifuga)*
D 4 Dil.
3 × tägl. 5 Tr.
Ein wichtiges Mittel im Klimakterium mit Störungen der Vasomotilität und Schlaflosigkeit, aber auch gegen Augenfunktionsstörungen und Ohrensausen. Gutes Konstitutionsmittel.

**Strychnos ignatia** *(Ignatia)*
D 6 Dil.
3 × tägl. 5 Tr.
C 30 Dil.
1 × wöchentl. 5 Tr.
Es besteht starke Reizbarkeit, immer wieder wechselnde Stimmung mit vorherrschender Depression ist charakteristisch. Ursachen sind Schreck, akute Sorgen, häufig auch Liebeskummer und Liebesverlust. Schlaf und Appetit sind gestört, starker Meteorismus; am Herzen Zusammenschnürungsgefühl mit Stichen und Herzklopfen. Sexuell besteht gesteigerte Erregung bei gleichzeitiger Erektionsschwäche. Das Symptombild ist eher sehr wechselhaft und äußerst widersprüchlich.

**Lachesis muta** *(Lachesis)*
C 12 Dil.
1 × tägl. 5 Tr.
C 30 Dil.
2 × wöchentl. 5 Tr.
Besonders in den Wechseljahren sehr gut und hilfreich, bringt aber auch in anderen Lebensaltern Besserung. Am Hals besteht Zusammenschnürungsgefühl, aber auch am Herzen bei entsprechender Symptomatik, es wird über Atemnot und Beklemmung geklagt. Eng anliegende Kleider an allen Körperteilen, besonders an Hals und Brust, aber auch an Beinen und Armen, werden nicht vertragen. Es besteht große Müdigkeit, besonders in den Morgenstunden. Der Patient schläft in eine Verschlimmerung hinein.
Sonne verschlimmert ebenfalls alle Beschwerden, bei Regen und trübem Wetter fühlt er sich viel wohler. Besserung aller Beschwerden, wenn Sekretionen in Gang kommen, gleich ob Menstruation, ob Fließschnupfen, oder aber die immer bestehende Logorrhö. (Der Wortfluss bessert den Zustand des Patienten.)

## Natrium chloratum *(Natrium muriaticum)*
C 30 Dil.
1 × wöchentl. 5 Tr.
D 200
alle 3 Wochen 1 Gabe

Gereizte, niedergeschlagene Patienten, ohne Neigung, sich auszusprechen. Sie meiden die Gesellschaft anderer, selbst wenn der andere gar nichts sagt. In Anwesenheit anderer Personen können sie nicht urinieren.

Sie haben Kopfschmerzen drückender Art, während links der Wirbelsäule eher ein Lähmigkeitsgefühl mit Zittern der Beine besteht. Das Symptom ist besonders stark nach vollzogenem Geschlechtsverkehr. Am Herzen häufig klopfende Beschwerden, die sich bei Bewegung verschlimmern. Die Extremitäten sind kalt, es besteht allgemeines Frostigkeitsgefühl. Der Verdauungstrakt ist auch in Mitleidenschaft gezogen. Es besteht Appetitlosigkeit und Verstopfung im Wechsel. Es sind vor allem Patienten mit sehr großem Appetit, die aber nicht an Gewicht zunehmen.

In den Vormittagsstunden, besonders in den späten Vormittagsstunden, deutliche Verschlimmerung der Beschwerden, besonders bis zum Nachmittag.

## Strychnos nux vomica *(Nux vomica)*
D 6 Dil.
3 × tägl. 5 Tr.
C 30 Dil.
2 × wöchentl. 5 Tr.

Die konstitutionellen Symptome sind hier sehr wichtig und müssen mitbetrachtet werden. Es handelt sich häufig um Menschen mit sitzender Tätigkeit hinter dem Schreibtisch, die gern sehr gut essen, mit der Neigung, Genussmittel wie Alkohol, Kaffee, Nikotin, in großen Mengen zu sich zu nehmen, aber auch um geistig sehr angestrengt tätige Personen, mit viel Aufregung, viel Ärger und viel Spannungszuständen; sexuell ausschweifendes Leben.

Die Stimmung ist gereizt mit Neigung zur Hypochondrie. Der Kopf ist häufig benommen und schwindlig. Besonders in den Morgenstunden sind sie sehr reizbar und unhöflich. Ihr Schlaf ist meist gestört. Zwar schlafen sie schnell ein nach großem Alkoholgenuss, der Schlaf ist aber unruhig und durch Träume gestört sowie durch frühes Erwachen beeinträchtigt. Im ersten Augenblick nach dem

Erwachen ist der Patient noch recht frisch, verspürt aber bei nochmaligem Einschlafen dann eine deutliche Unlust zu geistiger und körperlicher Arbeit. Dabei besteht auch Lahmheit im Kreuz, als ob es zerbrochen wäre. Obstipation und Hämorrhoiden. Morgendliche Pollutionen mit Verschlimmerung aller Beschwerden können auftreten. Nicht selten besteht eine erhebliche Libido ohne Kraft. Auf Konstitutionsmerkmale besonders achten.

### Phosphorus
D 6 – C 30 Dil.
1 – 2 × tägl. 5 Tr.
Konstitutionell erkennbar am mageren, schlanken, hochgewachsenen Körperbau; blasse Gesichtsfarbe, Schwäche nicht nur der inneren Organe, sondern auch im Sinne einer geistigen Reizbarkeit, Erschöpfung und Schlaflosigkeit. Im Kreislaufbereich häufig hypotone Regulationsstörungen. Herzklopfen und am ganzen Körper fliegende Hitze. Schmerzen gehen immer mit Brennen einher, besonders auch am Rücken. Über Empfindlichkeit der Dornfortsätze wird deutlich geklagt. Es besteht bei den Patienten häufig starke sexuelle Reizbarkeit, die aber verbunden ist mit deutlicher Kraftlosigkeit.
Beschwerden vermehren sich deutlich durch banale Krankheiten, aber auch durch geistige Anstrengung und sexuelle Saftverluste.

### Selenium
D 12 – C 30 Dil.
1 × tägl. 5 Tr.
Stark erschöpfte Nervenkraft mit großer Vergesslichkeit, Arbeitsunlust und Unfähigkeit. Die Patienten ermüden sehr schnell, haben einen ungenügenden, nur leisen und oberflächlichen Schlaf, daher ein großes Schlafbedürfnis.
Alles wird schlimmer durch Hitze, durch Anstrengungen körperlicher Art, durch Alkohol. Schweißausbrüche. Reizbarkeit kann aber auch ein Teil und Folge sexueller Schwäche sein und wird dann durch irgendwie geartete sexuelle Vorgänge noch deutlich vermehrt. Ejaculatio praecox.

### Sepia officinalis *(Sepia)*
D 6 – C 30 Dil.
1 – 3 × tägl. 5 Tr.
Konstitutionelle Komponente beachten. Große Hastigkeit lässt, besonders in der Ruhe, den Grad der Abspannung erkennen. Am Sonntag sind alle Beschwerden viel schlimmer. Wenn etwas Ruhe eintritt, kann der Patient auch nicht sitzen, während z. B. Sport oder Tanz deutlich zur Besserung der Beschwerden führen. Kopfschmerzen, Wallungen, Herzbeklemmungen und Obstipation beschreiben das Bild deutlich mit.

### Acidum silicicum *(Silicea)*
C 30
und

### Delphinium staphisagria *(Staphisagria)*
C 30
sind entsprechend dem Konstitutionsbild einzusetzen.

### Zincum metallicum
C 30 Tabl.
1 × wöchentl. 1 Tabl. im Mund zergehen lassen.
Das Mittel wird heute häufig gebraucht, gerade im Bereich der vegetativen Störung. Bei ihm besteht Kopfdruck besonders an der Stirn, daneben Gedächtnisschwäche, Zittern, Muskelzucken. Schlüsselsymptom ist die große Unruhe, besonders in den Füßen. In den Händen eher Einschlafgefühl. Lähmungsgefühl im Rücken (LWS), nimmt beim Sitzen noch zu.
Die vegetativen Störungen sind in ihrer Symptomatik reich, sie treten besonders im Gefolge überstandener Krankheit auf.

# Verbrennungen

Chirurgische, aseptische Versorgung hat absoluten Vorrang.

Bei leichten und mittelschweren Verbrennungen können Homöopathika gegeben werden. Hilfreich sind sie darüber hinaus als Adjuvans bei chirurgischer Behandlung dieser Patienten.

### Arnica montana *(Arnica)*
D 6 – C 30 Dil./Tabl./Glob.
akut: 2-stündl. 1 Gabe
später 1 × tägl. 1 Gabe
Verbrennungen mit Zerschlagenheitsgefühl, höchste Berührungsempfindlichkeit am ganzen Körper. Das Lager ist viel zu hart zum Liegen. Besserung durch Ruhe und Wärme, Verschlimmerung durch Kälte und Bewegung.

### Acidum arsenicosum *(Arsenicosum album)*
D 6 – C 30 Dil./Tabl./Glob.
akut: D 6
2-stündl. 1 Gabe
nach einer Woche 1 × tägl. 1 Gabe C 12 – C 30
Großflächigere Verbrennungen, begleitet von schmerzhaftem Brennen, großem Durst (aber nur zaghaftem schluckweisem Trinken) und Beschwerden besonders um Mitternacht. (Tagsüber sind die Beschwerden dieser Patienten etwas leichter.)

### Rhus toxicodendron
D 4, C 30 Dil./Tabl./Glob.
akut: D 4
2-stündl. 1 Gabe
nach Besserung 1 × tägl. 1 Gabe C 30
Blasenbildung mit sehr starkem Brennen; Motorische Unruhe, Patient kann nicht ruhig liegen und muss sofort wieder aufstehen und herumlaufen trotz der schweren Erkrankung. Eine Besserung durch Wärme und Bewegung. Dagegen machen Ruhe und Kälte eine deutliche Verschlimmerung.

### Lytta vesicatoria *(Cantharis)*
D 4, C 30 Dil./Tabl./Glob.
akut: D 4
2-stündl. 1 Gabe
nach 4 Tagen 1 × tägl. 1 Gabe C 30
Blasenbildung, heftiges Brennen, häufiger Harndrang dabei. Deutliche Verschlimmerung hier durch Bewegung und Kälte. Eine Besserung durch Ruhe und Wärme.

### Hamamelis virginiana *(Hamamelis)*
D 2 – D 12 Dil./Tabl./Glob.
akut: D 2
3 Tage 2-stündl. 1 Gabe
danach 1 × tägl. 1 Gabe
Heftige Wundschmerzen bei kleinen Blutungen aus den zerstörten oder operativ entfernten Blasen. Verschlimmerung durch Wärme und Ruhe. Besserung durch Kälte und Bewegung.

### Apis mellifica
D 3, C 30 Dil./Tabl./Glob.
akut: D 3
2-stündl. 1 Gabe
nach Besserung 1 × tägl. 1 Gabe C 30
Heftiges Brennen mit großem Verlangen nach kalten Umschlägen und Eintauchen in kaltes Wasser. Große Ödembildung mit Sugillation der Haut, starke Rötung und ganz große innere Unruhe mit mäßiger Angst. Es sind dies Patienten, die bei UV-Bestrahlung mit heftigen Erythemen und Ödemen besonders im Gesicht reagieren.

### Nitroglycerinum *(Glonoinum)*
D 6, C 30 Dil./Tabl./Glob.
Nach heftiger Sonneneinstrahlung auf den Kopf mit meningialen Reizerscheinungen, Kopfschmerzen, pulssynchronem Klopfen und heftiger Rötung des Kopfes, der Augen; Herzklopfen.

# Verhaltensstörungen im Kindesalter

Große Erfahrung des behandelnden Arztes ist unabdingbare Voraussetzung zur Anwendung der Homöotherapie. Sollten die homöopathischen Mittel nicht zum Erfolg führen, ist pädiatrisch-psychiatrische oder psychologische Therapie erforderlich, weil dann möglicherweise Veränderungen irreversibler Art vorliegen, wie Defektsyndrome bei kindlicher Hirnschädigung oder posttraumatische Syndrome und Ähnliches.

Die Betrachtung der Symptomatik und der Modalitäten muss exakt vorgenommen werden.

### Calcium phosphoricum
D 12 Tabl.
2 × tägl. 1 Tabl. lutschen
Neurastheniker, schnell erschöpft. Spätentwickler. Nachtschweiße.

### Ferrum phosphoricum
D 12 Tabl.
tägl. abends 1 Tabl.
Nervöse, leicht erschöpfte, immer zappelige Kinder, die in der Schule unkonzentriert sind und auch zu Hause nicht still sitzen können. Die Erledigung der Schularbeiten wird als Strapaze empfunden. Nach Schule und Spiel völlig erschöpft, durstig und muss sich hinlegen.
Wärme bessert. Kälte und Belastung verschlimmern.

### Artemisia abrotanum *(Abrotanum)*
D 12 Glob.
1 × tägl. früh 5 Glob.
Leitsymptom: Appetitlosigkeit.

### Tuberculinum GT Dil.
D 200
vor dem Schlafengehen 5 Glob. 1 × wöchentl.
Diese Mischung sollte einige Monate lang gegeben werden. Sie kommt infrage bei Kindern mit großer Intelligenz, aber schwieriger Gemütsart. Sie sind zart und mager, aber wach und lebhaft bis nervös. Es besteht nur geringer Appetit (typischer Suppenkasper). Wärme bessert, Kälte verschlimmert.

### Acidum nitricum
LM 6
abends 5 Tr.
Leitsymptom: destruktiv, stinkt, unsympathisches Verhalten.

### Luesinum
D 200 Glob.
alle Monate 5 Kügelchen auf die Zunge
Ein bewährtes Mittel bei aggressiven Kindern, die sehr schwierig sind, sogar hinterlistig und boshaft. Schulleistungen sind sehr schlecht, besonders im Rechnen. Appetit ist schlecht. Beim Spielen häufig zerstörender Charakter. Je mehr sie herumtoben können, desto besser ist ihr Verhalten.
Sofort Arzneipause machen, wenn sich das Befinden bessert. Erst wieder einsetzen, wenn Verschlimmerung.
Besserung durch Wärme und Bewegung. Verschlimmerung durch Kälte.

### Magnesium carbonicum
D 12 Tabl.
abends 1 Tabl.
Kinder, die sehr mager sind, nervös und erregbar. Werden bei starker seelischer Spannung von Zornanfällen hingerissen. Hat früh vor der Schule keinen Appetit.
Viel Angst, auch vor dem Arzt. Schreit manchmal die ganze Nacht hindurch.

## Lycopodium clavatum *(Lycopodium)*
LM 6
abends 5 Tr.
nach 6 Wochen:
LM 12
jeden 2. Abend 5 Tr.
danach:
LM 30
wöchentl. 1 × 5 Tr.
bis deutliche Besserung erzielt ist
Etwas mageres, melancholisches, aber äußerst waches Kind. Sehr intelligent, misstrauisch, häufig altklug. Liebt Süßigkeiten über alles, kann enge Höschen nicht vertragen.
Kälte bessert. Wärme und Ruhe verschlimmern.

## Sulfur
D 12 Glob.
abends 5 Kügelchen vor dem Schlafengehen auf die Zunge
Äußerst sympathische Kinder, warmherzig und sehr lebhaft, aber mit einem zermürbenden Kraftüberschuss. Hat großes Verlangen nach Süßigkeiten, Neigung zu Hautausschlägen, braucht Tag und Nacht wenig Schlaf und möchte immer aktiv sein.
Bewegung bessert. Ruhe verschlimmert.

## Pulsatilla patens *(Pulsatilla)*
D 6 Glob.
3 × tägl. 5 Kügelchen auf die Zunge,
später:
D 12
1 × tägl. 5 Kügelchen
Zärtlichkeitsbedürftige, mitunter weinerliche Kinder, die sich fest an Vater und Mutter klammern. Möchten immer anerkannt und gelobt werden. Wegen Kleinigkeiten werden unendlich viele Tränen vergossen.
Verschlimmerung durch Wärme. Besserung durch Kälte und Bewegung.

### Strychnos ignatia *(Ignatia)*
D 30 Glob.
abends 5 Kügelchen
Verschlossenes, in seinem Verhalten häufig widersprüchliches, bockiges Kind, leidet sehr unter Schulzwang und ersten Liebesenttäuschungen. Kann sehr verschlossen sein.
Besser durch Wärme und Bewegung. Verschlimmerung durch Kälte.

### Calcium carbonicum Hahnemanni
D 6 – D 12 Tabl.
1 – 2 × tägl. 1 Tabl.
Dicke Kinder, die leicht schwitzen und oft erkältet sind. Angst vor Dunkelheit, Angst vor dem Zubettgehen, besonders bei Vollmond. Bei Nacht Schwitzen am Kopf. Pavor nocturnus.
Wärme und Ruhe bessern; Kälte und Bewegung verschlimmern.

### Acidum silicicum *(Silicea)*
D 30 Glob.
1 × tägl. 5 Kügelchen, dann 1 Woche Pause, dann wieder von vorne beginnen
Sehr schreckhafte, schwächliche und schüchterne Kinder, die abgemagert und nervös sind. Schlafstörungen bei Neumond. Angst vor Geräuschen und spitzen Gegenständen (Injektionen). Ständig erkältet.
Besserung durch Wärme. Verschlimmerung durch Kälte.

Siehe auch → *Nervöse Störungen*

# Verletzungen, mechanische

Die konventionellen ärztlichen Maßnahmen nach Verletzungen, (Schienung, Wundversorgung, aseptisches Verhalten oder Gipsverband) sind eine **Conditio sine qua non** und durch homöopathische Mittel nicht ersetzbar. Mit homöopathischen Mitteln kann man aber den Heilerfolg verbessern, indem Begleiterscheinungen wie Schmerzzustände oder vegetativ bedingte Beschwerden behandelt werden. Gehen wir von der peroralen Medikation aus und ziehen für die genannten Indikationen den Vergleich zur konventionellen medikamentösen Therapie, dann sind die Homöopathika in den meisten Fällen deutlich überlegen.

**Phosphorus**
D 200 Dil.
1 Amp. i.v. (i.m. bei schlechten Venen)
*Sofortmaßnahme* bei schwer stillbaren Verletzungsblutungen, gleich welcher Ursache. Man injiziert möglichst i.v.; die Maßnahme hat sich in der Praxis sehr gut bewährt und wurde von vielen Klinikern übernommen.

**Arnica montana *(Arnica)***
D 6 – C 30 Dil./Tabl.
zu Beginn 2-stündl. 1 Gabe, tiefe Potenz
bei Spätfolgen seltener und höhere Potenz
Wichtigstes Mittel bei allen schweren, stumpfen Verletzungen (besonders Prellungen, Quetschungen, auch Riss- und Schnittverletzungen), häufiger bei großen, von heftigen Schmerzen begleiteten Hämatomen, bei Weichteil- aber auch bei Nervenverletzungen. Im Vordergrund steht als Leitsymptom große Schwäche und Erschöpfung mit dem Gefühl der Zerschlagenheit am ganzen Körper, dabei gewisser Blutandrang zum Kopf.
Deutliche Verschlimmerung durch Berührung und Bewegung, dafür aber Besserung in Ruhe. Der Patient verträgt nicht einmal die Erschütterung des Bettes, in dem er liegt.
Ein ganz wesentliches Symptom ist die Tatsache, dass der Arnicabedürftige Patient immer darüber klagt, dass die Unterlage, auf der er liegt (Kopfkissen!), ihm viel zu hart sei.

Tiefere Potenzen von Arnica sind nicht günstig, weil sie die Blutungsbereitschaft verschlimmern. Ruhe bessert, Anstrengung verschlimmert.

## Bellis perennis
D 3 – D 6 Dil./Tabl./Glob.
im Beginn 5 × tägl. 1 Gabe
später 3 × tägl. 1 Gabe
Bellis ist das Mittel der kleinen Traumen und deren Folgen: ein kräftiger Händedruck, eine Quetschung, ein kleiner Hundebiss, bei dem eigentlich mehr eine Quetschung vorliegt. Keine großen Hämatome sondern nur Ekchymosen. Dabei ist das Gefühl der Zerschlagenheit am ganzen Körper (vgl. **Arnica**) viel größer, als es die Größe der Verletzung erwarten lässt. Am ganzen Körper besteht ein Wundheitsgefühl. Früh nach dem Aufwachen fühlt sich der Patient wie gerädert.
Ekchymosen, wie sie bei Bellis perennis als Indikation auftreten, finden wir auch nach starken, erotischen Manipulationen (Knutschfleck oder Emblème érotique). Nach Bellis-Gaben gehen diese Flecken in wenigen Stunden zurück.
Besserung durch Wärme und Bewegung.

## Calendula officinalis *(Calendula)*
D 2 – D 6, Dil./Tabl./Glob.
mehrmals tägl. 1 Gabe
Verletzungsfolgen mit Gewebszerreißungen, mit Quetschung und Einrissen der Haut, sowie Hämatomen. Häufig bestehen neben den Weichteilverletzungen auch Nervenquetschungen, dadurch bedingt sehr heftige und sehr starke Schmerzen. Im vegetativen Bereich Gereiztheit und Schreckhaftigkeit.
Besserung im Laufe des Nachmittags und durch Wärme, auch durch Bewegung; wesentliche Verschlimmerung durch kalte Zugluft und durch Liegen bei Nacht.
Ein besonderes Symptom bei Calendula ist der **große Durst nach dem Trinken (!)**, dann fröstelnde Schauer, als ob Fieber da wäre, was sich aber nicht bestätigen lässt.
Bei schweren Verletzungen und Zerreißungen der Oberfläche der Haut oder auch tiefen Verletzungen, wird Calendula – innerlich gegeben – zu einer wesentlich schnelleren Wundheilung führen,

auch nach chirurgischer Intervention, die in solchen Fällen häufig notwendig ist.

### Hamamelis virginiana *(Hamamelis)*
D 2 – D 6 Dil./Tabl./Glob.
tägl. 1 Gabe
lokal Hamamelis ⌀ in einer Verdünnung
von 1 : 10 bis 1 : 20
Auch dieses Mittel geht mit einem allgemeinen Zerschlagenheitsgefühl einher, dabei eine Verschlimmerung aller Beschwerden bei feuchter Witterung.
Es handelt sich hier um stumpfe Verletzungen, die bei varikösen Beinen schließlich auch zu einer kaum zu stillenden Blutung führen (venöse Stasen und Stauungsdruck). Eine Besserung aller Beschwerden empfindet der Patient bei frischer, kühler Luft, auch bei kühlen Umschlägen in der oben angegebenen Verdünnung. Sehr häufig auftretende Epistaxis, Schmerzen sind nicht sehr heftig.

### Hypericum perforatum *(Hypericum)*
D 4 – C 30 Dil./Tabl./Glob.
oral mehrmals tägl. 1 Gabe
lokal als Rotöl (Oleum hyperic) oder
⌀: 1 : 20 verdünnt als Umschlag
Folgen von Traumen: Quetschung der Nerven oder Quetschung von Körperpartien, die stark mit schmerzempfindlichen Nerven durchsetzt sind (Gesicht, Geschlechtsteile usw.). Folgen von Commotio cerebri, dabei häufig Depressionen, Angst, sehr starke Schmerzen. Auch bei Spätfolgen leistet Hypericum gute Dienste, z. B., wenn eine Schrotschussverletzung am Gesäß (als Jagdunfall nicht selten) noch nach Jahren Beschwerden macht.
Besserung bei Ruhe und Kühle, Verschlimmerung durch Belastung, durch helles Licht und heftige Sinneseindrücke.
An Besonderheiten finden wir angstvolle Träume mit Aufschreien bei der Nacht, Blutandrang zum Kopf, heftige Schmerzen im Kopf und Überempfindlichkeit der Sinnesorgane.

**Ledum palustre** *(Ledum)*
D 3 – D 6 – C 30 Dil./Tabl./Glob.
tiefe Potenzen: alle 2 – 3 Stunden
1 Gabe C 30 (hohe Potenz)
1 × tägl. 1 Gabe
Umschläge mit ∅ 1 Teelöffel auf ½ l Wasser
Alle Traumen, die dieses Mittel erfordern, sind immer Folge von Stichen. Hier ist es gleichgültig, ob es sich um Nadelstiche, Messerstiche, Injektionsstiche, Insektenstiche oder andere Stiche handelt.
Die Besonderheit bei diesem Mittel ist der Widerspruch im Temperaturverhalten: Patienten frieren sehr, sind sehr frostig, finden aber eine Besserung durch lokale, kalte Umschläge an der Stichstelle. Eine Besserung auch durch Eintauchen in kaltes Wasser, eine Verschlimmerung aber durch Wärme, besonders durch Bettwärme, nachts und bei Bewegung.
Bei Insektenstichen: Gegensatz zu Apis, das sich wild bewegt.
Auch bei beginnender Entzündung nach i.m.-Injektion!

**Rhus toxicodendron**
D 4 – D 6 – D 12 – C 30 Dil./Tabl./Glob.
akut: 2-stündl. 1 Gabe
nach Wochen 1 × tägl. 1 Gabe C 30
Folgen von Durchnässung, Unterkühlung und Anstrengung sind als Veranlassung wichtig und Rhus tox. ist Mittel der Wahl. Auch wenn es im Sport zu Anstrengungsdistorsionen kommt, empfehlen wir dieses Mittel.
Eine Besserung finden wir bei Bewegung und durch Wärme, durch Kneten und durch Reiben. Bettwärme vertragen die Patienten jedoch nicht. Nachtruhe verschlimmert. Patient geht dann herum, verspürt kurzfristige Verschlimmerung der Beschwerden, bei fortgesetzter Bewegung wesentlich gebessert.

**Ruta graveolens *(Ruta)***
D 2 – D 4 Dil./Tabl./Glob.
akut: 2-stündl. 1 Gabe
nach 1 – 2 Wochen 2 × tägl. 1 Gabe
Traumen und deren Folgen, besonders Traumen der Knochenhaut und der Sehnen; auch bei der Sehnenscheidenentzündung nach Überanstrengung. Es besteht allgemeine Zerschlagenheit, körperliche und geistige Schwäche, auch nach sportlicher Belastung. (Begleitend nennt der Patient auch die Leseschwäche, nach Anstrengung Augenschmerzen.) (Bildschirmarbeit!)

**Delphinium staphisagria *(Staphisagria)***
D 6 – D 12 Dil./Tabl./Glob.
akut: 2-stündl. 1 Gabe
nach 1 – 2 Wochen 2 × tägl. 1 Gabe
Mit diesem Mittel werden Traumen behandelt, die durch Inzisionen und als Folge von Schnittverletzungen entstehen. (Auch Folge von *Ärger* spielt hier eine Rolle!) Die Patienten haben ausgesprochenes Verlangen nach Stimulanzien, z. B. Cognac oder Wein. Diese Patienten leiden oft an einem rezidivierenden Hordeolum. Im mentalen Bereich sind Wunschträume und sexuelle Phantasien ausgeprägt. Besser wird alles durch Liegen, aber auch durch Bewegung im Freien. Eine Verschlimmerung erfolgt durch Ärger, durch Kälte, durch Nikotin- und Alkoholkonsum. Die Indikation für Staphisagria ist deutlich vom Persönlichkeitsporträt bestimmt.

**Symphytum officinalis**
D 4 – D 6, C 30 Dil./Tabl./Glob.
akut: 2-stündl. 1 Gabe
später 1 × tägl. 1 Gabe C 30
Alle Traumen der Knochen und Gelenke und deren Folgeerscheinungen sind die Indikationen für Symphytum. Das Mittel hat sich optimal bewährt als Adjuvans bei Frakturen, es bessert die Schmerzen schnell und beschleunigt zugleich die Heilungstendenz des Knochens (Kallusbildung) wesentlich. (Röntgenologisch nachweisbar).

**Natrium sulfuricum**
D 4 – D 12, C 30 Dil./Tabl./Glob.
akut: sehr selten
Wochen und Monate nach Trauma 2 × tägl. 1 Gabe C 30,
später 1 × tägl. bis 1 × wöchentl.
Wichtiges Mittel bei Spätfolgen von Commotio cerebri und Schädelbasisfrakturen mit *Folgeerscheinungen* wie Inaktivität, Kreativitätsverlust, Melancholie, Verstimmtsein bis hin zu Suizidgedanken.
Verschlimmerung vor allem durch Ruhe und feuchtes Wetter; bei trockenem Wetter leichte Besserung.

# Verletzungen der Haut, mechanische

Siehe → *Verletzungen, mechanische*

# Warzen

**Thuja occidentalis** *(Thuja)*
D 6 – D 12 Dil.
2 – 3 × tägl. 5 Tr.
Hauptmittel, besonders bei den weichen und gestielten Formen.

**Causticum Hahnemanni**
D 6 Tabl.
4 × tägl. 1 Tabl.
Bei leicht blutenden Warzen mit stechenden Schmerzen, besonders Lokalisation im Bereich der Fußsohlen.

**Stibium sulfuratum nigrum** *(Antimonium crudum)*
D 4 Tabl.
4 × tägl. 1 Tabl.
Breite und harte Warzen an den Fingern und an den Fußsohlen mit Schwielen.

**Ferrum picrinicum**
D 4 – D 6 Tabl.
3 – 4 × tägl. 1 Tabl.
Ein bewährtes Mittel bei Mädchen in den Entwicklungsjahren.

▷ **Äußerliche Anwendung**

**Thuja-Tinktur**
2 × tägl. eintupfen

**Chelidonium-majus-Tinktur**
Hilfreich ist auch die Pinselung mit

**Euphorbium-Tinktur**
Der frische Saft vom Schöllkraut kann 1 – 2 × tägl. auf die Warzen aufgebracht werden und sollte dort eintrocknen; hilft sehr rasch.

**Echinacin®**
mehrmals täglich äußerlich tupfen

# Weichteilrheumatismus

Siehe → *Muskelerkrankungen*

# Wirbelsäulenerkrankungen

### Amanita muscaria *(Agaricus)*
D 4 – D 6 Dil./Tabl.
3 × tägl. 5 Tr. oder 1 Tabl.
Schmerzen mit Steifheit der Wirbelsäule und Lähmungsgefühl in den Beinen, die Haut brennt und juckt, die Schmerzen haben die gleiche Empfindung, wie von Eisnadeln gestochen. Muskelkrämpfe treten auf, Wärme bessert. Kälte verschlimmert. Schmerzen sind sowohl bei Bewegung als auch in Ruhe vorhanden.

### Citrullus colocynthis *(Colocynthis)*
D 6 Dil.
3 × tägl. 5 Tr.
Spasmen der Muskulatur mit Neuralgien; dabei Kribbeln und Taubsein. Im Rücken stechende Schmerzen, plötzlich auftretend wie ein Messerstich. Bettwärme und Zusammenkrümmen helfen. Nach dem Essen und nachts sind Beschwerden schlimmer.
Bei Ischiasbeschwerden von der Wirbelsäule ausgehend Ruheverschlimmerung!!

### Pseudognaphalium obtusifolium *(Gnaphalium polycephalum)*
D 2 – D 3 Dil.
3 × tägl. 5 – 10 Tr.
Schmerzen im gesamten Rückenbereich mit Neuralgien, ausstrahlend in die Extremitäten, dabei besteht Taubheitsgefühl. Bei Bewegung Verschlimmerung, in Ruhe eine Besserung, nachts Verschlimmerung, auch beim Sitzen (besonders bei von der Wirbelsäule ausgehenden Neuralgien des Ischiasnervs).

**Zincum metallicum**
D 12 Tabl.
3 × tägl. 1 Tabl.
Schmerzen der gesamten Wirbelsäule. Allgemein übererregbar. Leitsymptom: Unruhe in den Beinen und Füßen. Wärme bessert, Kälte und Ruhe verschlimmern. Fortgesetzte Bewegung bessert zusehends. Alkohol, Schlafmangel, geistige Arbeit und Stimulanzien verschlechtern den Zustand ganz erheblich.

# Wucherungen, adenoide

**Corallium rubrum**
D 3, D 4
3 × tägl. 1 Tabl.

**Kalium chloratum**
D 4 Dil
3 × tägl. 5 Tr

**Magnesium jodatum**
D 4 Tabl.
3 × tägl. 1 Tabl.

**Sulfur jodatum**
D 4 Tabl.
3 × tägl. 1 Tabl.

# Xanthelasmen

**Sepia officinalis**
D 6 Dil.
3 × tägl. 5 Tr.
Beginnendes Klimakterium.

# Zahnungsbeschwerden

Verordnung erfolgt am besten in Form von Trituration.

### Atropa belladonna *(Belladonna)*
D 12 Trit.
2 × tägl. 1 Gabe
Hochrote, glänzende, dicke Zahnfleischerhebungen. Fieber und Unruhe, rotes Gesicht. Verschlimmerung durch Berührung, Bewegung, und um Mitternacht.

### Calcium carbonicum Hahnemanni
D 6 Trit.
3 × tägl. 1 Gabe
Dieses Arzneimittel ist besonders angezeigt bei typischen Calcium-carbonicum-Kindern, besonders beim Durchbruch der Backenzähne erfolgreich. Je jünger das Kind, desto häufiger die Gabe.

### Cheiranthus cheiri
D 30 Trit.
1 – 2 × tägl. 1 Gabe
Die Anwendung diese Mittels ist besonders angezeigt bei sehr schmerzhaftem und stark verzögertem Zahndurchbruch im Molargebiet. Das Leitsymptom dabei ist eine verstopfte Nase.
Außerdem Taubheit im Wangenbereich, der zu dem Zahndurchbruchsbereich gehört.

### Chamomilla recutita *(Chamomilla)*
D 3 – D 6 Trit.
mehrmals tägl. 1 Gabe
Zahnfleisch rot und geschwollen, empfindlich gegen Berührung. Nur eine Gesichtshälfte rot und heiß.
Es sind unleidliche, zornige Kinder, die dieses Arzneimittel brauchen. Sie schreien ständig, bis zu dem Augenblick, wo man sie auf dem Arm herumträgt.

**Cuprum metallicum**
D 6 – D 12 Trit.
½-stündl. 1 Gabe
Heftige Schmerzen im Bereich des Zahndurchbruchs mit allgemeiner nächtlicher Krampfneigung der Muskulatur.

**Strychnos ignatia** *(Ignatia)*
D 4 – D 12 Trit.
stündl. 1 Gabe
Sehr sensible Kinder, die leicht weinen. Spielt man mit dem Kind, so sind die Zahnschmerzen schnell vergessen.

# Zephalgie

Siehe → *Kopfschmerz*

# Zerebralsklerose

**Barium carbonicum**
D 3 Tabl.
3 × tägl. 1 Tabl.
Retardierte Personen.

**Viscum album**
D 2 Dil.
3 × tägl. 5 Tr.
Kopfschmerzen bei Sklerose, besonders bei hohem RR, nachts empfiehlt sich Tragen einer Wollmütze (guter Erfolg).

# Zuckungen

**Zincum valerianicum**
D 3 – D 4 Tabl.
vor dem Schlafen jede Stunde 1 Tabl.
Restless legs.

# Zystitis

Bei häufig rezidivierenden Harninfekten immer den Fachmann zu Rate ziehen.

Beim Krankheitsbild der akuten Zystitis sollte man, wenigstens bei ganz frischen Fällen, bevor man zu Chemotherapeutika greift, Homöopathika einsetzen. Hier sind besonders die einzelnen Modalitäten entscheidend für die Wahl des Arzneimittels.

**Capsicum annuum** (*Capsicum*)
D 3 – D 4 Dil.
2-stündl. 5 Tr.
Brennen der Schleimhäute wie bei Pfeffer. Mangelnde Körperwärme, spastische Schmerzen.
Wärme bessert, Kälte verschlimmert und Ruhe bessert.

**Eupatorium purpureum**
D 2, D 4, D 6 Dil.
2-stündl. 5 Tr.
Akute und subakute Zystitis mit Zerschlagenheitsgefühl.
Leitsymptom ist das Gefühl, als sei die Urethra verstopft. Die häufig bei der Schwangerschaft auftretende Zystitis kann günstig beeinflusst werden. Auch zwischenzeitlich besteht eine Reizblase. Kälte verschlimmert den Zustand, Ruhe bessert. Wärme wirkt nicht unbedingt bessernd.

### Hydrargyrum bichloratum *(Mercurius sublimatus corrosivus)*
D 4 – D 6 Tabl.
3 × tägl. 1 Tabl.
Alle Symptome sind heftiger als bei anderen Quecksilberarzneimitteln, die Schleimhautentzündung ist sehr heftig, meist eitrig. Übelriechender Urin, Drüsenschwellung, fast ununterbrochener Harndrang unabhängig von der Miktion. Die Leitsymptome sind Schwäche, Zittern, Nachtschweiße und Tenesmen.
Verschlimmerung vor allen Dingen im Bett, wenn es warm ist und in der Nacht.

### Lytta vesicatoria *(Cantharis)*
D 3 – D 6 Dil.
2-stündl. 5 Tr.
Harnwege mit brennenden und schneidenden Schmerzen wie von einem scharfen Messer beim Wasserlassen. Patient hat das Gefühl, als sei die Blase innen mit rohem Fleisch ausgekleidet. Patient ist überempfindlich und dabei sexuell übererregbar.
Zusammenkrümmen, Wärme und heiße Anwendungen zeigen Besserung, kalte Getränke und Kaffee verschlimmern.

### Petroselinum crispum *(Petroselinum)*
D 2 – D 4 Dil.
2-stündl. 5 Tr.
Akute, subakute Zystitis, bei normaler Harnmenge sehr häufiges Wasserlassen, besonders bei Katheter-Zystitis und -Urethritis sehr geeignet. Enuresis ist auch eine Indikation für Petroselinum. Es besteht Juckreiz am After.

▷ **Kinder**

### Solanum dulcamara *(Dulcamara)*
D 4 Trit., Tabl.
2-stündl. später 3 × tägl. 1 Gabe
Infekte der Harnwege als Folge von Unterkühlung und Durchnässung.
Fortgesetzter Harndrang mit sehr häufigen Entleerungen.

**Lytta vesicatoria *(Cantharis)***
D 6 – D 12 Trit.
2 – 3 × tägl. 1 Gabe
Heftige Schmerzen beim Wasserlassen vor, während und nach der Miktion. Das Kind schreit meist beim Wasserlassen.

**Petroselinum crispum *(Petroselinum)***
D 6 Trit., Tabl.
3 × tägl. 1 Gabe
Kinder sind sehr unruhig, trampeln immer von einem Bein auf das andere. Haben ständig unwiderstehlichen Drang zum Wasserlassen, ohne danach eine große Menge entleeren zu können. Mitunter können sie den Urin gar nicht halten.

**Smilax utilis *(Sarsaparilla)***
D 6 Trit., Tabl.
3 × tägl. 1 Gabe
Häufige Entleerung (bis zur halbstündlichen Dauer von sehr kleinen Mengen Urin). Das Kind schreit dabei, vor, während und nach der Miktion. In der Windel oder im Töpfchen findet sich weißer Harnsand.

**Tuberculinum GT**
D 200
alle 4 – 6 Wochen 1 Gabe Globuli
Empfiehlt sich bei chronischen und rezidivierenden Zystopyelitiden, die im Allgemeinen stumm und symptomlos verlaufen, bei denen aber immer ein Urinbefund i.S. einer chronischen Pyelitis vorhanden ist.

# Zystopyelitis

Siehe → *Zystitis*

# Zystozele

Grundsätzlich soll man bei der Diagnose einer Zystozele oder einer Hydrozele eine gebietsärztliche urologische Untersuchung durchführen lassen, um eine Tuberkulose oder Tumoren auszuschließen. Erst dann kann ein Versuch mit homöopathischen Arzneimitteln möglich sein.

### Apis mellifica
D 3 – D 6 Dil.
3 × tägl. 5 Tr.
Akute Entzündungen mit Ödemen, allgemeine nervöse Unruhe.
Die Hydrozele, besonders rechtsseitig lokalisiert, ist häufig mit einem Testishochstand vergesellschaftet. Es besteht große Berührungsempfindlichkeit, Verlangen nach kühlen Umschlägen. Leitsymptom ist Durstlosigkeit.

### Artemisia abrotanum *(Abrotanum)*
D 3 Dil.
5 × tägl. 5 Tr.
Die Hydrozele, besonders bei Kindern mit deutlicher Auszehrung, hervorstechend an den Beinen sichtbar.
Der Appetit ist gut, trotzdem Gewichtsabnahme.
Große Empfindlichkeit der befallenen Körperteile. Psychisch auffällig, Verlangen, besonders bei Kindern, grausame Handlungen an anderen zu begehen, auch an Tieren.

### Rhododendron
D 4 – D 6 Dil.
3 – 6 × tägl. 5 Tr.
Die Hydrozele besteht meist auf beiden Seiten, ist schmerzhaft bei Berührung und Druck.
Die Schmerzen haben deutliche Beziehung zum Wetter (Wetterumschlag).

### Sulfur
D 4 – D 12 Tabl.
1 – 2 × tägl. 1 Tabl.

Eignet sich besonders dann, wenn andere Arzneimittel wirkungslos geblieben sind. Man sollte etwa eine Woche lang dieses Mittel eingeben, meist 1 × tägl. 1 Tabl. D 12 und dann zu dem anderen passenden Arzneimittel wechseln. Immer daran denken: Antibiotikagaben im Vorfeld? Auch danach Sulfur.

**Sulfur jodatum**
D 6 Tabl.
3 × tägl. 1 Tabl.
Abgemagerte, geschwächte Menschen, mit sehr gutem Appetit. Die Entzündung der befallenen Teile geht immer einher mit einer häufig **schmerzlosen** Lymphdrüsenschwellung (*Cave:* Verwechslung mit Lues). Die Entzündung ist reaktionsarm und zeigt Brennen und starkes Jucken.
Nächtliche Verschlimmerung.

# Konstitutionsmittel von A – Z

Bei den in diesem Kapitel aufgeführten Konstitutionsmitteln der Homöopathie kann kein Anspruch auf Vollständigkeit erhoben werden. Es handelt sich um die Auswahl der wichtigsten Arzneimitteltypen, denen wir tagtäglich am meisten begegnen und bei deren Gebrauch wir die besten Erfolge sehen. Man wird im Allgemeinen mit einer C 30, wie ich sie bei allen Mitteln angegeben habe, erfolgreich behandeln können, nur sollte man darauf achten, diese Gabe nicht zu häufig zu geben, sondern immer erst abzuwarten, bis der Effekt einer Gabe C 30 sich erschöpft hat. Das kann drei Tage, aber auch drei Wochen dauern. Kommt es zu einer geringen Besserung, die nur einen Teil der Beschwerden zum Verschwinden bringt, dabei aber das Simile festzustehen scheint, kann man ohne weiteres höhere Potenzen, wie C 200 usw. anwenden. Wichtig sind in jedem Fall bei der Behandlung mit Hochpotenzen nur sehr seltene Gaben. Im Falle einer Erstverschlimmerung kann es sonst passieren, dass durch häufige, hochpotenzierte Konstitutionsmittel alte, längst schlummernde Erkrankungen aufgeweckt werden und dann neue Probleme entstehen.

### Acidum arsenicosum *(Arsenicum album)*
C 30
Der Arsentyp beim Erwachsenen zeigt immer Zeichen von Entkräftung oder Kräfteverfall, hat meist eine wächserne oder zarte Haut, mitunter faltig, aber auch gedunsen, er ist voller Angst und Unruhe.
Charakterlich ein Pedant voller Querelen. Neuropathisch verkrampfte Persönlichkeit mit Gedanken an Tod und Suizid. Die Schmerzen haben immer brennenden Charakter, es besteht heftiger Durst auf kleine Mengen Flüssigkeit. Häufig Hautleiden, Allergien und gastritische Beschwerden.
*Hauptverschlimmerung ist Mitternacht* bis 3 Uhr morgens.
Wärme und frische Luft bessert.

### Acidum phosphoricum
C 30
Es ist das Mittel meist junger Menschen mit asthenischem Habitus. Sie sind schlapp und *schwach nach jeder kleinen Anstrengung,* gleichgültig, apathisch, sanft und unterwürfig. Stolpern beim Gehen, schwitzen leicht und sind kälteempfindlich. Immer wie-

der bestehendes Ruhebedürfnis. Folgen von Heimweh, Kummer, Sorgen und unglücklicher Liebe.
Besserung durch Ruhe und Wärme.

### Aluminium oxydatum *(Alumina)*
C 30
Magere, schwächliche und frostige Menschen. Sie sind vom Eindruck her vorgealtert und etwas zusammengeschrumpft Trockene Haut und Schleimhäute.
Depressiv bis hypochondrisch.
Zwangsvorstellungen voller Befürchtungen beim Aufwachen. Schwindel und Zucken der Augenlider. Gangunsicherheit. Koordinationsstörungen der Skelettmuskulatur. *Kann keinen Hut tragen* (Kopfschmerzen).

### Apis mellifica
C 30
Sehr geschäftige, dauernd bewegte, äußerst aktive und kreative Menschen. Sexuell immer erregt. Bei allem Handeln aber albern und ungeschickt. Allergische Hauterscheinungen, besonders Ödeme.
Will sich nicht berühren lassen.
Trotz der großen Motorik schwermütig, weinerlich und traurig. *Sehr eifersüchtig.* Alle Beschwerden kommen plötzlich und heftig. Besserung durch Kälte, Bewegung und frische Luft. Wärme verschlimmert.

### Argentum nitricum
C 30
Magerer, ausgetrockneter, fahl aussehender Neurotiker, der viel älter aussieht, als er ist. Scharfe Gesichtszüge, schmutzig graue Hautfarbe. Eiliges, gehetztes, hastiges und stressgeladenes Wesen, dem alles und alle zu langsam sind. Möchte sich am liebsten selbst überholen.
Erwartungsängste, Neurosen. Folgen von übergroßem Ehrgeiz. Viel Meteorismus und überlautes Kollern im Bauch. *Verlangen nach Süßigkeiten, die nicht vertragen werden.* Liebt Kälte, fröstelt aber, wenn nackt.

### Aurum metallicum
C 30

Aktive, cholerische Pykniker und *Plethoriker*, meist mit Hypertonie. Das Gesicht ist rot mit zyanotischem Teint. Depressiv-hypochondrische Melancholie mit Suizidgedanken. Verträgt keinen Widerspruch. Starke Aktivitäten wechseln ständig mit Grübeleien. Ohrensausen, Präkordialangst.
Besserung durch Wärme, Verschlimmerung durch Kälte.

### Barium carbonicum
C 30

*Körperliche und geistige Retardierung* bei Kindern und bei alten Menschen.
Kopfschmerzen, Schwindel, Schlaflosigkeit und Intelligenzdefizit. Greise sind meist misstrauisch, dabei aber kindisch. Werden nachts durch Juckreiz geplagt. Trockener Husten bei Nacht im Liegen. Ältere Menschen, sind kontaktarm, scheu und glauben immer, dass man über sie lache. Fußschweiß mit ungutem Geruch.

### Calcium carbonicum Hahnemanni
C 30

Es ist dies ein Arzneimittel, das besonders im Kindesalter relevant ist. In der ersten Lebenszeit meist blonde, blauäugige Kinder mit Störungen des Kalkstoffwechsels mit Vitaminmangelzuständen. Verzögerter Fontanellen-Schluss, Kopfschweiße, Epiphysenverdickungen und Dentitionsstörungen. Gasbauch, aufgeschwemmt, aber auch abgemagert trotz gutem Appetit. *Verzögertes Laufen-* und *Sprechenlernen.* Später werden es *lymphatische Kinder,* pastös, depressiv ängstlich, mit Drüsenschwellungen, Ekzeme, empfindlich gegen Kälte und Feuchtigkeit. In der Schule interesselos und träge, rasch ermüdbar. In der Pubertät Unterfunktion der Ovarien und damit retardierte Geschlechtsentwicklung.
Beim Erwachsenen Neigung zu Adipositas mit Schwitzen, aber häufiger Erkältlichkeit, dabei Kräftemangel, Schlaffheit. Katarrhe der Atemwege und Rheumatismus. Ekzeme. Mutlosigkeit, Schwarzsehen, Herzklopfen, Atemnot.
Verschlimmerung durch geistige und körperliche Anstrengung.

## Calcium phosphoricum
C 30
Zartgliedrige, überempfindliche, asthenische Menschen mit wenig Energie. Sie sind lebhaft und beweglich bis zur Nervosität, dabei ängstlich und schreckhaft und zeigen ein schlechtes Konzentrationsvermögen. *Nach geistiger Arbeit sofort ermüdet und erschlafft.* Schulkopfschmerzen, Schweißneigung. Schwäche der Wirbelsäule. Verlangen nach Salz und Geräuchertem.

## Carbo vegetabilis
C 30 Ist an seinem langen, hageren und zyanotischen Gesicht zu erkennen, an seinem Lufthunger und seinem kurzen Atem. Es besteht *großer Mangel an Lebenswärme*. Auffallend häufiges Aufstoßen mit ranzigem Geschmack bei großer Flatulenz. Daneben kalte Schweiße, Verlangen nach frischer Luft und Kollapsneigung. Verschlimmerung bei feuchtwarmem Wetter, bei langem Stehen. Teilnahmslose Stimmung mit völliger Lustlosigkeit zu arbeiten. Daneben aber Reizbarkeit und läppische Fröhlichkeit.

## Chamomilla recutita *(Chamomilla)*
C 30
Chamomilla-Patienten können sich wahnsinnig schnell über jede Kleinigkeit ärgern, verlieren dabei die Selbstbeherrschung und nehmen keine Rücksicht auf ihre Umgebung: Sie schreien und ächzen und sie lassen Luft ab. In diesem Zustand kommt es dazu, dass ein kleines eingeklemmtes Gaspartikelchen im Darm unerträgliche Krampfschmerzen macht – die Beschwerden werden erst besser, wenn die Luft entweichen kann. Das Luftablassen im somatischen und im psychischen Bereich ist ein wesentliches Moment, begleitet von unbeherrschter Reizbarkeit, übertrieben dargestellten Affekten; Kleinigkeiten haben großen Stellenwert. Schmerzen und Krämpfe treten in der Nacht auf. Der Patient kann nicht schlafen, ist übererregt, findet keine Ruhe.

## Causticum
C 30
Causticum ist in der gesamten homöopathischen Pharmakopoe das einzige alkalische Mittel, also die einzige Lauge. Causticum-Menschen sind in tiefster Seele aus-gelaugt oder aus-geätzt von ihrem Leben, von Leiden, Verdruss, Gram, Kummer; aber auch Mit-

leid spielt eine große Rolle. Bei richtiger Indikation haben wir in Causticum ein wirksames Mittel.

Es sind blasse, psorische Schwächlinge mit einer Verstimmung im Sinne von hoffnungsloser Traurigkeit durch Sorgen, verbunden mit viel Weinen. Leiden und Tod eines nahestehenden Menschen werden intensiv miterlebt. Tränen sind das eine große Merkmal bei Causticum-Menschen, leidvolle Erlebnisse das andere. Die dritte typische Eigenschaft ist, aus Mitleid krank zu werden oder mit anderen zu leiden, weil man ihnen nicht vollkommen helfen kann. Irgendwann, wenn die Fähigkeit, alles zu tragen, überschritten ist, dann kann ihnen auch einmal der Kragen platzen. Man muss diese Patienten sich einmal Luft machen lassen und kann dann wirklich sehr gut helfen; sie sind im Wesentlichen friedlich und bescheiden.

Trotz aller Schwäche brauchen sie viel Bewegung. Sie frieren ständig und es gelingt ihnen nie, sich so warm zuzudecken, dass diese Wärme ihnen Erleichterung bringt. Im Verlauf von langdauernden Infektionen kommt es häufig zu Lähmungen: Stimmbandlähmung, Lähmungen im Gesicht, selten an Extremitäten, aber auch zu Lähmungen der glatten Muskulatur und damit zu Inkontinenz von Blase und Darm.

Alle Folgen von *Verbrennungen* sind sowohl lokal als auch konstitutionell mit Causticum gut zu behandeln.

### Cimicifuga racemosa *(Cimicifuga)*
C 30

*Klimakterium.* Motorisch und psychisch unruhige Frauen mit Muskelzuckungen, meist mager und etwas blass. Hat einen flackrigen Blick mit halonierten Augen.

Kann niemandem in die Augen sehen.

Sehr deprimiert, Furcht vor Tod, Schwäche im Kreuz. Bei jeder Gelegenheit sofort Migräne. Schneller Wechsel einer faszinierend großen Skala von Symptomen.

### Graphites
C 30

Faule, fette, verstopfte, viel essende und frostige Menschen. Blass, obstipiert, *Neigung zu Hauterscheinungen* mit übelriechendem Sekret. Narbenkeloide, Rhagaden, Hände kalt. Es besteht trotz hohem Gewicht immer *Heißhunger.* Durch viel Essen wird alles besser. Große Sensibilität gegenüber äußeren Eindrücken. Sonst aber *phlegmatisch* und melancholisch. Fuß- und Nachtschweiße, übelriechend.

## Hyoscyamus
C 30

Junge Mädchen und alte Männer, auch Alkoholiker finden wir unter diesen meist reizbaren, »hysterischen Patienten«. Hyoscyamus zählt zu den Solanaceen, zu deren Charakteristik die psychische Alteration gehört, doch ist sie hier nicht so aktiv, weniger gewalttätig und nicht so energisch. Die depressiven oder manischen Zustände sind meist leichterer Art, die Patienten bleiben introvertiert. Sie zupfen an der Bettdecke oder an ihren Kleidern herum, zählen Geld, spielen mit der Halskette. Reizen darf man sie nicht oder man riskiert, dass sie explodieren. Äußerlich ist Hyoscyamus sehr ansprechend und setzt dies ein, zeigt sich z. B. gerne unbekleidet. Der Arzt kann seinen Patienten nackt unter (oder auf!) der Bettdecke vorfinden. Zu den Wesensmerkmalen gehören die Erotomanie in all ihren Höhen und Tiefen (auch die Lust am »sich nackt zeigen« ist hier einzuordnen), ferner sein Misstrauen und in dessen Gefolge große Eifersucht, nagende Ängste, mitunter auch halluzinatorische Erlebnisse (dsgl. Muskelzuckungen) und schließlich das dritte Charakteristikum, die Hydrophobie.
Nebenbei: Die Hyoscyamus-Frau kann leicht eine Wochenbettpsychose entwickeln.

## Jodum
C 30

Langer, schlanker, abgemagerter Typ, immer erregt, aber schwächlich als Mensch. *Hat ewig Hunger* und guten Appetit. Fahle Gesichtsfarbe. *Innere Unruhe* gesteigert bis zur Angst. Immerwährender Beschäftigungsdrang. Geistig sehr lebhaft, sprunghaft und vergesslich infolge eines fahrigen Wesens. Geistige und körperliche Erschöpfbarkeit.
Verschlimmerung durch Wärme und Besserung durch Kälte und Bewegung.

### Lachesis muta *(Lachesis)*
C 30
Erstes erkennbares und wichtigstes Symptom ist die auffällige **Logorrhö**. Dabei Empfindlichkeit aller Sinne. Sehr aggressive, häufig auch exaltierte Menschen, nicht nur im Klimakterium.
Häufig Folgen erotischer Frustration.
*Wilde Eifersucht* bei starkem Selbstbewusstsein in anderen Bereichen. Angst vor der Zukunft. *Enge Kleidungsstücke werden nicht vertragen.* Besserung aller Beschwerden durch Ausscheidung, Kälte und frische Luft.

### Lilium lancifolium *(Lilium tigrinum)*
C 30
Es ist das wichtigste Mittel bei *neurotischen* und hysteroiden *Herzbeschwerden im Klimakterium* und bei erotischer Frustration. Es sind sehr hastige, mitunter gewalttätige Neuropathen, die nicht still sitzen können. Meist tagsüber schläfrig, dafür aber nachts aufgeweckt und sehr aktiv.
Trotz allgemeiner Frostigkeit bei kühler Luft Besserung. Die schlechteste Tageszeit ist der Nachmittag.

### Lycopodium clavatum *(Lycopodium)*
C 30 Sieht wegen seiner faltigen und schmutzig-gelben Haut mit dunklen Schatten unter den Augen sehr *viel älter aus, als er ist.* Er ist körperlich sehr schwach, aber im Gegensatz dazu von scharfem Verstande. Die obere Körperhälfte mager, im Gegensatz dazu die untere Körperhälfte aufgetrieben und dick. Gemütsmäßig melancholisch, reizbar, wird aber bei Widerspruch aufbrausend und aggressiv. Verlangen nach Essen mit Heißhunger, aber rasche Sättigung infolge Völlegefühl. Verträgt keinen Gürtel. Wärme wird schlecht vertragen.
Deutliche *Verschlimmerung* aller Beschwerden zwischen 16 und 20 Uhr.
Häufig ein Fuß kalt, ein Fuß warm.

### Lycosa fasciiventris *(Tarantula)*
C 30
Dieser Patient hat es immer eilig. Seine Ruhelosigkeit zeigt sich an Armen und Beinen, er wirft sich nachts im Bett hin und her und findet sich gelegentlich neben zerwühlten Bettlaken wieder. Wir

können ihn auch auf der Autobahn erleben: Tarantula fährt mit Millimeterabstand auf seinen Vordermann auf, auch wenn dessen Tempo über 160 km/h beträgt. Dieses vielleicht eiligste Mittel der Materia medica homoeopathica hat die Ruhelosigkeit auch auf emotioneller und geistiger Ebene. Aus der Unruhe kann schon einmal Angst erwachsen, ebenso aber große geistige Aktivität. Tarantula-Menschen handeln immer schnell. Alles was sie machen, denken, schreiben und sagen, muss schnell vor sich gehen; sie werden ungeduldig, wenn andere mitarbeiten. Das Nervensystem ist ungeheuer angespannt. Musik führt häufig zur Entspannung. Tarantula liebt den schnellen Rhythmus beim Tanz und in der Bewegung; hier wirken Tarantula-Frauen äußerst anmutig. Ihre Lust an der Aktivität hat auch starke erotische Züge; Tarantula geht mit ungeheurem Tempo vor und erleidet bald Schiffbruch. Das führt natürlich immer zu unruhigen, ängstlichen, aber auch zu grausamen Zuständen.

Schließlich haben wir in Tarantula ein Mittel für Patienten, die auf dem Sterbebett liegen und in einer ungeheuren motorischen und seelischen Unruhe die letzten Stunden ihres Lebens erleben. Ihnen hilft Tarantula, zur Ruhe zu kommen.

### Natrium chloratum *(Natrium muriat.)*
C 30
Mittel bei allen Beschwerden als Folge von Kummer, Liebesverlust und unsäglicher Eifersucht bei blonden, etwas frostigen Asthenikern. Die Abmagerung trifft besonders die Halsgegend. Sind melancholisch und verschlossen, dabei aber leicht aufbrausend, *lehnen jeden Zuspruch ab. Vergessen nie im Leben eine Kränkung. Großes Verlangen nach Salz* und Flüssigkeit, Abneigung gegen Brot und Fett.
Sonne und Meer verschlimmern, schlechteste Tageszeit von 9 bis 11 Uhr am Vormittag.

### Phosphorus
C 30
Es sind geistig sehr regsame, schlanke, asthenische Menschen, hochgeschossen mit zarter, durchsichtiger Haut und glänzenden Augen. Charakteristisch ist die reizbare Schwäche: *»Möchte gern und kann nicht«.*

Leicht erschöpft bei geringer Belastung, kälteempfindlich, sehr sensibel. Überempfindlichkeit gegen alle Sinneseindrücke. Erotismus, Neigung zu Blutung und zum Schwitzen. Bei Belastung Schwindel, Schmerzen haben brennenden Charakter.

**Platinum metallicum**
C 30
Kommt häufiger bei Frauen vor. Es sind magere, dunkelhaarige Frauen und Mädchen, meist straff, hübsch und reizvoll. Trotz erheblichem Gefallen, das sie auslösen, sind sie psychisch kalt, hochmütig, überheblich, arrogant, egoistisch und verachtend, *auf alles herabschauend, was neben ihnen lebt*. Starke Überreizung des Sexualtriebes, Vaginismus. Äußerst starke Libido bei Abscheu vor Berührung. Kälte und Taubheitsgefühl an verschiedenen Körperstellen. Tetanoide Krampfzustände, Schlaflosigkeit, Globusgefühl, Nymphomanie.

**Pulsatilla patens** *(Pulsatilla)*
C 30
Pulsatilla gehört zu den schüchternen und *trostbedürftigen, häufig Tränen vergießenden,* aber phlegmatischen jungen Mädchen und Frauen (findet aber auch bei Männern Verwendung). Es besteht Frostigkeit an Händen und Füßen, Durstlosigkeit und Unverträglichkeit von fettem Fleisch.
Wärme wird schlecht vertragen, frische, kalte Luft bessert. Häufig vikariierende Symptomatik (Nasenbluten statt Menstruation). Einseitige Beschwerden sind typisch für Pulsatilla. Bei älteren Personen zeigt sich Pulsatilla in Form venöser Plethora.

**Semecarpus anacardium** *(Anacardium)*
C 30
Enorm starke Reizbarkeit und Aggression mit Grausamkeiten, Neurotiker mit Depressionen, trotz Neigung zu Gewalttätigkeit starke innere Angst. Der Geist ist sehr träge. *Steht in ständigem Widerspruch zu sich selber.* Fühlt sich immer wohler nach dem Essen. Häufig Hauterkrankungen.

## Sepia officinalis *(Sepia)*
C 30
Frauenmittel für das klimakterische Alter. Im Vordergrund steht die *Depression,* die *Resignation* und die *Opposition*. Es sind müde, verbrauchte, hagere Patienten mit schlaffer Bindegewebsfaser und schlechter Haltung. Sie zeigen eine düstere Miene und ein typisch egozentrisches Verhalten mit depressiver Stimmung. Ihre depressive Angst, ihr häufiges Weinen und die Vernachlässigung ihrer eigenen Familie machen sie unsympathisch. Dazu kommen noch Hassgefühle gegen die Gesellschaft. Alkoholverlangen. Widerwillen gegen Milch und Fleisch. Migräne. Schweiße, Wallungen.

## Stibium sulfuratum nigrium *(Antimonium crudum)*
C 30
Ältere, meist verdrießliche Personen mit erheblicher Tagesschläfrigkeit und Mangel an Lebensfreude. Nachts ängstlich und schreckhaft, viel Gähnen bei unruhigem oder fehlendem Schlaf.
Viel Magen-Darm-Erkrankungen, Nagelwachstumsstörungen, Warzen, schmerzhafte Schwielen an den Fußsohlen, Ekzeme.
Leitsymptom: *Dick weiß belegte Zunge.*
Extreme Kälte und Hitze werden nicht vertragen.

## Strychnos ignatia *(Ignatia)*
C 30
Zarte, sensible, launische Patienten, meist Frauen und Kinder. Frauen sind voll Angst, verschlossen und können tagelang seufzen oder weinen. Widerspruch und Kränkungen werden aggressiv beantwortet, *sehr launenhaft mit raschem Affektwechsel.* Kommt das Essen kalt, will sie es warm. Ist man freundlich, wird sie ärgerlich. Ist man heftig, bockt sie. Lach- und Weinkrämpfe reziprok den Ereignissen. Kopfschmerzen durch Aufregung, geistige Arbeit, Tabak etc.
Folgen von Kummer und Aufregung und Liebeskummer.
Wichtiges Konstitutionsmittel der Widersprüche: »Die Ignatia-Leiche treibt immer stromaufwärts«.

**Strychnos nux vomica** *(Nux vomica)*
C 30
Hitziger, mitunter auch boshafter, dunkelhaariger Mann mit gelblicher, blasser Gesichtsfarbe. Morgens fühlt er sich sehr schlecht, ist ärgerlich und reizbar, wird aber nach dem Frühstück energisch, aktiv und herrschsüchtig. Zeigt alle Eigenschaften eines *keinen Widerspruch duldenden Cholerikers.* Ist streitsüchtig, zerstörungssüchtig. Es sind dies die stressgeplagten Business-Männer mit einer großen Neigung zu Exzessen in baccho et in venere. Häufig Hypertoniker mit Kälteempfindlichkeit.
Im vegetativen Leben besteht ausgesprochene Unordnung. *Große Liebe zu Genussmitteln,* aber unverträglich.

**Sulfur**
C 30
Sulfur ist ein hagerer, häufig neurasthenischer Stubenhocker mit Neigung zum Philosophierer- und religiösem Sektierertum. Will mit anderen Menschen nichts zu tun haben, ist lustlos, arbeitsscheu, unbelehrbar und entschlusslos. Er hat eine ungesunde Haut mit blasser, gelblicher Gesichtsfarbe. Hat viel Jucken und Brennen, das sich in der Bettwärme verschlimmert und besonders an Haut- und Schleimhautgrenzen auftritt. Hat oft heiße Füße und streckt sie nachts unter der Bettdecke hervor. Große *Abneigung gegen kaltes Wasser.* Im Magen gegen 11 Uhr vormittags ein großes Flautegefühl. Süßigkeiten und geistige Getränke sind sehr begehrt, werden aber nicht vertragen. Obstipation und Durchfall wechseln miteinander ab. *Stehen ist eine schwierige Körperstellung* und schwer zu ertragen. Hat nachts häufig Hunger, aber Aversion gegen Fleisch und Milch. Riecht immer übel, schwitzt und ist schmuddelig. Neigt zum Entblößen. Man hüte sich aber, bei den aus Pflichtgefühl sauber gekleideten und sauber gewaschenen Männern mit großer Aktivität diesen schmutzigen und nicht gut riechenden Typ zu übersehen.

**Thuja occidentalis** *(Thuja)*
C 30
Schwammige, schwache und *frostige Menschen,* häufige katarrhalische und rheumatische Affektionen, die ausgelöst oder verschlimmert werden durch Nässe, Kälte und Wetterwechsel, durch Aufent-

halt in feuchten Gegenden, an Binnenseen, Mooren und durch Genuss stark wasserhaltiger Früchte.
Die Menschen sind reizbar, streitsüchtig und boshaft, dabei zerstreut und inkonsequent. Sie haben viele fixe Ideen. Haare sind glanzlos, Nägel verkrüppelt, der After ständig feucht.
*Beschwerden beginnen häufig nach Impfungen.*

## Zincum metallicum
C 30
Mürrische, bedrückte Menschen, sehr schweigsam, aber leicht nervös, reizbar, mitunter zornig. Es besteht eine große Überempfindlichkeit der Sinnesorgane. Am ganzen Körper das Gefühl eines inneren Zitterns. Abneigung gegen Fisch, Fleisch und Süßigkeiten. Allgemeine Muskelschwäche.
*Leitsymptom* ist die große Unruhe in den Beinen. Tagsüber sehr müde, nachts aber schlaflos.
Besserung durch Wärme, Verschlimmerung durch Kälte und Ruhe.
Wein verschlimmert.
Zincum gehört zu den wichtigsten Arzneimitteln des modernen Menschen, der gestresst und leistungsgefordert seinen Anforderungen nicht immer gerecht werden kann und dadurch ins Schleudern kommt.